中国科学院教材建设专家委员会规划教材
全国医学高等专科教育案例版规划教材

供高职高专护理类、临床医学类、医学技术类、卫生管理类、药学类等专业使用

# 医学细胞生物学和遗传学

主　编　贲亚琍

副主编　张新明　张子波

编　者　（按姓氏汉语拼音排序）

贲亚琍（江汉大学卫生职业技术学院）

郭向东（江汉大学卫生职业技术学院）

林小珊（广州医学院卫生职业技术学院）

邱振鲁（山东杏林科技职业学院）

师秀娟（运城护理职业学院）

杨艳芳（包头医学院）

张新明（湖北三峡职业技术学院医学院）

张子波（延边大学医学院）

赵文丽（山西职工医学院）

周　伟（漯河医学高等专科学校）

科 学 出 版 社

北　京

## 内 容 简 介

　　本书共 15 章,包括细胞生物学知识、遗传学和各类遗传病的基础知识、群体中的基因、肿瘤遗传学、药物与遗传等。教材紧扣临床病例增加了临床联系,章末配有要点总结、考点提示和分析题,书后配有实验指导,利于培养学生的应用和分析能力,同时也方便教师教学和学生自学。

　　本教材适合医药卫生类各专业师生使用,也可供从事医学工作的在职人员和热爱医学的广大读者参考。

**图书在版编目(CIP)数据**

医学细胞生物学和遗传学 / 贲亚琍主编 . —北京:科学出版社,2013.3

中国科学院教材建设专家委员会规划教材·全国医学高等专科教育案例版规划教材

ISBN 978-7-03-037001-3

Ⅰ.医… Ⅱ.贲… Ⅲ.①医学-细胞生物学-高等职业教育-教材 ②医学遗传学-高等职业教育-教材 Ⅳ.①R329.2 ②R349

中国版本图书馆 CIP 数据核字(2013)第 045360 号

责任编辑:许贵强　丁海燕 / 责任校对:郑金红

责任印制:赵　博 / 封面设计:范璧合

科 学 出 版 社 出版

北京东黄城根北街 16 号

邮政编码:100717

http://www.sciencep.com

保定市中画美凯印刷有限公司印刷

科学出版社发行　各地新华书店经销

*

2013 年 3 月第 一 版　　开本:787×1092　1/16

2018 年 1 月第八次印刷　　印张:14 1/2

字数:342 000

定价:29.00 元

(如有印装质量问题,我社负责调换)

# 前　言

　　根据培养医学专科高技能应用型人才、全面提高高等教育质量的精神，在全国医学专科院校广泛调研基础上，经专业教授和行业专家们共同研究，决定本套教材将《医学细胞生物学》和《医学遗传学》两门课程汇编成《医学细胞生物学和遗传学》一门课程，既压缩了理论课学时，增加学生临床实践时间，又达到以实用为目的，以必需、够用为度，使学生在有限的学时里获得应有的医学细胞生物学和遗传学基础知识和应用能力，为学习专业课程打下良好基础。本教材体现了强化应用、贴近岗位的基本原则，教材中增加了一些相关的临床联系调动学生学习的主动性，培养学生运用基础理论知识分析临床案例的能力；体现了改革教学方法、培养自学能力的基本思路，每章末配有要点总结和考点提示，供学生自学和复习备考用，教师也可以根据教学大纲对每章的重点要求，选出一些案例分析题供学生讨论和自学，另配有课件供教师教学和学生自学使用。本教材融传授知识、培养能力、提高素质为一体，注重培养学生的应用、创新和终身学习的能力。

　　全书共15章，其中前6章为医学细胞生物学的内容，除了介绍细胞学基础知识外，还介绍了细胞分化、衰老与死亡；后9章为医学遗传学的内容，介绍了遗传学、各类遗传病的基础知识，还介绍了群体中的基因、肿瘤遗传学、药物与遗传和遗传病的诊断、治疗和遗传咨询等。在书末还附有实验指导。各院校在使用时可结合专业的需要和学生的实际情况，进行内容的取舍。

　　本教材在编写过程中得到了参编学校的大力支持，编写中参考了一些相关著作，为本教材增色不少，在此一并表示衷心感谢！

　　本教材的编者都来自教学第一线，教学经验丰富。他们对编写工作精益求精，数易其稿，体现了对学生高度负责的精神。虽然各位编者付出了艰辛的努力，但由于水平和能力所限，教材中难免存在错误与不妥之处。我们诚挚欢迎使用本教材的教师、同学及其他读者提出宝贵意见，以便再版时进一步修正。

编　者

2012 年 12 月

# 目　　录

# 第一章

# 医学细胞生物学概述

医学细胞生物学(medical cell biology)是以细胞生物学和分子生物学为基础,研究和探讨人体细胞的结构、功能、发生、发展、成长、衰老、死亡的生命活动规律及其发病机制和防治的科学。

## 第一节 细胞生物学与医学

### 一、医学细胞生物学研究的对象和任务

细胞生物学是以细胞为研究对象,应用近代物理学、化学、实验生物学及分子生物学的技术和方法,从细胞整体水平、亚显微水平和分子水平三个层面来研究细胞的结构及其生命活动规律的科学。细胞生物学是在经典细胞学和实验细胞学的基础上发展起来的,但是它对细胞这一层次生命现象的研究,无论在研究范围和深度上,还是在技术水平上都大大超过了以往的细胞学。这是由于细胞超微结构研究的进展,使人们对细胞结构和功能的认识发生了根本性变化,而细胞又是衔接宏观和微观生命现象的关键;学科间的相互衔接与渗透,使这门学科成为现代发展最为迅速的一门生命科学。事实上,细胞生物学研究的内容,无不与医学实践密切相关,如:有关遗传、代谢、能量转换、激素、药物作用、免疫、肿瘤等方面。

医学细胞生物学的研究对象也与细胞生物学一样是构成生物体形态结构和生命活动的基本单位——细胞。医学细胞生物学的研究目的、任务和手段与细胞生物学基本相同,只是更加密切联系医学实际。

生命科学上的许多基本问题,必须在细胞层面谋求解决,因而细胞生物学是生命科学研究的基础。细胞生物学的研究任务是阐明生命活动的现象与本质,对这些现象和规律加以控制和利用,达到为生产实践服务,造福人类。即研究细胞各组成部分的结构、功能及其相互关系;研究细胞总体的和动态的功能活动,包括细胞的代谢和生长、增殖与分化、遗传与变异、运动和连接以及衰老和死亡等一系列生命活动;以及研究它们相互关系和功能活动的分子基础。医学细胞生物学是重要的医学基础课程,它不仅与基础医学的医学遗传学、生理学、生物化学、微生物学、病理学和药理学等学科密切相关,而且也是临床医学的重要基础之一。

### 二、细胞生物学的分科及其与医学的关系

细胞生物学的研究内容是多个层次的综合,并且涉及方方面面的内容。由于研究的侧重点不同,自然就形成了许多分支学科,细胞生物学的主要分支学科:细胞形态学(cytomorphology)——研

究细胞形态、结构及其在生命过程中变化；细胞化学（cytochemistry）——研究细胞结构的化学成分定位、分布及其生理功能，以及单个细胞和其组分定性和定量化学分析；细胞生理学（cytophysiology）——研究细胞生命活动规律，包括研究细胞如何从环境中摄取营养，经代谢获得能量，生长、分裂以及如何对环境因素产生反应等，并特别着重于从分子和胶体水平去阐明这些细胞生理过程之理化基础；细胞遗传学（cytogenetics）——研究染色体结构、行为以及染色体与其他细胞器的关系，遗传和变异机制的阐明，育种理论的建立，有关人类遗传问题，以及染色体疾病的诊断和防治等。其他分支学科还包括细胞生态学（cytoecology）、细胞能力学（cytoenergetics）和细胞动力学（cytodynamics）等。

细胞生物学与医学的密切相关：①细胞生物学是现代医学的重要基础理论。基础医学各科都是以细胞为研究基础，以细胞生物学为理论指导；②现代医学重要课题的研究将依赖于细胞生物学地更深入发展；③细胞生物学技术广泛应用于医学实践。

# 三、细胞生物学的发展简史与发展动态

细胞生物学的形成和发展与科学技术进步密切相关。可以说，没有显微镜的发明，就没有细胞学；没有电子显微镜的发明和电子显微镜生物样品制备技术的建立，以及分子生物学的发展，也就没有今天的细胞生物学。从细胞的发现到细胞生物学的建立，大约经历了三百多年，一般将这段历程分为四个阶段。

## （一）细胞学说创立阶段

这一阶段为 1655～1875 年。1665 年英国科学家胡克（R. Hook）用自制的显微镜观察到细胞时起，至 1875 年细胞学说创立，跨越了两个多世纪。突出成就是细胞学研究和创立了细胞学说。

1665 年 Hook 用自制显微镜观察软木（栎树皮）时见到其中有许多小室，称之为"细胞（cell）"，实际上他所见到的仅是植物死细胞的细胞壁。因为他首次描述这一结构，故细胞一词也就沿用至今。1674 年荷兰科学家（A. van Leeuwenhoek）观察到池塘中的纤毛虫，人和哺乳动物的精子，以及鱼类红细胞，才算真正观察到生活状态的细胞。随着显微技术的不断改进，1827 年德国 K. E. V. Bear 观察蛙卵和无脊椎动物卵时见到细胞核，1835 年 Mhol 发现细胞分裂、Dujerdin 发现细胞的内含物称之为肉样质，1836 年法国 GG. Valentin 发现核仁，1839 年 J. E. Purkinje 首先提出原生质概念。这些发现使人们对细胞的认识初具系统性。

德国植物学家施来登（M. J. Schleiden）和动物学家施旺（T. Schwann），根据前人研究成果和他们自己的工作，相继于 1838 年和 1839 年发表了关于细胞学说的论著《植物的发生》和《动植物在结构和生长中的相似性的显微研究》，从而对细胞的认识理论化，建立起细胞学说（cell theory）。细胞学说的主要内容是：①一切生物从单细胞到高等动物、植物都是由细胞组成；②细胞是生物形态结构和功能活动的基本单位。细胞学说的建立被称为 19 世纪自然科学的三大发现（细胞学说、达尔文进化论和能量转化与守恒定律）之一。

特别值得一提的是 1858 年德国的病理学家将细胞学说应用于医学，首次提出"一切病理现象都是基于细胞损害"，不仅丰富了细胞学，而且为疾病的发生提出了重要的理论依据。

## （二）经典细胞学阶段

这一阶段大致从 19 世纪中叶到 20 世纪初叶，其间细胞学有了蓬勃地发展，而仪器和技术的不断改进，对细胞学的发展起到极大地推动作用。

在技术方面，Bohm（1865）首先使用苏木素对细胞进行染色，Oschatz 设计出第一台切片机，

Ernest Abbe 设计出近代复式显微镜,发展了固定、切片、染色等技术。

在对细胞结构的认识方面,先是集中在对细胞分裂的观察,19 世纪 70 年代,有三位细胞学家(Strasburger、Butshli、Hertwig)几乎同时描述了细胞核在分裂时的变化,Hertwig 见到分裂细胞赤道板上的线状或棒状物体,后被 Waldyer 命名为染色体。通过对细胞内结构的研究,发现了多种细胞器。

值得一提的是 Carnoy 于 1884 年在比利时创办了第一本专门报道细胞研究的杂志《细胞》。这使细胞学说上升到一个新的水平,并建立起系统的学科体系,这就是经典细胞学(cytology)。

## （三）实验细胞学阶段

这一阶段大致从 20 世纪初叶到中叶。这一时期的显著特点是,在相邻学科的渗透下,细胞学的研究引用了许多新的实验方法;同时也逐渐形成了一些分支学科,如细胞遗传学、细胞生理学、细胞化学、显微及亚显微形态学等。

1902 年 Boveri 和 Sutton 不谋而合地同时提出了"染色体遗传理论",把染色体的形为同 Mendel 的遗传因子联系起来。1910 年 Morgan 根据他的大量实验资料,证明遗传因子定位于染色体上,提出了基因理论,使细胞学同遗传学结合起来,形成了细胞遗传学。1909 年 Harrison 创建了组织培养技术,为开展细胞生物学研究,直接观察和分析细胞形态结构、调整生理活动提供了有利条件。1943 年 Cloud 应用高速离心机从活细胞中把细胞核和各种细胞器等分离出来,分别研究它们的生理活性。这对了解各种细胞器的生理功能和酶的分布,起了很大作用。在这期间形成的细胞化学,对细胞内大分子成分的分布,开展了大量研究工作,1924 年 Feulgen 首创了 Feulgen 染色法显示细胞核内的 DNA。

1933 年 Ruska 设计制造了第一台电子显微镜,其性能远远超过了光学显微镜。随着电子显微镜标本制备技术的建立,从 20 世纪 50 年代开始,许多学者在电子显微镜下观察了各种细胞器的亚显微结构。

## （四）细胞生物学形成阶段

这一阶段始于 20 世纪 50 年代。从 50 年代开始,逐步开展了在分子水平上探讨细胞的各种生命活动的研究工作。这方面的研究成果对细胞生物学的形成和发展起到巨大推动作用。

40 年代分子生物学开始萌发,至 50 年代初期的科学文献中,已出现了分子生物学这个名词。1953 年 Watson 和 Crick 用 X 射线衍射法得出了 DNA 分子双螺旋结构模型,奠定了分子生物学的基础。1958 年 Meselson 和 Stahl 等用同位素与覆梯度离心法研究 DNA 的复制过程,证明 DNA 的复制是半保留复制。同年 Crick 又创立了中心法则。进入 60 年代,遗传密码的秘密也被揭开。这些新成果、新概念渗入细胞学各个领域,促使细胞的形态结构和生理功能研究深入到分子水平。

近年来,细胞生物学在分子水平上的研究工作取得了广泛而深入的进展,故细胞生物学又称为细胞分子生物学。

细胞生物学被称为现代生命科学的四大前沿之一,它的发展非常迅速,这无疑将为医学理论与实践开拓出美好的前景。通过细胞工程技术已能生产出胰岛素、生长素、干扰素、促细胞生成素等;利用细胞融合或细胞杂交技术已产生单克隆抗体和因子,用于疾病的诊断和治疗;又如对癌基因、抑癌基因以及癌变机制的研究,推动了对正常细胞基因调控机制的研究,并提示了癌细胞的本质等,都是理论结合实际,不断发展细胞生物学科和不断提出新任务的例证。

所有生物(除病毒)都是由细胞组成的。最简单的低等生物由单个细胞构成,而复杂的高等生物则由各种行使特定功能的细胞群组成。构成生物体的所有细胞都是由一个共同的祖先细胞进化来的。最初的细胞经过漫长的演化过程,先由简单的有机分子结合成多聚体,再构成蛋白质和核酸等大分子,之后又进一步演变成具有外膜的原始细胞。原始细胞没有完整的细胞核,叫原核细胞。再由原核细胞进化成具有细胞核和丰富细胞器的真核细胞。以后又由真核细胞聚合成群体,进而发展成为多细胞生物。

# 第二节　细胞的概述

英国科学家胡克在 1665 年第一个发现细胞,相隔一百七十多年后,德国植物学家施来登和动物学家施旺创立了细胞学说:①细胞是动物、植物有机体的基本结构单位,也是生命活动的基本单位;②细胞内具有基本的化学和生理功能,如修复、长大、运动、免疫性、通讯和消化等;③所有细胞都由已有细胞分裂而成(通过复制而产生)每个细胞所含有的遗传物质都是由复制过程而传留下来的。

生命是从细胞开始的,一切生命体都由细胞构成,细胞是构成生物体的基本结构与功能单位。单细胞生物仅由一个细胞构成,而多细胞生物则根据其复杂程度的差异而由少至数个,多至万、亿细胞构成。成人大约有 $10^{14}$ 个细胞构成;刚出生的婴儿约有 $10^{12}$ 个细胞。无论简单或复杂,生物体的生命活动都是以细胞为基本单位进行的。离体的完整细胞可以在体外适宜的条件下生存、生长和增殖,表现各种生命活动;而细胞的任何一个组成部分在离体的条件下均不能体现生命活动,因此细胞是生命的基本单位。

# 一、细胞的化学成分、大小和形态

## (一)细胞的化学成分

组成细胞的物质称为原生质体,其化学元素基本相同,共有五十多种,其中碳(C)、氢(H)、氧(O)、氮(N)、磷(P)、硫(S)、钙(Ca)、钾(K)、铁(Fe)、钠(Na)、氯(Cl)、镁(Mg)占细胞总量的 99.9% 以上,这些元素构成细胞结构与功能所需要的许多无机化合物和有机化合物。由最基础的生物小分子核苷酸、氨基酸、脂肪酸和单糖构成核酸、蛋白质、脂质与多糖等生物大分子(表 1-1)。这些大分子以复合分子的形式,如核蛋白、脂蛋白、糖蛋白和糖脂等组成细胞的基本结构体系。构建细胞所必需的两大基本结构体系,包括由脂蛋白构成的磷脂双分子层并镶嵌蛋白质的生物膜体系,由核酸和蛋白质分子构成的遗传信息的复制与表达体系。真核细胞还有骨架体系。

表 1-1　细菌细胞的化学组成

| 化学成分 | 占细胞的重量(%) | 每种分子的类型数 |
| --- | --- | --- |
| 水 | 70 | 1 |
| 无机离子 | 1 | 20 |
| 糖及其前体 | 1 | 250 |
| 氨基酸和前体 | 0.4 | 100 |
| 核苷和前体 | 4 | 100 |
| 脂肪酸和前体 | 1 | 50 |
| 其他的小分子 | 0.2 | ~300 |
| 大分子(蛋白质、核酸和多糖) | 26 | ~3000 |

**1. 水**　是细胞中最主要的成分,生命来自于水,细胞中水的含量最高,通常占细胞总量

70% ~ 80% 。细胞中的所有反应都是在水中进行的,所以水是细胞生命的活动介质。

水在细胞中既是反应物也是最好的溶剂。水分子参与了生命活动的一些重要反应,在大分子的合成过程中水是产物,而在分解反应中水是反应剂。除了作为反应剂外,由于水是极性分子,所以是各种极性有机分子和离子的最好溶剂,主要是靠氢键的形成使这些分子和离子得以溶解;如大分子的降解多为水解作用,营养物经分解代谢最终生成水和二氧化碳。

细胞中的水以两种形式存在:游离水和结合水。游离水是细胞代谢反应的溶剂;结合水则是以氢键和蛋白质结合的水分子,占细胞内全部水的4.5%,是原生质结构的一部分。水还以多种方式保护细胞少受过热、过冷及辐射的损伤。

**2. 无机盐**  在细胞中一是作为大分子的结构成分,主要是 C、H、N、O、P、S 等;二是酶反应所需的主要离子,包括 $Ca^{2+}$、$Cu^{2+}$、$Mg^{2+}$、$K^+$、$Na^+$、$Cl^-$ 等;三是酶活性所需的基础微量元素,包括 Co、Cu、Fe、Mn 、Zn 等;四是某些生物需要的特殊微量元素,如碘、铯、溴等。无机盐的功能有:维持细胞内的 pH 和渗透压,以保持细胞的正常生理活动;同蛋白质或脂类结合组成具有特定功能的结合蛋白,参与细胞的生命活动;作为酶反应的辅助因子。

**3. 糖类**  是细胞的营养物,包括单糖、二糖、低聚糖(2 ~ 6 个单糖分子)和多糖(由几百到几千个单糖分子组成)。

多糖属于生物大分子,由许多葡萄糖残基组成,在动物细胞内主要是糖原,在植物细胞内主要是淀粉。它们是细胞内储存的营养物质,提供细胞代谢所需的能量,同时是细胞的重要支持材料,是细胞壁的主要结构成分。糖还同蛋白质结合形成糖蛋白。

**4. 脂类**  包括脂肪、类脂(磷脂)等,脂类不溶于水,易溶于非极性有机化溶剂的一类有机化合物。脂类有独特而重要的功能,如参与生物膜的构建,是生物体的贮能物质,构成生物体表面的保护层,维持动物正常体温,并参与构成一些重要的生物活性物质等。

脂肪酸是脂的主要成分,是营养价值较高的营养物,按重量比计算,脂肪酸分解产生的能量,相当于葡萄糖所产生能量的两倍。脂肪酸在细胞内最重要的功能是构成细胞结构。磷脂是构成细胞中膜结构的重要脂类,鞘磷脂也是构成生物膜的重要成分,而且还参与细胞识别和信号传递。

**5. 核酸**  包括脱氧核糖核酸(DNA)和核糖核酸(RNA),是遗传信息的载体,它与生物体的生长、发育、繁殖和遗传等均有密切的关系。另外,核酸及其衍生物还可以用于保护人类健康。

DNA 存在于细胞核及线粒体,细胞核中的 DNA 承载着几乎全基因组的遗传信息,并与组蛋白及非组蛋白等形成复合物,盘旋、折叠成染色质,细胞分裂时染色质形成染色体。基因转录时染色质 DNA 的特定区段通过与转录因子和其他调控蛋白质的动态相互作用而执行遗传信息的表达。RNA 包括 rRNA、tRNA 和 mRNA,在细胞核中合成,通过核孔转运到细胞质中执行功能。rRNA 在核仁中以 rDNA 为模板合成,并与蛋白质组装成核糖核蛋白体亚单位,转运到细胞质中作为蛋白质合成的场所;tRNA 主要作为活化氨基酸的转运载体,参与蛋白质的合成,此外还可作为反转录病毒在宿主细胞中进行反转录时的引物;mRNA 是蛋白质合成的模板,由 DNA 序列中的外显子转录后生成的前体 RNA 经剪接而生成。此外,核酶(ribozyme)是一种具有催化活性的 RNA,可切割靶 RNA 的特定序列而阻止特定基因的表达,近年与反义 RNA 和反义寡核苷酸同为导致特定基因沉默的手段,期待用来治疗至今难以对付的病毒性疾病以及恶性肿瘤等。

**临床联系** ▶▶

近年来,有学者试图通过基因工程技术,向艾滋病毒携带者的成熟 T 细胞或造血干细胞中转入核酶基因,以破坏 HIV mRNA,来保护他们的免疫系统。初步研究结果表明,带有核酶基因的 T 淋巴细胞在感染者体内具有存活优势。也有学者成功地用核酶打靶肿瘤细胞的端粒酶和突变的 P53 RNA,已在动物或体外实验中取得一定的抗肿瘤效果。

**6. 蛋白质**  是构成细胞的关键性结构成分,并参与细胞的一切活动。蛋白质占细胞总重量的 20%、干重的一半以上,据估算每个肝细胞中的蛋白质分子总数大约是 $7.9\times10^9$,包括 10 000 种不同的蛋白质。某些蛋白质的分子结构相似,组成一个蛋白质家族,迄今所鉴定的蛋白质家族已有数百之多。蛋白质不仅构成细胞的各种结构成分(如膜中的功能成分、细胞骨架、核糖核蛋白体、蛋白酶体、细胞连接等),而且参与细胞的一切生命活动,例如作为转录因子、增强子或沉默子与特定的 DNA 序列结合调控基因的表达,作为受体感受细胞内外环境的变化,作为细胞内外的信号分子调节细胞的生理活动,作为转运蛋白控制细胞的内物质、外物质转运,作为酶催化生化反应,作为骨架成分参与细胞的各种运动及造形等。

## (二)细胞的大小

细胞的大小因种类不同而相差较大。最小的细胞是支原体,直径只有 100nm。人的卵细胞的直径只有 0.1mm,鸵鸟的卵细胞最大,直径约在 5cm 以上,构成人体的组织细胞直径一般在 10~100μm,如口腔上皮细胞的直径为 75μm,红细胞的直径只有 7.5μm,一般植物细胞比动物细胞大。

细胞的大小和它的功能是相适应的。如神经细胞细胞体,直径不过 0.1mm,但从细胞体伸出的神经纤维可长达 1m 以上,这与神经的传导功能一致。卵生动物的卵一般比较大,因为它含有大量的营养物质,以保证将来胚胎发育成熟。而哺乳动物的胚胎在母体内发育,从母体取得营养,哺乳动物的卵与细胞差别不大。

细胞的大小不依生物体的大小而变化,同类型的细胞基本相似,哺乳类如牛、马、人和小鼠的肾细胞、肝细胞的大小基本相同。因此,器官的大小主要决定于细胞的数量,与细胞的数量成正比,而与细胞的大小无关。

## (三)细胞的形态

自然界的细胞亿万种,正像生物的多样性一样细胞也是大小不一、千姿百态、功能多样。人体共有 252 种细胞,形状各种各样,有盘形(人红细胞)、球形(白细胞)、立方形(肝细胞)、梭形(平滑肌细胞)、星形(成纤维细胞)、多角形(内皮细胞)和圆柱形(肌细胞)等。细胞的形状与其功能相适应,例如红细胞的功能为携带氧,为增加表面积以进行迅速的气体交换而呈双凹盘形;神经细胞为进行神经冲动的传导而有很多树枝状的突起和一个长长的轴突;精细胞为受精需进行活跃的运动而具有长长的鞭毛;不同器官中的细胞特化为不同的功能(图 1-1)。

在光学显微镜下,真核细胞的一般结构分为细胞膜(cell membrane)、细胞质(cytoplasm)和细胞核(nucleus)三大部分。植物细胞在细胞膜之外,还存在细胞壁(cell wall)。细胞壁是无生命的结构,在很大程度上决定了细胞的形态和功能。它的主要功能是保护原生质体,同时,还能防止细胞因吸胀而破裂,保持细胞的正常形态。另外,细胞壁也和植物组织的吸收、蒸腾、运输和分泌等方面的生理活动有关。

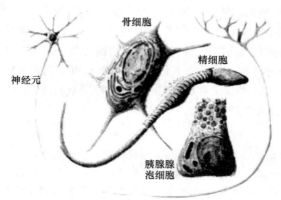

图 1-1  不同的细胞形态

## 二、细胞的基本结构及类型

除病毒以外,构成细胞的千万种大、小分

子以多种多样的组合和极其精致的组装方式分布于细胞的各部分。可以说迄今对细胞的精细结构还有很多未知的空白。

## （一）细胞的基本结构

细胞由外而内由细胞膜、细胞质及细胞核三个部分构成（图1-2）。

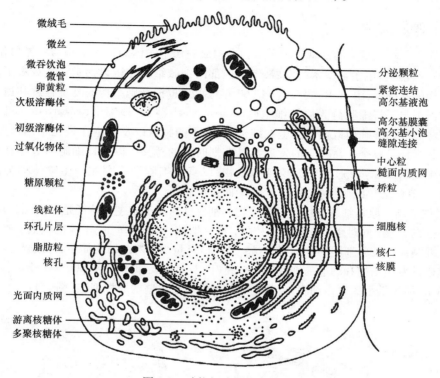

图 1-2　动物细胞的模式结构

**1. 细胞膜**　细胞膜（cell membrane）是细胞与外环境的界膜，但其功能远比一个分界膜为复杂。细胞膜是细胞接受外环境中各种物理、化学和生物信息及与微环境进行物质交换的部位，以及细胞之间和细胞与细胞外基质之间相互作用的部位；除脂溶性的物质可以自由通透细胞膜外，其他各种物质进出细胞都需要细胞膜中的载体或受体或特定的通道来完成。

**2. 细胞质**　细胞质（cytoplasm）包括质膜之内，细胞核之外的部分。在普通光学显微镜下活细胞的细胞质中看不出清晰的结构，故最初曾被认为是一种均质的胶状物。在光镜下细胞质中首先看到的结构是线粒体（mitochondria）。自从电子显微镜发展以来，随着分辨率的不断提高在细胞质中发现了越来越多的精细细胞器（膜包绕的细胞器），包括内质网（endoplasmic reticulum）、高尔基复合体（Golgi complex）、胞内体（endosome）、溶酶体（lysosome）等，还有各种囊泡（vesicle）。这些由单层膜包绕的细胞器实际上是由一个复杂、庞大的内膜系统（endomembrane system）所构成，彼此在结构与功能上相互关联并与核被膜的外膜相连，有时也可与细胞膜相连。可见，细胞质是由内膜系统将之划分为许多区室，各司其能。线粒体、叶绿体和细胞核是由双层膜包绕的细胞器，不属于内膜系统。此外，胞质中还存在一些非膜性的结构，也都具有非常重要的功能，如核糖核蛋白体（ribosome）、蛋白酶体（proteasome）和细胞骨架（cytoskeleton）等。这些细胞器具有几乎完全不同的酶体系。细胞骨架负责细胞的造形和细胞的运动。上述各种精细结构有序的分布在细胞质基质（cytoplasmic matrix）中。

**3. 细胞核**　细胞核(nucleus)是细胞中最大的细胞器,核(被)膜为双层膜结构,其外膜与内质网膜相连,核膜中有结构精细的核膜孔控制着细胞质与细胞核之间的物质交换,保持细胞核、细胞质的独特组成成分。细胞核中的 DNA 与组蛋白结合成复合物,盘曲成染色质,有丝分裂时染色质 DNA 进行复制,并组装成染色体。染色体的两端有端粒,控制着细胞的可分裂次数。细胞核不仅储存着遗传信息,还执行着遗传信息的转录调控和各种 RNA 的合成。

## (二) 细胞类型

虽然人们早在三百多年前就认识了细胞是构成一切生物体的基本结构与功能单位,但直到 20 世纪 60 年代随着电子显微术的发展,细胞内部的细微结构才得以揭示。在观察了大量的各种细胞结构的基础上,由 H. Ris 于 20 世纪 60 年代首先根据细胞结构的复杂程度和遗传物质的存在形式而提出了将细胞分为原核细胞(prokaryotic cell)与真核细胞(eukaryotic cell)两大类。这一分类法高度而准确地概括了细胞在结构、功能上的特点以及细胞在进化中的位置,无论对于细胞生物学还是整个生命科学的发展都具有划时代的意义。以原核细胞形式存在的生物体称为原核生物(prokaryote),主要为单细胞生物;以真核细胞形式存在的生物体称为真核生物(eukaryote),有的为单细胞生物,更多的是多细胞生物。

**1. 原核细胞**　原核细胞是组成原核生物的细胞。这类细胞主要特征是没有明显可见的、无核膜包裹的细胞核,同时也没有核膜和核仁,只有拟核,结构简单,进化地位较低。细菌是原核细胞的主要类群。细菌细胞的基本特点是:遗传信息量少,内部结构简单,特别是没有分化成以膜为基础的专门结构和功能的细胞器与核膜(图1-3)。支原体(mycoplasma)支原体是目前发现的最简单、体积最小的原核细胞,也是唯一一种没有细胞壁的原核细胞(图1-4)。

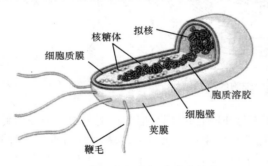

图 1-3　典型的细菌细胞形态结构

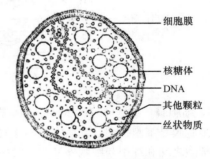

图 1-4　支原体的形态结构

**2. 真核细胞**　真核细胞在地球上出现在 12 亿~16 亿年前,其结构比原核细胞复杂得多,基因数量为原核细胞的 3~30 倍。真核细胞具有典型的细胞核,双层核膜将遗传物质及其复制、转录过程约束在细胞内的固定区域,细胞质中存在由脂质双分子层及嵌入其中的蛋白质构成的各种细胞器,包括内质网、高尔基体、溶酶体及胞内体等,还有细胞骨架系统来保持细胞的一定形状和细胞内结构的排布,并参与细胞内大分子和细胞器的转运以及整个细胞的迁移。真核细胞的结构特点可概括为细胞核、内膜系统构成的细胞器及细胞骨架。真核细胞的两种主要类型:动物细胞和植物细胞。

植物细胞的细胞膜外有细胞壁,其成分与原核细胞不同,主要成分是纤维素、果胶质、半纤维素与木质素等,对细胞执行保护与支持功能。植物细胞中存在动物细胞所没有的细胞壁、液泡和叶绿体。液泡是植物细胞的代谢库,负责调节细胞的内环境;叶绿体是进行光合作用的场所。

　　动物细胞的结构有细胞膜、细胞质、细胞器、细胞核；没有细胞壁，液泡不明显，含有中心体、溶酶体。动物细胞的主要作用是控制细胞的进出、进行物质转换、生命活动的主要场所、控制细胞的生命活动。细胞内部有细胞器：细胞核，双层膜，包含有由 DNA 和蛋白质构成的染色体。内质网分为粗面的与滑面的内质网，粗面内质网表面附有核糖体，参与蛋白质的合成和加工；滑面内质网，表面没有核糖体，参与脂类合成（表 1-2）。

表 1-2　动物细胞与植物细胞的比较

| 细胞器 | 动物细胞 | 植物细胞 |
| --- | --- | --- |
| 细胞壁 | 无 | 有 |
| 叶绿体 | 无 | 有 |
| 液泡 | 无 | 有 |
| 溶酶体 | 有 | 无 |
| 圆球体 | 无 | 有 |
| 乙醛酸循环体 | 无 | 有 |
| 通讯连接方式 | 间隙连接 | 胞间连丝 |
| 中心体 | 有 | 无 |
| 胞质分裂方式 | 收缩环 | 细胞板 |

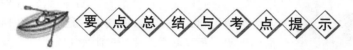

## 要 点 总 结 与 考 点 提 示

1. 医学细胞生物学的概念及其研究任务。
2. 细胞生物学四个发展阶段的特点。
3. 细胞的概念、化学成分、基本结构及分类。
4. 动物细胞和植物细胞的结构特点。

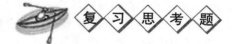

## 复 习 思 考 题

一、选择题

1. 构成生物体的基本结构和功能单位是（　　　）
   A. 细胞膜　　　　　B. 细胞核
   C. 细胞质　　　　　D. 细胞
2. 下列内容中不属于细胞学说的要点的是（　　　）
   A. 所有生物都是由一个或多个细胞构成
   B. 细胞是生命的最简单形式
   C. 细胞是生命的结构单元
   D. 细胞从初始细胞分化而来
3. 主要的细胞大分子包括（　　　）
   A. 蛋白质,脂类,氨基酸,碳水化合物

   B. 蛋白质,氨基酸,脂类,核酸
   C. 蛋白质,核酸,碳水化合物,抗体
   D. 蛋白质,核酸,碳水化合物,脂类

二、分析题

1. 分析医学细胞生物学研究面临的主要任务和发展趋势。
2. 讨论医学细胞生物学在医学教育中的重要性。
3. 比较原核细胞和真核细胞的异同。
4. 分析细胞的形态、大小、结构与功能是如何相适应的。

（贲亚玧　林小珊）

# 第二章

# 细 胞 膜

在生命的进化过程中,由原始非细胞生命形式演化为细胞的主要标志是出现了细胞膜(cell membrane)。细胞膜为包围在细胞外周的一层薄膜,又称质膜(plasma membrane)。它将细胞与外界微环境分隔,形成一种屏障,为细胞的生命活动提供了相对恒定的内环境,对细胞的生活起决定性作用。细胞通过膜有选择性地从周围环境摄取营养物质,排出代谢产物,产生和维持细胞内外离子浓度差。细胞膜也是膜外化学和物理信号的感受器,使细胞能感受应答微环境变化的刺激。真核细胞是细胞的最高级形式,除了细胞膜外,在细胞内还有很多膜性结构,称为细胞内膜系统。它们构成了许多细胞器的界膜,将各种细胞器与细胞质基质分隔开,以执行各自的功能。这些细胞内膜,又可将不同功能的细胞器相互联系起来,在细胞合成、代谢、分泌等过程中起着重要作用。人们把细胞膜和细胞内膜统称为生物膜(biomembrane)。

光学显微镜下看不清细胞膜的结构,只看到与环境之间有一个折光性和着色程度不同的界限。电子显微镜下观察研究证实,虽然不同的生物膜各有其特殊功能,但它们都有着共同的结构特征,厚度7.5～10.5nm,呈现典型的三层结构,即内外两层深色的致密层,中间夹着一层浅色的疏松层。例如人红细胞膜,两层致密层的厚度平均各为2nm,疏松层的厚度平均为3.5nm,三层结构的总厚度约7.5nm。一般把细胞膜的三层结构作为一个单位,称

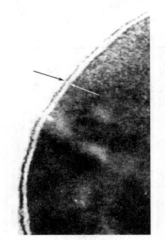

图 2-1　红细胞膜的电子显微镜
照片(示单位膜)

为单位膜(图 2-1)。

## 第一节　细胞膜的化学组成和分子结构

生物化学和生物物理技术的分析表明,构成细胞膜的主要化学成分包括脂类、蛋白质和糖类。脂类和蛋白质构成膜的主体,糖类以糖脂和糖蛋白的复合多糖形式存在。此外,细胞膜还含有水、无机盐和少量的金属离子等。细胞膜上存在结合状态的结构水。膜上的金属离子与膜蛋白的功能相关,如钙离子在调节细胞膜的生物学功能中起重要作用。不同种类细胞膜的各种化学成分的比例不同。一般来说,功能复杂的细胞膜中,所含蛋白质的比例较高。如人红细胞膜中蛋白质的含量为50%,而只起绝缘作用的神经髓鞘细胞膜中蛋白质的含量仅为19%。

# 一、细胞膜的化学成分

## （一）脂类

细胞膜上的脂类主要有:磷脂、胆固醇和糖脂三类成分,其中以磷脂为最多。构成膜的脂类分子均为兼性分子,即它们都是由一个亲水的极性头部和一个疏水的非极性尾部组成。

**1. 磷脂** 磷脂（phospholipid）是构成膜脂的重要成分,分为甘油磷脂和鞘磷脂两大类。甘油磷脂是由磷脂酰碱基和脂肪酸通过甘油结合而成,磷脂酰碱基、甘油组成亲水的头部,两条长短不一的脂肪酸链是疏水的尾部（图2-2）。尾部碳氢链越长,疏水性越强。

**2. 胆固醇** 胆固醇（cholesterol）是真核细胞膜上的一种重要组分,也是一种兼性分子,其分子亲水的羟基头部

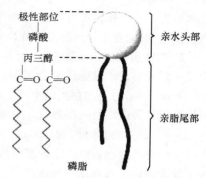

图 2-2　磷脂的分子结构模型

和疏水的脂肪酸链尾部借固醇环相连。在膜中胆固醇分子散布在磷脂分子之间,其亲水的头部紧靠着磷脂的极性头部,固醇环部分固定在近磷脂头部的碳氢链上,其余部分游离（图2-3）,这种结构在调节膜的流动性,增加膜的稳定性和降低水溶性物质的通透性等方面起着重要作用。

**3. 糖脂** 糖脂（glycolipid）是广泛分布在所有细胞膜表面的含有一个或几个糖基的脂类。目前已发现四十多种糖脂,如脑苷脂、神经节苷脂、ABO 血型糖脂等。在动物细胞中,糖脂的结构与鞘磷脂相似,都是鞘氨醇的衍生物,只是它的头部以糖基取代了磷脂酰碱基,也属于兼性分子。所有的糖脂均位于膜的胞外面,并将糖基暴露在细胞表面,其作用可能是作为某些大分子的受体,与细胞识别及信息传导有关。

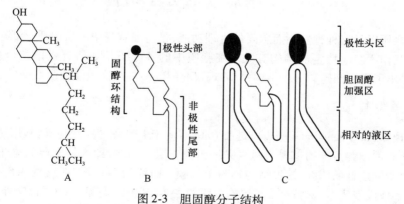

图 2-3　胆固醇分子结构

A. 结构式；B. 结构式示意图；C. 单层中两磷脂分子间相互作用

## （二）膜蛋白

细胞膜上的蛋白质称为膜蛋白。膜蛋白是细胞膜最为重要的组分,其含量和种类与细胞膜的功能密切相关。要承担和执行细胞膜和生物膜的各种功能,不同功能的细胞,其膜蛋白的含量和种类有显著差异。大多数真核细胞膜中蛋白质含量约为50%,它们作为酶、受体、载体和泵等执行着重要的生物学功能。根据蛋白质在膜中的位置及与脂类分离的难易,分为外在蛋白和内在蛋白两类。

**1. 外在蛋白** 外在蛋白（extrinsic protein）或称外周蛋白,附着在膜的内外表面,内表面较

多。它通过静电作用与膜脂分子的极性头部相结合,或通过与内在蛋白相互作用而间接与膜结合。外在蛋白为水溶性的,占膜蛋白总量的 20% ~ 30% ,但它在红细胞膜中含量很多,约占50% 。在红细胞细胞膜的胞质侧附着的血影蛋白( spectrin)和锚定蛋白( ankyrin)均属外在蛋白。它与红细胞细胞膜下纤维形肌动蛋白联合组成网状结构,以维持红细胞的双凹盘形。外在蛋白与膜的结合力较弱,因此,只要改变溶液的离子强度或浓度甚至温度就可以将它们从膜上分离下来。由于外在蛋白具有肌动蛋白与肌球蛋白的性质,能产生收缩作用,因此,它与细胞的胞吞作用、细胞变形运动和细胞分裂时胞质与胞膜的缢缩作用有关。

**2. 内在蛋白** 内在蛋白( intrinsic protein)又称镶嵌蛋白,是细胞膜功能的主要承担者。它们以不同的形式嵌入脂质双分子层内部或贯穿于整个脂质双层,后者又叫做跨膜蛋白( transmembrane protein)。内在蛋白不溶于水,它占膜蛋白总量的 70% ~ 80% 。红细胞膜上的血型糖蛋白和带Ⅲ蛋白均属内在蛋白。红细胞的主要功能是从肺把 $O_2$ 带到全身各组织,再由各组织将 $CO_2$ 带回肺排出体外。而 $CO_2$ 是以 $HCO_3^-$ 的形式与 $Cl^-$ 进行交换才能经肺泡细胞排出到体外。这种交换过程是靠由带Ⅲ蛋白构成的阴离子通道来完成的,也是依赖带Ⅲ蛋白分子的构象改变而实现的。内在蛋白与膜的结合很紧密,只有用去垢剂使膜崩解后,才能将它们分离出来。内在蛋白具有支持作用及物质运输、能量传送、神经传导、信息传递等功能。

### (三) 膜糖类

真核细胞膜的外表面都含有一定的糖类,但糖类并不单独存在,而是与膜蛋白质或膜脂相结合,形成糖蛋白或糖脂。细胞膜中的糖类占膜重量的 2% ~ 10% 。在动物细胞膜上的糖类主要有半乳糖、半乳糖胺、甘露糖、岩藻糖、葡萄糖、葡萄糖胺和唾液酸等。膜糖类大多数伸展在细胞外表面构成细胞外被,在各种细胞器的膜上,均分布于细胞器膜的非胞质面。膜糖类与细胞之间的黏着、细胞免疫、细胞识别有密切的关系。

## 二、细胞膜的分子结构

细胞膜之所以具有种种复杂而重要的生理功能,是与细胞膜中的蛋白质、脂类、糖类分子之间巧妙的相互作用组成特定的结构有关。细胞膜中的各分子是如何有机地结合在一起的呢?迄今为止,提出了多种细胞膜分子结构模型,现仅介绍 2 种具有代表性的模型。

### (一) 单位膜模型

单位膜模型( unit membrane model)是由 Robertson 于 1959 年提出的。他利用透射电子显微镜观察到:所有的膜都清晰的呈现为两暗夹一明的三层式结构,即内外两层为电子密度高的暗线,中间为电子密度低的明线,这种结构称为单位膜。暗线约 2nm 厚,明线约 3.5nm 厚,膜全层厚约 7.5nm。该模型认为,磷脂双分子层构成膜的主体,其极性头部(亲水端)向外,疏水的尾部

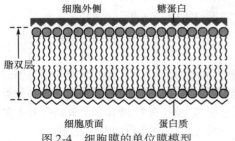

图 2-4 细胞膜的单位膜模型

向内,蛋白质通过静电作用与磷脂极性端结合于膜的内外两侧。电子密度高的暗线相当于磷脂分子的亲水端和蛋白质分子,而电子密度低的明线相当于磷脂分子的疏水端(图 2-4)。该模型提出了各种生物膜在形态结构上的共性,即生物膜都以"两明一暗"的形式存在,但将膜设计为静态的单一结构,难以解释不同的生物膜所执行的复杂的生理功能。

### （二）液态镶嵌模型

液态镶嵌模型（fluid mosaic model）是由 Singer 和 Nicotson 于 1972 年提出的。目前已被普遍接受。该模型认为：流动的脂类双分子层构成膜的连续主体，即脂类双分子的亲水端朝向膜的内外表面，疏水端朝向膜的中间形成膜的基本骨架。球形的膜蛋白分子以不同的形式与膜脂分子相结合，即有的以离子键和非共价键与脂质相结合于双分子层的内外表面，有的则不同程度的嵌入到脂质双分子层中，甚至横跨脂质双分子层而成为跨膜蛋白（图 2-5）。该模型主要强调了膜的流动性和球形蛋白与脂类双分子层的镶嵌关系。但忽视了蛋白质对脂类分子流动性的控制作用，不能说明具有流动性的细胞膜是怎样保持其相对的稳定性和完整性的。

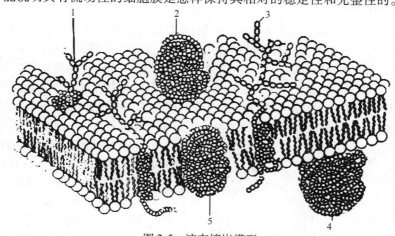

图 2-5　液态镶嵌模型

1. 糖蛋白；2. 蛋白质；3. 糖蛋白；4. 外在蛋白；5. 镶嵌蛋白

由于膜的结构复杂，功能多样，尽管有以上的模型学说和其他一些新的学说，但仍有许多问题尚未解决。

细胞膜具有特殊的物理化学性质，表现有两个明显的特性，即不对称性和流动性。①细胞膜的不对称性：以脂质双分子层的疏水端为界，细胞膜被分隔为近胞质面和非胞质面的内外两层。细胞膜内外两层的组分和功能有很大差异，这种差异就是膜的不对称性。各种膜结构和功能都存在不对称性，从而决定了膜内外表面功能的特异性。②细胞膜的流动性：细胞膜是一种动态结构，其流动性（fluidity）主要体现在膜脂的流动性和膜蛋白的流动性两个方面。

# 第二节　细胞膜与物质转运

细胞一般生活于液体环境中，所需的营养物质要从细胞周围环境中摄取，细胞的代谢产物又需要排出细胞，这些物质出入细胞都必须通过细胞膜。细胞膜是细胞与细胞周围环境之间的一道半透膜屏障，对细胞的生命活动起保护作用，选择性地进行物质跨膜运输，调控细胞内外物质和离子的平衡及渗透压平衡，维持细胞内外环境的恒定。细胞膜是能量转换和信息传递的场所。它与细胞的代谢调控、基因表达、细胞识别和通讯以及免疫等均有关。

## 一、小分子与离子的跨膜运输

小分子与离子的跨膜运输有三种基本形式：单纯扩散、易化扩散和主动运输。

### （一）单纯扩散

单纯扩散（simple diffusion）又称简单扩散，是指一些脂溶性的小分子物质能顺浓度梯度自由穿越脂质双层，不需要消耗代谢能，也没有膜蛋白的协助的运输方式。单纯扩散是一种最简单的运输方式，只要物质在膜两侧保持一定的浓度差，即可进行。单纯扩散的速率取决于通透物质的分子大小及对脂类的相对可溶性。一般来说，分子越小、脂溶性越大，通过脂质双分子层的速率越快。据目前所知，以单纯扩散形式进出细胞的物质很少，比较肯定的有 $H_2O$、$O_2$、$CO_2$、乙醇和尿素等，特别是 $H_2O$ 穿膜的速度极快。

### （二）易化扩散

易化扩散（facilitated diffusion）又称协助扩散，凡是借助于特异蛋白的帮助，顺浓度梯度运输物质而不需要消耗代谢能的方式称易化扩散。一些非脂溶性物质或亲水性的小分子物质，如 $Na^+$、$K^+$、葡萄糖、氨基酸、核苷酸等，由高浓度处向低浓度处移动时不能以单纯扩散的方式通过细胞膜，而必须借助于细胞膜上的专一性很强的特异蛋白的帮助才能得以实现。特异蛋白就是指镶嵌于细胞膜上与某些物质运输有关的蛋白质，称为膜转运蛋白。根据参与运输的膜转运蛋白的不同，易化扩散又分为载体蛋白介导的易化扩散和通道蛋白介导的易化扩散两种方式。

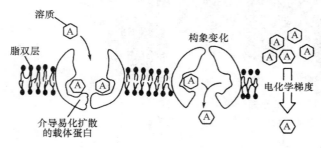

图 2-6　载体蛋白介导的易化扩散示意图

**1. 载体蛋白介导的易化扩散**
某些膜转运蛋白上具有特殊的结合位点，能特异地与某物质进行暂时性的结合，然后通过其构象变化把该物质顺浓度梯度带入细胞或运出细胞的，称为载体蛋白介导的易化扩散（图2-6）。某些小分子亲水性物质如葡萄糖、氨基酸、核苷酸就是依靠这种方式进出细胞的。葡萄糖先结合在细胞膜的外面，并引起载体蛋白的构象改变，将葡萄糖的结合位点转向细胞膜内，最终将葡萄糖释放到细胞质中，随后载体蛋白构象复原。这种运输过程是利用被转运物质的浓度势能差，而不是消耗代谢能来实现的。

**2. 通道蛋白介导的易化扩散**　通道蛋白是一类贯穿脂质双层的、中央带有亲水性孔道的膜蛋白。当孔道开放时，物质可经孔道从高浓度一侧向低浓度一侧扩散，称为通道蛋白介导的易化扩散（图2-7）。$Na^+$、$K^+$、$Ca^{2+}$、$Cl^-$等难以直接穿过细胞膜的脂质双分子层，需借助膜上由蛋白质围成的离子通道，使离子迅速穿膜转运。离子通道存在于所有的细胞膜中，目前研究较多且了解得特别清楚的有神经和肌肉细胞膜上的，与神经冲动传导及肌肉收缩有关的离子通道。离子通道的开启或关闭由通道蛋白的带电分子基团（如羧基或磷酸基）构成通道的闸门控制着。闸门的开闭有三种机制：受膜两侧特异离子浓度变化的影响才开放的称离子闸门通道；由于配体与特异受体结合时引起闸门开放的称配体闸门通道；受膜电位变化控制的称电压闸门通道。

### （三）主动运输

主动运输（active transport）是指物质从低浓度一侧通过细胞膜向高浓度一侧转运，是逆着浓度梯度进行的，需载体蛋白帮助和能量（由 ATP 直接供能）供应的运输方式。正常生活细胞内 $K^+$ 的浓度比细胞外高，而 $Na^+$ 则比细胞外低；细胞内的氨基酸含量也比细胞外高得多。这些现象的持续维持都是细胞膜的主动运输造成的。这种转运过程是靠"泵"的作用完成的，"泵"是细胞膜的一种特殊的镶嵌蛋白。"泵"有多种，最常见的有钠钾泵、钙泵等。

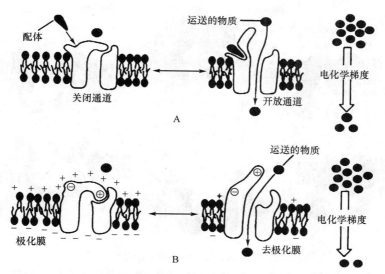

图 2-7　通道蛋白介导的易化扩散示意图

A. 配体闸门通道；B. 电压闸门通道

**1. 钠钾泵**（$Na^+$-$K^+$泵）　细胞内外 $Na^+$-$K^+$的转运是细胞膜上的钠钾泵来转运的。钠钾泵就是细胞膜上的一种载体蛋白,这种蛋白实质上是一种酶,称为 $Na^+$-$K^+$-ATP 酶,这种酶可使 ATP 水解成 ADP 和磷酸,并释放出能量。存在于细胞膜上的 $Na^+$-$K^+$-ATP 酶必须在有 $Na^+$-$K^+$ 及 $Mg^{2+}$ 存在时才有活性。

目前 $Na^+$-$K^+$-ATP 酶已可从多种细胞膜上提纯,它由两个亚基组成,大亚基是一个多次跨膜的整合膜蛋白,具有催化活性,相对分子质量约为 120 000；小亚基是具有组织特异性的糖蛋白,起定位作用,相对分子质量约为 50 000。如将大小亚基分开,酶活性即丧失。

钠钾泵的作用过程是通过 ATP 驱动泵的构象变化来完成的。钠钾泵的大亚基在膜内表面有 $Na^+$ 和 ATP 结合位点,在膜外表面有 $K^+$ 结合位点。首先细胞内 $Na^+$ 结合到离子泵的 $Na^+$ 结合位点上,激活了 ATP 酶活性,使 ATP 分解；ATP 分解产生的高能磷酸根与 ATP 酶结合,使酶发生磷酸化并引起酶构象的改变,$Na^+$ 结合位点转向膜外侧。此时酶对 $Na^+$ 的亲和力低而对 $K^+$ 的亲和力高,将 $Na^+$ 释放到细胞外,同时与细胞外的 $K^+$ 结合,$K^+$ 与酶结合后促使 ATP 酶释放磷酸根（去磷酸化）,酶的构象又恢复原状,将 $K^+$ 转运到细胞内(图 2-8)。如此可反复进行。但当 ATP 酶抑制剂占据 $K^+$ 的结合位点后,$Na^+$-$K^+$-ATP 酶被抑制,钠钾泵就不能运转而停止工作。

大多数细胞内 $Na^+$ 浓度低于细胞外 10～20 倍,而 $K^+$ 的浓度比细胞外高 10～20 倍,这种细胞内的高 $K^+$ 低 $Na^+$ 的离子梯度,主要靠细胞膜上的钠钾泵来维持。通过钠钾泵的作用直接维持了细胞内低钠高钾的特殊离子浓度,如人红细胞内的 $K^+$ 浓度为血浆中的 30 倍,而细胞内 $Na^+$ 的浓度则比血浆低 13 倍。这种细胞内外的 $Na^+$-$K^+$浓度梯度在维持膜电位、调节渗透压、保持细胞容积恒定和驱动糖与氨基酸的主动运输等方面都起着重要的作用。

**2. 钙泵**　又称 $Ca^{2+}$-ATP 酶。它与钠钾泵相同,也是一种跨膜蛋白,且广泛分布在细胞膜、肌浆网或内质网膜上,其中以骨骼肌的肌浆网膜上最多,相对分子质量为 100 000。

一般真核细胞外 $Ca^{2+}$ 的浓度高于细胞质中的 $Ca^{2+}$ 浓度,肌浆网中 $Ca^{2+}$ 的浓度比细胞质高出几千倍,这种状态主要是由 $Ca^{2+}$-ATP 酶来维持的。$Ca^{2+}$-ATP 酶每分解一分子的 ATP 向膜外转运两个 $Ca^{2+}$,并伴有一个 $Mg^{2+}$ 反向运转。$Mg^{2+}$ 的存在是钙泵保持活性所需要的。

**3. 协同运输**　有些物质进行主动运输的动力不是直接由 ATP 提供能量,而是由储存于离子梯度中的能量驱动的。例如小肠上皮细胞摄取肠腔内的葡萄糖时需要肠腔内高浓度的 $Na^+$ 驱

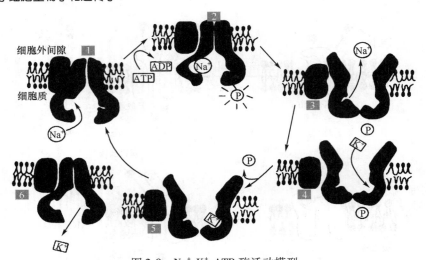

图 2-8　Na$^+$-K$^+$-ATP 酶活动模型

1. Na$^+$结合到膜上；2. 酶磷酸化；3. 酶构象变化，Na$^+$释放到细胞外；4. K$^+$结合到外
表面；5. 酶去磷酸化；6. K$^+$释放到细胞内，酶构象回复原始状态

动。其过程是这样的：由于 Na$^+$-K$^+$泵的作用，使小肠上皮细胞内 Na$^+$浓度低，而肠腔内 Na$^+$浓度高；葡萄糖在肠腔内浓度低，而在小肠上皮细胞内浓度高，但肠腔内低浓度葡萄糖仍不断进入小肠上皮细胞内。就葡萄糖来讲是从低浓度一侧到高浓度一侧，逆浓度梯度转运，这种方式为主动运输。但这种主动运输是借助于细胞膜内外 Na$^+$浓度差来完成的。由于肠腔内 Na$^+$浓度高，Na$^+$就有向低浓度区转移的趋势，以降低其浓度差。在转运过程中，所转运的葡萄糖与 Na$^+$结合在同一载体的不同位点上，由于 Na$^+$可顺电化学梯度流入细胞，这样就把所转运的葡萄糖一同带进细胞，再与载体蛋白脱离，实现了葡萄糖的主动运输。进入细胞的 Na$^+$又被 Na$^+$-K$^+$泵排出细胞，维持了 Na$^+$的浓度梯度，载体蛋白构象复原，又继续转运物质。

把一种物质的运输依赖于第二种物质的同时运输，称为协同运输。如果两种物质的运输方向相同，则称为同向协同运输（又称共运输）；如果两种物质运输的方向相反，则称为逆向协同运输（又称对向运输）。Na$^+$顺浓度梯度转运的同时伴有葡萄糖的逆浓度梯度转运是同向协同运输。常见的逆向协同运输是 Na$^+$-Ca$^{2+}$和 Na$^+$-H$^+$交换载体。当 Na$^+$顺浓度梯度进入细胞时，提供能量使 Ca$^{2+}$逆浓度梯度排出细胞外，这是细胞向外环境驱出 Ca$^{2+}$的一种重要机制。

# 二、大分子物质的跨膜运输（膜泡运输）

前面提及的通道蛋白和载体蛋白能介导小分子物质通过细胞膜的脂质双层，但它不能承担一些大分子如蛋白质、多核苷酸、多糖之类的物质运输。这些大分子乃至颗粒物质借助与生物膜结合后形成小泡进行运输的方式，称膜泡运输。这个过程与主动运输一样，需要消耗细胞的代谢能。膜泡运输通过胞吞作用和胞吐作用来完成。

## （一）胞吞作用

胞吞作用（endocytosis）又称为入胞作用，是指细胞外的大分子或颗粒性物质由于细胞膜的凹陷而被包裹后形成囊泡，进而被转运到细胞内的过程。由于摄入物质不同，形成小泡的大小不同。以此将胞吞作用分为吞噬作用、吞饮作用和受体介导的胞吞作用三种方式。

**1. 吞噬作用**　细胞摄入较大的固体颗粒和大分子复合物，如细菌或细胞碎片的过程。吞噬作用只发生在一些特殊的细胞中，如巨噬细胞、中性粒细胞等。它们在防御微生物的入侵中发挥重要作用。

吞噬的过程：被吞噬的物质与细胞膜表面接触，即该物质与膜上某些蛋白质有特异的表面受体，物质附着在膜上，细胞部分变形，使细胞膜凹陷或形成伪足将颗粒包囊摄入细胞，细胞膜融合封闭形成囊泡，并从细胞膜上分离进入细胞质，成为吞噬体或称吞噬小泡。吞噬体可与细胞内的内体性溶酶体融合，将被吞入的物质进行消化分解。

**2. 吞饮作用**　又称胞饮作用，是细胞摄入液体和溶质的过程。所有的真核细胞都具有这种功能。细胞吞饮时周围环境中的物质借助静电引力或与表面某些物质的亲和力吸附在细胞表面，引起该部位细胞膜下的微丝收缩作用，使膜凹陷，包围液体或溶质物质后与细胞膜分离，形成吞饮体或称吞饮小泡。吞饮体有的与溶酶体结合，将被吞入的物质降解为小分子的氨基酸、核苷酸、糖等进入细胞质被细胞利用，有的则储存在细胞内。多数情况下，吞饮作用是一个连续发生的过程，也是胞吞作用的基本形式，以保证液体等物质不断被摄入细胞中，供细胞生命活动所需。

**3. 受体介导的胞吞作用**　　细胞通过受体-配体结合而引发的吞饮作用叫受体介导的胞吞作用，是细胞摄入特定的细胞外蛋白或其他化合物的过程。此过程中，被摄取的大分子物质（配体）首先与细胞膜上的受体相识别并与之结合，形成受体-分子复合物，然后该处的细胞膜部位在网格蛋白参与下形成有被小窝，有被小窝凹陷并与质膜脱离后转变为有被小泡，从而将细胞外物质摄入细胞内。此后的过程就与吞饮体所进行的过程相同。但这种受体介导的胞吞作用是高度特异性的，能使细胞摄入大量特定的配体，而不需要摄入很多细胞外液，极大地提高了内吞效率。激素、转换蛋白和低密度脂蛋白等都是通过这种途径进入细胞的（图 2-9）。

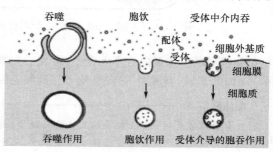

图 2-9　胞吞作用三种方式

例如细胞对胆固醇的摄取，就是受体介导的胞吞作用的典型例子。血液中的胆固醇多以蛋白质复合体的形式存在和运输。这种复合体就是低密度脂蛋白（low density lipoprotein，LDL），它是一种直径为 22nm 的圆形颗粒，核心含有大约 1500 个胆固醇分子并与脂肪酸结合为胆固醇脂，外层包绕着脂质单层，脂质单层中镶嵌一种特异性表面蛋白，此蛋白成为配体。细胞膜中 LDL 受体是分散存在的，有被小窝形成过程中，LDL 受体集中于有被小窝。当低密度脂蛋白（配体）与 LDL 受体发生特异性结合时，就促使此有被小窝凹陷，进而与细胞膜脱离并进入细胞，形成有被小泡。有被小泡很快脱去衣被转变为无被小泡，胞质中这些无被小泡间相互融合，融合后的结构叫内体。内体膜上有 $H^+$ 泵，使腔内 pH 降低，受体与 LDL 分离，并被分选到两个不同的小囊泡中。含有 LDL 受体的小泡返回到细胞膜上的有被小窝区以备再利用；而含有低密度脂蛋白的小泡则与内体性溶酶体融合，并将低密度脂蛋白分解为游离的胆固醇和蛋白质。如果细胞内胆固醇的量已过剩，胆固醇将抑制低密度脂蛋白受体的合成，细胞停止对胆固醇的摄取（图 2-10）。

## （二）胞吐作用

胞吐作用（exocytosis）又称外排作用，是与内吞作用相反的作用。它是指细胞内合成的某些大分子物质——分泌物或细胞内代谢废物由膜包围形成的小囊泡，从细胞内部逐步移至细胞膜内表面并与细胞膜融合将物质排出细胞之外的过程。通过胞吐途径，新合成的囊泡膜的蛋白和脂类不断地供细胞质膜更新，确保细胞分裂前质膜的生长。囊泡的蛋白分泌到细胞外，有的成为质膜的外周蛋白，有的成为胞外基质的组成成分，有的作为信号分子或营养物质扩散到胞外液。而某些具有特殊功能的分泌细胞（如内分泌腺体细胞、神经细胞等）将内含物排出的途径。

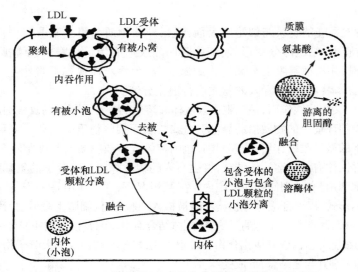

图 2-10　LDL 颗粒及 LDL 受体介导的胞吞作用示意图

这些细胞合成的特殊蛋白质等大分子,合成后先被贮存在分泌囊泡中,只有当细胞接受到细胞外信号(如激素)的刺激时,分泌囊泡才移到细胞膜处,与膜融合并将内含物排出。

> **📖 临床联系 ▶▶**
>
> 　　胱氨酸尿症是细胞膜上相应的载体蛋白缺陷,造成对胱氨酸转运功能降低所致,是一种常染色体隐性遗传病。由于肾小管重吸收胱氨酸减少,尿中胱氨酸含量增加而引起,尿路中常有胱氨酸结石形成。杂合子者尿中胱氨酸分泌也可增加,但很少形成结石。胱氨酸尿症最常见的症状是肾绞痛,通常发生在 10～30 岁。由于尿路梗阻可引起尿路感染和肾衰竭。赖氨酸、精氨酸和鸟氨酸的重吸收虽然也受影响,但不引起症状,因为它们除与胱氨酸共用一转运通道外另有一转运系统,它们亦较胱氨酸易溶于尿,从而不引起结晶和结石形成。
>
> 　　原发性肾性糖尿病是由于肾小管上皮细胞膜中转运糖类的载体蛋白缺失而致,也是一种遗传病,是指在血糖浓度正常或低于正常肾糖阈的情况下,由于 Na$^+$ 驱动的葡萄糖同向协同运输出现了缺陷,近端肾小管重吸收葡萄糖功能减低所引起尿中排出过量葡萄糖。临床上有两种疾病:小肠葡萄糖-半乳糖吸收不良综合征及良性家族性肾性糖尿。

# 第三节　细胞膜与细胞识别

## 一、细胞膜受体的结构

　　受体(receptor)是细胞的一种生物大分子,能有选择地识别外来信号,并与之结合而产生相应的细胞效应的结构。位于细胞膜上的称膜受体。位于细胞内其他结构膜上的称膜内受体。膜受体多为膜上功能性糖蛋白,也有由糖脂组成的。膜受体的主要功能是识别配体,并与之结合,将胞外信号转变成胞内信号,引起胞内效应。所谓配体(ligand)是指细胞外必须能与受体特异性结合,并通过受体介导作用,才能对细胞产生效应的信号分子。它们包括激素、神经递质、抗原、药物以及其他有生物活性的化学物质。

　　膜受体的结构从广义上讲,一个完整的受体应包括三部分:①调节单位:是受体蛋白向着细胞外的部分,多为糖蛋白带有糖链的部分。可以识别环境中不同的信息分子并与之结合;②催化单位:是受体向着细胞质的部分,一般具有酶的活性,在受体与化学信号结合以后被激活,才具有活性,从而引起一系列变化,产生相应的生物效应;③转换部分:是受体与效应器之间的偶联成分,它将受体所接受的信号,转换为蛋白质的构象变化,传给效应器。膜受体的三部分可以是不同的蛋白质分子,也可以是同一蛋白质的不同亚单位(图2-11)。

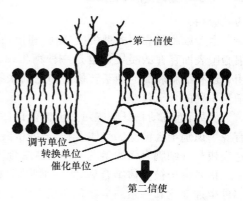

图2-11　受体的结构

膜受体的这种结构,决定了受体与配体结合具有特异性、高亲和性、可饱和性及可逆性等生物学特性。细胞膜受体有特异性,通常一种受体只与一种配体结合,它们依靠分子与分子之间的立体构象互补把两者契合在一起,就像"钥匙和锁"的关系。但这种特异性并非绝对专一,有些受体可与一种以上的配体结合,而有的配体又可与一种以上的受体结合,使细胞产生不同的生物学效应。细胞膜受体还有与配体的结合能力,称受体的亲和力,且这种亲和力很强,极低浓度的配体即可与受体结合产生很明显的生物学效应。同时细胞表面的受体数量有限,较低浓度的信号分子就能使受体处于饱和状态。由于受体与配体是非共价键结合,因此结合力较弱。当结合引起生物学效应后,配体与受体就解离,受体可恢复到原来状态,可再次被利用。

---

**临床联系** ▶▶

　　细胞膜受体,它们在结构和数量上发生改变可能导致疾病或机体功能不全。例如:①在无丙种球蛋白血症患者的B淋巴细胞膜上,缺少作为抗原受体的免疫球蛋白,那么B淋巴细胞就不能接受抗原刺激分化成浆细胞,也不能产生相应的抗体,这样机体抗感染功能严重受损,使患者常反复出现肺感染疾病。②1型糖尿病患者是由于细胞膜表面胰岛素受体数目减少,使胰岛素不能与细胞膜受体结合产生生物学效应,导致糖尿病的发生。③重症肌无力患者是由于体内产生了乙酰胆碱受体的抗体,此抗体就会与乙酰胆碱受体结合,封闭了乙酰胆碱的作用。另外抗体还可以促使乙酰胆碱受体的分解,患者的受体大大减少,使通过乙酰胆碱受体进行的信号传导过程障碍,从而导致重症肌无力。④高胆固醇血症患者细胞膜上LDL受体先天缺损,细胞摄取胆固醇便出现障碍,引起血中胆固醇含量过高,沉积在血管壁上出现动脉硬化,这是一种遗传病。有的患者是LDL受体数目减少。严重患者的LDL受体只有正常人的3.6%,他们的血液中胆固醇含量比正常人高6倍以上,这种患者常在20岁以前出现动脉硬化,死于冠心病。轻的患者,LDL受体只有正常人的60%,约在40岁以前出现冠心病。还有患者受体数目正常,但受体与LDL连接部位发生缺失,与LDL结合或者受体有被小窝结合部位的缺失不能被固定在有被小窝处,造成对LDL摄取障碍,出现持续的高胆固醇血症。

---

# 二、膜受体与细胞识别

　　细胞识别是指同种细胞之间,同种与异种细胞,以及对异己物质分子之间认识的现象,具有种属、组织、细胞特异性。细胞识别是细胞膜的主要功能之一,细胞识别达到"排解异己,保护自己"维持正常生命活动的目的。两个细胞之间通过细胞膜上的特定分子相互结合,显现识别与黏合作用,造成如同受精时精子和卵的识别、黏合进而融合、胚泡植入和发育都与细胞的识别与黏合相关。如成体的生命活动中的免疫应答、炎症反应、血栓形成、致病微生物感染、癌细胞转移等生理与疾病过程以及人体器官移植都与同种或异种细胞间复杂的识别与黏合及其所诱发的效应相关。

由于细胞膜表面的糖蛋白,糖脂和蛋白聚糖的糖链储存着识别信息而具有识别功能,因为细胞膜表面存在的凝集素也是一种糖蛋白,它可与另一个细胞膜上相应的糖链结合起识别作用。还有细胞表面的糖基转移酶和它的底物可共同参与细胞识别。这些都说明细胞膜上存在细胞识别的分子位点。

例如:哺乳动物肝细胞对血清糖蛋白的识别和胞吞作用,使配体进入细胞。肝细胞表面具有专一识别半乳糖基的受体,当血清糖蛋白非还原性末端除去唾液酸,暴露次末端半乳糖基时,它很快与肝细胞表面的半乳糖基受体结合,而被胞饮入肝细胞,再被溶酶体分解。

信号分子被受体结合后,激活细胞膜内某些成分,将其所带信息转变成细胞内信号,再引起多种生理变化和一系列生物化学反应。很多激素和神经递质就是以这种信息传递机制而发挥作用。

# 第四节  细胞膜与细胞信号转导、细胞免疫

## 一、细胞膜与细胞信号转导

生命体是一个完整的信息处理系统,使得生物体能够适应不同的内外部环境,单细胞生物通过反馈调节适应环境的变化;多细胞生物除了反馈调节,还有赖于细胞间的通讯和信号转导,以协调不同细胞的行为。实验表明,从低等的海藻到高等的人类,所有多细胞生物的体内都存在着细胞间的通讯,以协调身体各部分细胞的活动生物体的细胞每时每刻都在接触来自细胞内或者细胞外的各种各样信号。而对于这些信号,细胞可表现出运动、代谢调节、增殖、分化以及死亡等各种快速和慢速的生理反应。细胞间是如何协调,并做出正确的应答呢? 这是因为细胞有一套完整的信号转导系统,负责信号的接受及响应。

细胞的信号转导(signal transduction)是细胞通讯的基本概念,强调信号的产生、分泌与传送,即信号分子从合成的细胞中释放出来,然后进行传递。是细胞膜的又一重要功能,是它通过各种内在受体蛋白来感受外界多种化学信号,并将信号转到胞内再继续转导,最终发生各种生物化学反应和生物学效应。

细胞间的信号转导包括以下几个方而:①胞外信号分子,包括激素、神经递质、细胞因子、光子等,通常也称为信号转导途径中的第一信使(first messenger)。这些信号分子部分能够直接进入细胞与相应的胞内受体结合而发挥作用,而大多数信号分子本身并不进入细胞,需要通过细胞表面的受体及相关分子将信号传入。②细胞表面以及细胞内部能够接受胞外信号分子的受体,一般能够与相应的信号分子特异地结合从而实现对信号的定向转导。③受体将信号分子所携带的信号传递到细胞内,其中部分受体在进行细胞信号的跨膜传递过程中产生小分子的胞内信号分子,如 cAMP、cGMP、$Ca^{2+}$ 等,常被称为信号转导途径中的第二信使(second messenger)。④胞内的信号转导途径,胞内信号分子通过进一步传递或信号的级联放大,最终作用于胞内的效应分子或进入细胞核启动基因转录,导致细胞各种复杂的生物学效应。

细胞的信号转导的两种途径:一种是通过 G 蛋白偶联方式,即信号分子同表面受体结合后激活 G 蛋白,再由 G 蛋白激活效应物,效应物产生细胞内信号;第二种转导途径是结合的配体激活受体的酶活性,然后由激活的酶去激活产生细胞内信号的效应物(图 2-12)。

# 二、细胞膜与细胞免疫

凡能刺激机体免疫系统(脾、骨髓、胸腺和淋巴等)产生抗体或效应淋巴细胞,并与相应抗体或效应淋巴细胞发生特异性结合出现各种生理或病理过程的异物分子,统称为抗原(antigen)。细胞膜抗原多为镶嵌在细胞膜上的糖蛋白和糖脂,具有特定的抗原性。细胞膜上有多种细胞膜抗原,它们在输血、器官移植和肿瘤研究中都有重要的意义。

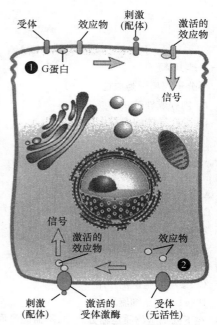

图 2-12　信号转导的两种途径

途径①:结合的配体激活 G 蛋白,然后由 G 蛋白激活效应物产生信号;途径②:结合配体激活受体的酶活性,然后由激活的受体酶激活产生信号的效应物

**1. ABO 血型抗原**　ABO 血型抗原是人红细胞膜上的主要血型抗原。它是存在于人类红细胞膜上的糖蛋白或糖脂。目前已发现有若干种类,且每种又有几种亚型。如 ABO 血型抗原可分为 A 型、B 型、O 型和 AB 型四种亚型。其化学组分为糖脂。血型的不同是由其寡糖链的结构决定的。已知构成 ABO 血型抗原的寡糖链其基本结构基础是 N-乙酰氨基葡萄糖和半乳糖组成的二糖单位。在糖链非还原末端半乳糖上加一个岩藻糖则为 H 抗原(O 型血);若在 H 抗原末端半乳糖上再接一个乙酰氨基半乳糖则成为 A 抗原(A 型血);若在 H 抗原上接一个半乳糖,则成为 B 抗原(B 型血);若在 H 抗原末端半乳糖上分别有一个乙酰氨基葡萄糖和一个半乳糖时,则成为 A 抗原、B 抗原(AB 型血)。ABO 血型抗原不仅存在于红细胞膜上,还广泛地分布在人体组织细胞和体液中。

**2. 组织相容性抗原**　凡能引起个体间组织器官移植排斥反应的抗原称组织相容性抗原(histocompatibility antigen)。组织相容性抗原广泛存在于各种组织细胞的细胞膜上,除同卵双生子外,每个人的组织型都不相同。现已知道的组织相容性抗原有一百四十多种,可组合成各种不同的组织型。当异体组织、器官移植时,若组织型不相容时,则出现免疫排斥反应。组织相容性抗原是存在机体组织细胞表面的,且主要存在于白细胞的表面,故又把人的白细胞抗原(HAL)称为主要组织相容性抗原,是一种移植抗原,T 细胞表面有识别 HLA 抗原的受体,当异体组织、器官移植时,就能识别异体细胞的 HLA,并与之结合,产生毒素等活性物质直接杀伤外来细胞,产生排斥反应。异体器官能否移植成功,关键是组织型是否相容。亲缘关系越近,相容性程度就越高,移植成功率也就越高,若组织型不相容则产生排斥反应。对组织型的鉴定也可用于同卵或异卵双生子的判断,以及亲子鉴定等法医问题。

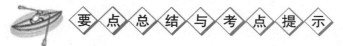

1. 细胞膜的概念、化学成分和功能。
2. 细胞膜的液态镶嵌模型。
3. 跨膜运输的三种基本形式。
4. 细胞膜受体的结构和功能。

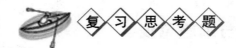 复 习 思 考 题

**一、选择题**

1. 小分子与离子是通过(　　)
   A. 内吞或外排
   B. 受介导体的内吞作用
   C. 易化扩散或单纯扩散
   D. 泵，例如钙泵

2. cAMP 在细胞信号通路中是(　　)
   A. 信号分子　　　　　B. 第一信使
   C. 第二信使　　　　　D. 第三信使

3. 糖蛋白是一种十分重要的复合糖类(　　)
   A. 它是由氨基酸和糖组成
   B. 参与细胞基因调控
   C. 参与细胞识别作用
   D. 只存在于细胞质中

4. 在下列细胞物质运输方式中，不需能量而属于被动运输的是(　　)
   A. 内吞　　　　　　　B. 外排

   C. 载体蛋白运输　　　D. 钠钾泵

5. 小肠上皮吸收葡萄糖以及各种氨基酸时，通过(　　)达到逆浓度梯度运输
   A. 与 $Na^+$ 相伴运输
   B. 与 $K^+$ 相伴运输
   C. 与 $Ca^+$ 相伴运输
   D. 载体蛋白利用 ATP 能量

6. 小肠上皮细胞吸收葡萄糖是通过(　　)来实现的
   A. $Na^+$-泵　　　　　B. $Na^+$ 通道
   C. $Na^+$-偶联运输　　 D. $Na^+$ 交换运输

**二、分析题**

1. 分析细胞膜的液态镶嵌模型及对其细胞生命活动的作用。

2. 比较主动运输与易化扩散的特点。

3. 讨论 $Na^+$-$K^+$ 泵的工作原理及生物学意义。

(林小珊)

# 第三章

# 细 胞 质

　　细胞质又称胞浆或细胞质基质,包括基质、细胞器和内含物。它是指细胞膜以内、核外膜以外的细胞部分。原核细胞所有的胞内物质由唯一的细胞膜包围,除核糖体外没有其他膜性细胞器;而真核细胞结构比较复杂,除了具有细胞膜、核膜外,还具有一套完整的膜性结构细胞器,包括线粒体、内质网、高尔复合基体、溶酶体、过氧化物酶体、质体和微体。所谓细胞器是存在于细胞质内的具有一定结构和功能的微结构,其特点有:①都是相互分隔的封闭区室。②每个区室都具备一套独立的酶系统。③执行专一的生理功能,互不干扰。细胞器又可以分为内膜系统细胞器和非内膜系统细胞器。内膜系统细胞器是指位于细胞之内,在结构、功能、发生上具有一定联系的膜性结构的总称,主要是指内质网、高尔基复合体、溶酶体和过氧化物酶体等细胞器。从起源上看,内膜系统细胞器是通过细胞膜内陷演变而成的,故线粒体、质体和微体属于非内膜系统细胞器。细胞质内除了各种细胞器外还有细胞骨架以及细胞质基质(图 3-1)。

　　内膜系统细胞器的主要功能是完成蛋白质的合成、加工、运输和分泌。首先在核糖体上以氨基酸为原料合成多肽链,如果多肽链的氨基末端含有信号肽,此多肽链即可到粗面内质网上继续合成,没有信号肽的多肽链则停留在细胞质继续完成蛋白质的合成。在内质网上加工折叠的多肽链具有了一定的空间结构和功能,被运输到高尔基复合体进一步加工和修饰,继而运往细胞各个部位。

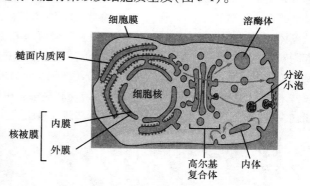

图 3-1　内膜系统示意图

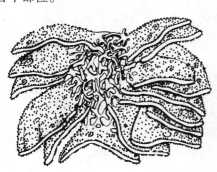

图 3-2　内质网结构模式图

# 第一节　内　质　网

　　内质网(图 3-2)最初是由 Porter 和 Claude 发现的,之所以命名为内质网,是因为他们在电镜下观察培养的小鼠成纤维细胞时,发现这种网状结构往往位于细胞核附近的细胞质区域,故称为内质网。但后来研究发现这种网状结构可以延续到细胞质的外胞质区,甚至与细胞膜相连。内质网通常占细胞总体积 10% 以上,占细胞膜系统一半左右。内质网是细胞内除核酸以外的一系列生物大分子合成的场所,如蛋白质、脂质和糖类。人体中除了红细胞之外,其他细胞普遍存在内质网。

# 一、内质网的形态结构与化学组成

## (一)内质网的结构与形态、分布

**1. 内质网的结构**　内质网从电镜下观察呈现由连续的管状、泡状、扁囊状三种结构构成的三维网状膜系统(图 3-2)。小管、小囊和扁囊是构成内质网膜的单位结构,这三种结构在某些细胞中都存在,而在某些细胞中仅有其中的一种或两种存在。内质网的结构可以分为内质网膜和内质网腔;内质网膜是由一层单位膜形成的,厚度 5~6nm,内质网腔是内质网膜围成的空间。内质网在靠近细胞核部分可与核外膜相连,在靠近细胞膜部分可与细胞膜内陷处相连,形成一个相互连通的片层管网状结构。内质网在结构、功能上与高尔基复合体、溶酶体等结构也密切相关,它们分工合作,完成细胞的某些生理活动。

**2. 内质网的形态与分布**　内质网的形态、分布状态和数量多少差异很大,常与细胞的类型、生理状态和分化程度有关。

## (二)内质网类型

内质网可以分为粗面内质网(也称糙面内质网)和滑面内质网(也称光面内质网),其分类的依据是内质网膜外表面有无核糖体附着。

**1. 粗面内质网**(图 3-3 和图 3-4)　多为囊状或扁平囊状结构,排列整齐,少数为小管和小泡。因其表面附着有大量核糖体,粗糙而得名。粗面内质网是由内质网和核糖体共同形成的复合体,主要功能是合成分泌蛋白和膜蛋白。需要阐明的是,并不是粗面内质网最初起源的时候其表面就附着有核糖体,而是在蛋白质合成的过程中,如果多肽链氨基末端含有信号肽,则核糖体与合成的多肽链一起附着到内质网上进行下一步的蛋白质合成。当多肽链进入内质网后,核糖体即与内质网分离,游离到细胞质中,继续进行蛋白质的合成。在分泌细胞和分泌抗体的浆细胞中,粗面内质网比较发达,而在一些未分化的细胞(如胚胎细胞、干细胞等)与肿瘤细胞中不发达。内质网膜上有一种叫做移位子的蛋白复合体,形成一个直径 2nm 的通道,其功能与多肽链进入内质网有关。

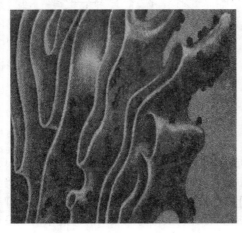

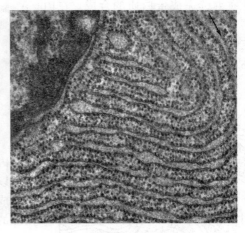

图 3-3　粗面内质网　　　　　图 3-4　粗面内质网(电镜)

**2. 滑面内质网**（图3-5和图3-6）    电镜下观察多呈分支小管或圆形小泡构成细网,由其表面没有核糖体附着,光滑而得名。滑面内质网功能很多,在细胞不同生理时期,其结构形态、胞内空间及发达程度差异甚大,并常表现出不同的功能特性。

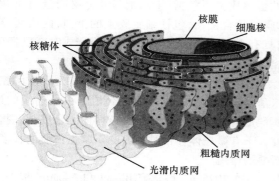

图3-5    滑面内质网示意图

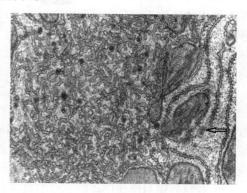

图3-6    滑面内质网(电镜)

两种内质网在不同组织细胞中分布不同,有的细胞中皆为粗面内质网,有的细胞中全为滑面内质网,而有的细胞两者兼有。

### （三）内质网的化学组成

可以通过蔗糖密度梯度离心方法,从细胞匀浆中分离出内质网碎片。内质网断裂后形成许多封闭的颗粒,称微粒体,直径约100nm。虽然内质网在离心的过程中受到了一定程度的破坏,但微粒体仍能保持内质网的一些基本特征。因此微粒体是研究内质网的理想材料。

通过对内质网的生化分析,得知内质网膜其他生物膜系统一样,也是由脂类和蛋白质构成的。

**1. 脂类**    内质网膜的脂类含量为30% ~40%,其中主要为磷脂,还有中性脂、醛缩脂、神经节苷脂等。

**2. 蛋白质与酶**    内质网膜蛋白质含量较为丰富,也具有丰富的酶系统,其中葡萄糖-6-磷酸酶被视为内质网膜的标志性酶,主要存在于肝脏内质网中;另外还有一些电子传递体系,其中的细胞色素 P450 单加氧酶又称为羟化酶,它催化氧分子中的一个氧原子加到底物分子上,使底物发生羟化反应,另一个氧原子被氢还原成水。其主要参与类固醇激素、胆汁酸及胆色素的生成以及药物、毒物的转化过程。

## 二、内质网的功能

内质网是一种结构复杂的膜性结构,其内与核外膜相连,外与细胞膜相连,在细胞有限的空间里建立起大量的膜表面,有利于酶的分布和生化反应过程的高效率进行。同时其还将细胞质基质分隔成不同的区域,使各区域的代谢在特定环境条件下进行。内质网膜除了像细胞膜一样具有机械支持、物质交换和运输作用外,粗面内质网主要负责蛋白质的合成、加工和转运以及膜脂类的合成,而滑面内质网则担任着小分子物质合成代谢以及细胞解毒的任务。

## （一）粗面内质网的功能

粗面内质网主要负责具有信号肽的蛋白质的加工合成,为核糖体提供支架,也进行蛋白质的粗加工和转运工作。在粗面内质网上合成的蛋白质主要包括:①向细胞外分泌的蛋白质,如胰腺细胞分泌的酶、浆细胞分泌的抗体等。②膜的整合蛋白,包括细胞膜上的蛋白;内质网、高尔基复合体和溶酶体膜上的蛋白,这些膜蛋白具有方向性,其方向性在内质网合成时就已经确定。③需要严格与其他细胞组分分开的酶,如溶酶体的各种水解酶。

**1. 蛋白质的合成**　具有信号肽的多肽链会被引导到内质网,通过内质网膜进入内质网腔,进行空间结构的加工折叠和糖基化后,向高尔基复合体运输。蛋白质的合成是一个连续的过程。20世纪70年代初期,研究者将由mRNA编码的分泌蛋白在体外游离核糖体上合成,发现合成体系中无微粒体存在时所合成的蛋白质长度大于有微粒体存在时合成的正常蛋白质的长度,这说明微粒体具有对蛋白质进行一定加工和折叠的作用。

引导核糖体与内质网进行结合的机制是什么呢? 1975年,科学家Blobel和Asbatini根据实验结果提出了信号肽假说,主要包括以下几种:

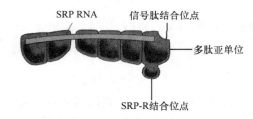

SRP RNA　信号肽结合位点

多肽亚单位

SRP-R结合位点

图3-7　信号识别肽模式图

（1）信号肽的合成:需要到内质网加工的蛋白质,在其多肽链的氨基端有一段特殊的氨基酸序列,称为信号肽(图3-7),其可以引导核糖体附着到内质网表面并与内质网结合。没有信号肽的多肽链则在细胞质基质中完成蛋白质的合成。

（2）信号识别颗粒(SRP)的作用:信号识别颗粒一方面可以识别信号肽,另一方面可以识别内质网膜上的SRP受体,从而在核糖体与内质网的联系上起到重要作用。在多肽链合成的初始,SRP与核糖体亲和力很低,当多肽链延长至80个氨基酸左右,信号肽即伸出核糖体,此时SRP一部分与信号肽结合,一部分与核糖体结成称为SRP-核糖体复合体。由于SRP与核糖体的结合,占据了核糖体上蛋白质合成的相关部位,使得蛋白质合成过程暂时停止。

（3）核糖体与粗面内质网结合:此过程由SRP介导。上一步形成的SRP-核糖体复合体的SRP与内质网膜上的SRP受体结合,之后核糖体附着于内质网膜上。SRP与内质网膜上其受体的结合是暂时性的,当核糖体附着于内质网膜后,SRP便从核糖体和SRP受体上解离下来参与下一次介导作用。

（4）核糖体穿越内质网膜进入内质网腔,继续合成蛋白质:核糖体与内质网膜结合后,利用蛋白质合成的能量,通过内质网膜上移位子形成的通道,使多肽链穿过内质网膜进入到膜腔内。SRP与核糖体脱离,从而核糖体可以继续合成多肽链。

（5）信号肽的切除:信号肽的作用是引导核糖体到内质网并与之结合,并将合成的多肽链送入内质网腔。当多肽链进入内质网腔,位于内质网膜内表面的信号肽酶就会切去信号肽,多肽链其余部分继续进入内质网腔完成之后的蛋白质合成。

（6）核糖体与内质网膜的分离:在分离因子的作用下,核糖体与内质网分离并进入细胞质,继续参与蛋白质合成过程(图3-8)。

虽然内质网仅存在于真核生物中,但研究表明信号肽假说也适用于原核生物,原核生物的细胞膜上附着的核糖体也具有信号肽,所以原核生物的细胞膜具有蛋白质加工的功能。

**2. 蛋白质的修饰与加工**　蛋白质在内质网的加工作用主要包括糖基化、羟基化、酰基化与二硫键形成,其中最常见的修饰方式是糖基化。糖基化是指单糖或寡聚糖与蛋白质结合形成糖

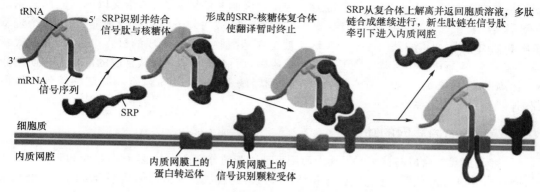

图 3-8 信号肽假说过程图

蛋白的过程。粗面内质网上主要进行的是 N-连接的寡聚糖蛋白的合成,即寡聚糖与蛋白质天冬酰胺残基侧链的氨基基团的 N 原子共价结合形成(图 3-9)。另外一种 O-连接的寡聚糖蛋白的合成是在高尔基复合体中完成的。

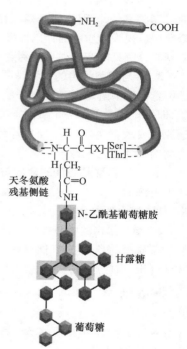

图 3-9 新生多肽链的 N-连接糖基化

蛋白质的糖基化是与多肽链的合成伴随进行的。当寡聚糖在细胞质基质合成后,与粗面内质网膜上的多萜醇分子上的焦磷酸键连接而被活化,并从胞质面翻转到内质网腔面,在内质网腔面糖基转移酶作用下,寡聚糖与多肽链天冬酰胺残基侧链上氨基基团相连。

**3. 蛋白质的折叠与装配** 多肽链的折叠是在内质网腔内进行的。多肽链的氨基酸组成和排列顺序决定了氨基酸的理化性质,也决定了其空间的折叠方式。多肽链在内质网腔进行正确的折叠后,通过内质网膜以衣被小泡的形式运输到高尔基复合体,未能正确折叠的多肽链不能进入高尔基复合体。

在内质网腔中帮助多肽链折叠的蛋白质叫做分子伴侣,包括蛋白质二硫键异构酶、结合蛋白质、葡萄糖调节蛋白质等。它们帮助多肽链进行折叠、装配和转运,但本身不参与最终产物的形成。

(1) 蛋白质二硫键异构酶:存在于内质网膜的腔面上,可反复切断形成二硫键。

(2) 结合蛋白质:识别折叠不正确的蛋白质或未装配好的蛋白质亚单位,使它们重新正确折叠装配。

(3) 葡萄糖调节蛋白:激活后可参与新生蛋白质折叠转运。

**4. 蛋白质的胞内运输** 蛋白质在粗面内质网上加工修饰后,被内质网膜包裹并从内质网膜上脱落,出芽形成膜性小泡。粗面内质网上加工的蛋白质其胞内运输的途径有二:①最为普遍的蛋白质分泌途径:在内质网中糖基化后,以转运小泡形式进入高尔基复合体,进一步加工并以分泌颗粒形式排到细胞外。②粗面内质网上合成的分泌蛋白质以膜泡形式进入大浓缩泡,进而发育成酶原颗粒被排出细胞,此途径仅见于某些哺乳动物的胰腺外分泌细胞。

**5. 脂类的合成** 粗面内质网和滑面内质网上均能进行脂类的合成,在粗面内质网上合成的脂类主要是构成细胞膜和内膜系统的脂类,主要是磷脂和胆固醇,而磷脂又以卵磷脂即磷脂酰胆碱居多。磷脂酰胆碱以甘油为骨架,其中的两个羟基被两分子脂肪酸分别酯化,第三个羟基被磷酸基团取代,而磷酸基团的一个羟基又被胆碱基团取代。在合成的过程中,所需要的底物脂酰辅酶 A、磷酸甘油和胆碱都位于细胞质基质中,而催化磷脂酰胆碱合成的酶位于内质网脂双层的细胞质基质侧。合成的磷脂需要通过翻转酶的作用,从细胞质基质侧翻转到内质网腔侧。

### (二)滑面内质网的功能

**1. 参与脂类的合成与转运**　滑面内质网可利用脂肪分解产物甘油、甘油一酯和脂肪酸合成甘油三酯;滑面内质网还可参与胆固醇和类固醇激素的合成。在滑面内质网合成的脂类要和粗面内质网上合成的蛋白质结合形成脂蛋白才能运输。肝细胞合成的低密度脂蛋白和极低密度脂蛋白的作用分别是将胆固醇由肝脏通过血液运往全身组织以及将肝脏合成的甘油三酯运往全身脂肪组织。如果极低密度脂蛋白合成不足,将会导致肝脏合成的脂肪不能正常外运,积累在肝脏内质网中形成脂肪肝。

**2. 参与糖原的代谢**　糖原分解产生的葡萄糖-6-磷酸,要经过肝细胞滑面内质网上的葡萄糖-6-磷酸酶的作用,发生去磷酸化反应,生成葡萄糖,才能由内质网被释放到血液中。葡萄糖-6-磷酸酶被视为内质网的标志性酶,该酶主要存在于肝脏线粒体中,而肌肉细胞中缺乏这种酶,故肌糖原分解只能产生很少的葡萄糖。

**3. 参与细胞解毒的过程**　肝脏是机体解毒的重要场所,包括对外源性、内源性毒物和药物的解毒作用。解毒主要依靠肝脏滑面内质网上的各种氧化还原酶来完成,这些酶称为单加氧酶,即催化氧分子的一个氧原子加到底物分子上,使底物分子发生羟化反应,另一个氧原子被氢还原生成水。这样,一方面使毒物、药物的毒性被钝化或破坏,另一方面由于羟化作用增强了化合物的极性使之更易于排泄。

**4. 参与胃酸及胆汁的合成与分泌**　胃壁腺上皮细胞的滑面内质网可使 $Cl^-$ 与 $H^+$ 结合生成 HCl;肝细胞中的滑面内质网不仅能合成胆盐,还能使未结合胆红素与葡萄糖醛酸发生结合反应,使未结合胆红素转变为结合胆红素,完成对胆红素的解毒作用。

**5. 参与肌肉的收缩作用**　横纹肌细胞中的滑面内质网又称肌浆网,其膜上有钙泵,可将细胞质基质中的 $Ca^{2+}$ 泵入、储存起来,导致肌细胞松弛,在特定因素作用下,贮存的 $Ca^{2+}$ 向细胞质基质侧释出,引起肌细胞收缩。

> **临床联系** ▶▶
>
> 　内质网最常见的病理改变是肿胀、肥大或囊池塌陷,低氧、病毒性肝炎引起的粗面内质网肿胀常伴随核糖体颗粒的脱落、萎缩。药物中毒、肿瘤所致代谢障碍情况下,可以观察到内质网中出现有形或无形的包含物。

# 第二节　高尔基复合体

高尔基复合体是为了纪念意大利学者 Golgi 而命名的,他在研究猫头鹰的神经细胞时,在光学显微镜下发现细胞质中有一种网状结构,起初他将其命名为内网器,后来证实这种结构在细胞中普遍存在,被命名为高尔基复合体。高尔基复合体的主要作用是蛋白质的加工、运输和分泌。研究证实内质网与高尔基复合体是一个连续的、动态的膜结构变化过程。

# 一、高尔基复合体的形态结构与化学组成

## （一）高尔基复合体的结构与分布

**1. 高尔基复合体的结构**　从电镜下观察，高尔基复合体呈现膜性的囊、泡状复合结构，其组成上可以分为三个部分（图3-10和图3-11）。

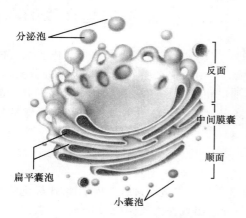

图 3-10　高尔基复合体模式图

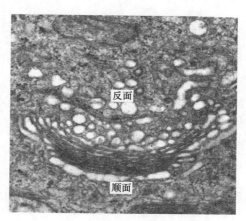

图 3-11　高尔基复合体电镜图

（1）扁平囊：为高尔基复合体的主体部分，每个高尔基复合体含有3～10个扁平囊，排列整齐，构成高尔基复合体堆。每个囊泡的囊腔宽15～20nm，相邻囊间距20～30nm。囊泡弯曲，形成一凸面和一凹面，凸面凸向细胞核，膜厚6nm，称为顺面或形成面，其作用主要为分选来自内质网的种类和蛋白质；凹面朝向细胞膜，膜厚8nm，称为反面或成熟面，主要功能是对成熟的蛋白质进行分泌和转运。位于顺面和反面的囊膜称为中间囊膜，作用是对蛋白质进行糖基化修饰等。

（2）小囊泡：是由内质网出芽、脱落形成的，分布于高尔基复合体的形成面，直径40～80nm，膜厚度约6nm。从粗面内质网脱落形成的小囊泡既可以相互融合形成扁平囊泡，也可以与高尔基复合体形成面的扁平囊融合，这样一方面使得蛋白质从内质网运输到高尔基复合体进一步加工，另一方面也补充了高尔基复合体的扁平囊膜结构。

（3）大囊泡：是扁平囊成熟面局部或边缘膨大、脱落形成的，直径100～150nm，膜厚8nm，囊泡中含有在高尔基复合体中加工修饰过的蛋白质或脂类。大囊泡中蛋白质和脂类继续发育，形成分泌泡，继而发育成溶酶体和细胞内的营养贮藏泡。大囊泡既起到了运输扁平囊内蛋白质、脂类的作用，又使得高尔基复合体扁平囊不断消耗而更新。

高尔基复合体的扁平囊泡通过小囊泡的融合得以补充，而又通过大囊泡的形成得得以消耗，处于一个动态平衡的状态。由此可见，高尔基复合体是一种具有显著极性的细胞器（图3-12）。

**2. 高尔基复合体的分布**　在神经细胞中的高尔基复合体一般是绕核分布，输卵管内皮、肠上皮黏膜、甲状腺和胰腺等细胞中，常在细胞核附近趋向于一极分布，肝细胞中，高尔基复合体则沿胆小管分布在细胞边缘，有利于肝细胞的合成物向胆小管输送。

## （二）高尔基复合体的化学组成

研究表明，构成高尔基复合体的各种膜脂的含量介于细胞膜和内质网膜之间，因此它是构

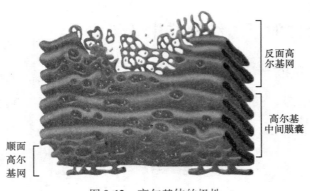

图 3-12　高尔基体的极性

反面高尔基网

高尔基中间膜囊

顺面高尔基网

成内质网和细胞膜之间相互联系的过渡性细胞器。

高尔基复合体内含有的酶主要是糖基转移酶,它是高尔基复合体的标志酶,参与 O-连接的寡聚糖蛋白的合成;另外还有其他一些酶类。

## 二、高尔基复合体的功能

高尔基复合体作为内膜系统的组成部分,主要是参与细胞的分泌活动,另外也对内质网合成的蛋白质与脂类进行进一步加工和运输,高尔基复合体中存在的各种酶系对于这种功能起到了关键的作用。我们也可以将高尔基复合体看为细胞内物质运输的特殊通道。

### （一）蛋白质分泌运输的中转站

科学家们通过实验证明了外输性分泌蛋白的整个合成与运输过程。他们将 $^3$H 标记的亮氨酸注射到豚鼠的胰腺细胞。观察发现:标记物 3 分钟后出现在内质网中,20 分钟左右出现在高尔基复合体,2 小时左右出现在细胞顶端的酶原颗粒及胞外分泌物中。从此过程中可以看出,粗面内质网上合成的蛋白质,经小泡运输到高尔基复合体进行加工修饰,浓缩成酶原颗粒,最后排出细胞。除了外输性分泌蛋白质外,还含有很多蛋白质成分也是经高尔基复合体转送和运输的,例如:溶酶体中的酸性水解酶、多种细胞膜蛋白质等。

### （二）蛋白质的 O-连接糖基化

前已叙述,蛋白质的糖基化包括 N-连接的糖基化和 O-连接的糖基化,其中前者主要在内质网上进行,后者则在高尔基复合体内完成。所谓 O-连接的糖基化是指由寡糖与蛋白质的酪氨酸、丝氨酸和苏氨酸侧链上羟基基团的共价结合。

蛋白质的糖基化有重要的生理意义:①保护蛋白质免遭酶的水解;②具有运输信号作用,指导蛋白质合成后的分泌与运输;③形成细胞膜表面糖被,参与细胞间信号传递。

### （三）蛋白质的水解加工

蛋白质的水解加工可使得蛋白质从无活性的酶原形式转变为有活性的酶的形式。例如胰岛素,其在胰岛 B 细胞的粗面内质网合成后,是没有活性的酶原形式,除了含有胰岛素的 A、B 两条多肽链外,还有一条 C 链连接 A、B 两链;当水解掉 C 多肽链后,胰岛素才由无活性的酶原形式转变为有活性的酶的形式。

### （四）胞内蛋白的分选和运输

高尔基复合体还负责胞内蛋白质的分选和膜泡的定向运输,蛋白质通过在高尔基复合体的加工修饰,不同的蛋白质带上了不同的信号,进而有了不同的运输去向。主要包括:分泌蛋白以有被小泡的形式向细胞膜运输或释放到细胞外;溶酶体酶以有被小泡形式转运到溶酶体;暂时储存在分泌小泡中,需要的情况下再被分泌出去。

### （五）参与膜的转化

前文已叙述,高尔基复合体是细胞膜与内质网相互联系的过渡性细胞器。从分泌蛋白合成与运输过程来看,蛋白质在内质网完成相关加工后,出芽形成小泡,即高尔基复合体的小囊泡,小囊泡与顺面扁平囊融合,成为扁平囊膜的一部分;在扁平囊中,由顺面到反面,蛋白质又被进行一系列加工,最终在反面形成分泌泡向细胞膜移动,最后与细胞膜融合。

> **临床联系** ▶▶▶
>
> 毒性物质作用导致高尔基体的萎缩与损坏。脂肪肝的形成是由于乙醇等毒性物质作用,造成肝细胞中高尔基体脂蛋白正常合成分泌功能丧失所致,使肝中合成的脂肪不能运往全身组织而在肝脏积累形成脂肪肝。

# 第三节　溶　酶　体

溶酶体是细胞内含有丰富酸性水解酶的一种颗粒性细胞器,由于其能溶解多种大分子物质,故称为溶酶体。溶酶体广泛存在于真核细胞中,其主要功能是对细胞内物质、外物质的消化;参与器官、组织退化与更新等。

## 一、溶酶体的形态结构、化学组成及其分类

### （一）溶酶体的形态结构

溶酶体是囊泡状细胞器,呈球形或卵圆形(图 3-13),直径 $0.2 \sim 0.8 \mu m$,外由一层膜包裹,内有多种高浓度酸性水解酶,溶酶体膜结构虽然与细胞膜相同,但由于其特殊的环境,具有其独有的特征。

（1）溶酶体膜中含有跨膜整合蛋白 lgpA 和 lgpB,为高度糖基化的蛋白,分布于溶酶体膜腔面,有利于防止溶酶体酸性水解酶对自身膜结构的消化分解。

（2）溶酶体膜上的质子泵将 $H^+$ 逆浓度梯度泵入溶酶体中,维持溶酶体腔内酸性内环境,此过程需要 ATP 提供能量。

### （二）溶酶体的化学组成

溶酶体内的水解酶主要包括:核酸酶类、蛋白酶类、糖苷酶类、脂肪酶类、磷酸酶类和硫酸酯酶类,最适为 pH 3.5 ~ 5.5。酸性磷酸酶在各种溶酶体中普遍存在,是溶酶体的标志酶。

### （三）溶酶体的分类

**1. 按发育阶段分类**　溶酶体按照发育阶段可以分为初级溶酶体、次级溶酶体和三级溶酶体。

（1）初级溶酶体:指刚刚从高尔基体分泌下来的溶酶体颗粒,里面不含任何吞噬物,此时溶

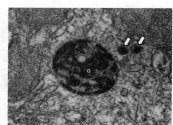

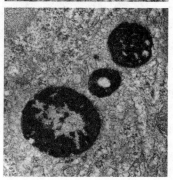

200nm

图 3-13　溶酶体电镜照片

酶体内的水解酶处于无活性状态。

（2）次级溶酶体：指初级溶酶体成熟后，接受细胞内、外的物质并与之融合、作用所形成的溶酶体状态，此时的溶酶体内的水解酶被活化，对细胞内、外的物质进行消化分解。次级溶酶体有时也称为消化泡。

次级溶酶体体积较大，外形不规则，内有正在被分解的物质颗粒或碎片，根据溶酶体作用底物性质及来源的不同，次级溶酶体有两种分类方法：一是根据其吞噬物质的状态，将其分为吞噬溶酶体和多泡小体。前者是初级溶酶体与吞噬体融合而成；后者是初级溶酶体和吞饮体融合而成。另外一种是按照吞噬物质的来源，分为自噬溶酶体和异噬溶酶体。自噬溶酶体中包含的底物是细胞自身的组分，包括衰老、残损的细胞器等及细胞质内过量的脂类、糖原颗粒；自噬溶酶体参与衰老细胞器的清除和更新，对于细胞的自然更替起重要作用。异噬溶酶体的作用底物是被摄入到细胞内的外源性物质，此类溶酶体对机体防御系统中起重要作用，常见于单核-巨噬系统的细胞、白细胞、肝细胞和肾细胞。

（3）三级溶酶体：指次级溶酶体消化完吞噬物后，不能被消化分解的物质残留在其中的溶酶体状态，也成为残留小体。它们有些可以通过胞吐作用被清除、释放到细胞外；有些会沉积于细胞内不被外排，例如神经细胞、肝细胞、心肌细胞内的脂褐质；神经细胞、卵母细胞中的多泡体；肿瘤细胞、大肺泡细胞核单核巨噬细胞的髓样结构及含铁小体。它们随年龄增长在细胞中积累。

溶酶体的这种分类只是溶酶体不同功能的转换形式，并不是不同的溶酶体。图 3-14 表示溶酶体系统的这种功能类型转换关系。

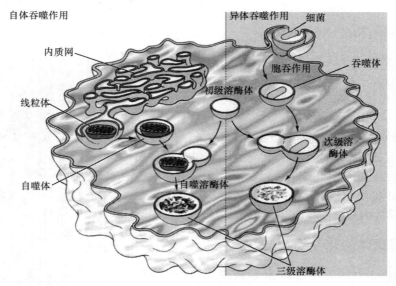

图 3-14　不同形式溶酶体的转化过程

**2. 按形成过程分类**　溶酶体按照形成过程分为内体性溶酶体、吞噬性溶酶体和残余小体。

（1）**内体性溶酶体**：相当于初级溶酶体。

（2）**吞噬性溶酶体**：相当于次级溶酶体。根据底物的来源可分为自噬性溶酶体和异噬性溶酶体（前文已叙述）。

（3）**残余小体**：相当于三级溶酶体。

# 二、溶酶体的功能

## （一）参与细胞内物质的消化

溶酶体参与细胞内物质的消化指溶酶体在细胞内分解内源性和外源性物质（图3-15）。溶酶体与这些物质融合形成吞噬溶酶体，之后溶酶体中的水解酶使这些物质分解为可被细胞重新利用的小分子物质并释放到细胞质基质，作为原料参加细胞物质代谢，未被消化的物质残留在溶酶体中形成残余小体。可见溶酶体对内源性物质的消化，起到了清除细胞内衰老病变细胞器、促进细

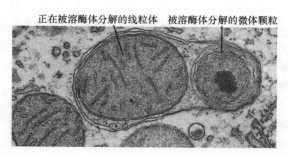

正在被溶酶体分解的线粒体　被溶酶体分解的微体颗粒

图 3-15　溶酶体的消化作用

胞成分更新的作用，而对外源性物质的消化，则对于机体的防御起到了重大作用。

## （二）参与精子的成熟过程

溶酶体对于精子的成熟以及受精起到了重要的作用。精子的头部的顶体就是由溶酶体构成（由高尔基体特化而来），精子与卵细胞外被接触时，释放水解酶消化掉卵泡外层结构，便于精子进入卵细胞。另外由于卵巢黄体萎缩引起的子宫内膜的周期性变化也与溶酶体自溶作用密切相关。

## （三）参与细胞的营养功能

细胞饥饿状态下，溶酶体通过分解细胞内非必需大分子物质，为细胞生命活动提供营养和能量。

## （四）参与激素的分泌与调节

甲状腺素的分泌过程中，甲状腺素的前体甲状腺球蛋白，在甲状腺滤泡腔内碘化，再通过吞噬作用进入吞噬细胞内，被溶酶体中的酶分解为甲状腺素再被分泌到细胞外。

> **临床联系** ▶▶
>
> 　　研究表明，痛风、糖原贮积病、黑矇性先天愚型、矽肺等疾病均与溶酶体的功能密切相关。溶酶体病发生的机制为：溶酶体膜发生破裂，溶酶体中的酸性水解酶释放到细胞质中，对细胞造成损伤；或是溶酶体中缺乏某些酶，造成某些物质不能正常被消化分解，这些未能分解的物质积累在细胞中，对细胞造成损伤。

# 三、溶酶体酶缺乏所导致的疾病

**1. 糖原贮积病**　糖原贮积病是由于常染色体上一个基因的缺陷，导致肝脏、肌肉等处溶酶体内 α-葡萄糖苷酶缺乏，糖原不能分解为葡萄糖，造成糖原在肝脏和肌肉溶酶体内大量积累。临床表现为肌无力、心脏增大、进行性心力衰竭等，多于幼年期死亡。

**2. 黑矇性先天愚型**　也称为泰-萨氏病或黑矇性痴呆，患者溶酶体内缺乏氨基己糖酶 A，从

而使 $GM_2$ 神经节苷脂代谢受阻,导致其在神经系统、心脏、肝脏组织大量积累。

## 四、溶酶体膜破坏所导致的疾病

**1. 矽肺**　空气中的矽尘颗粒($SiO_2$)被吸入肺组织后,被巨噬细胞吞噬形成吞噬小体,吞噬小体与内体性溶酶体融合成吞噬溶酶体,在溶酶体酶的作用下,$SiO_2$ 形成硅酸分子,破坏溶酶体膜的稳定性,造成溶酶体破裂,矽酸分子和水解酶流入细胞质,引起巨噬细胞死亡,二氧化硅被释放,重新被其他巨噬细胞吞噬再去损伤其他吞噬细胞。肺组织局部出现胶原纤维结节,肺弹性降低,妨碍肺的功能。

**2. 痛风**　为嘌呤碱基代谢异常造成的疾病。正常情况下,嘌呤碱基可以参加核苷酸的补救合成,很少一部分分解最终产生尿酸。但在核苷酸补救合成异常的情况下,尿酸产量增加,尿酸的生成与排除平衡失调,积累的尿酸与 $Na^+$、$K^+$ 等结合成尿酸盐,以结晶形式沉积于关节、关节周围及多种组织,造成关节、组织的病变。尿酸盐结晶还会被白细胞吞噬,其与溶酶体膜之间形成氢键,破坏溶酶体膜稳定性,溶酶体中水解酶和致炎物质释放,引发所在沉积组织的急性炎症。沉积发生在关节、关节周围、滑囊、腱鞘等组织时,会形成异物性肉芽肿;而沉积在肾脏则会导致尿酸性肾结石或慢性间质性肾炎。

# 第四节　过氧化物酶体

过氧化物酶体又称微体,是由瑞典科学家 Rhodin 在小鼠肾脏近曲小管上皮细胞中最初发现的,后来发现其普遍存在于真核生物中。但一直以来没能将它们与溶酶体真正区分开来,直到20世纪70年代才将这两种细胞器区分开来,过氧化物酶体中主要含有氧化酶和过氧化氢酶,有别于溶酶体中的酸性水解酶。

## 一、过氧化物酶体的形态结构和化学组成

### (一)过氧化物酶体的形态结构

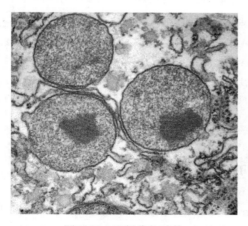

图 3-16　过氧化物酶体

过氧化物酶体是由一层膜包裹的膜性结构细胞器,呈圆形或椭圆形,直径约 $0.5\mu m$(图 3-16)。其在形态结构和物质降解功能上与溶酶体相似。其不同于溶酶体的突出特征有二:①过氧化物酶体中常含有电子致密度较高、排列规则的晶格结构,此为尿酸氧化酶所形成,被称为类核体或类晶体。人和鸟类过氧化物酶体中不含尿酸氧化酶,故没有类核体。②过氧化物酶体内膜表面可见一层高电子致密度条带状结构,称为边缘板,该结构的位置与过氧化物酶体形状有关。

### (二)过氧化物酶体的酶类组成

过氧化物酶体中含有酶四十多种,但至今未发现一种过氧化物酶体含有全部的酶,根据酶的作用性质,过氧化物酶可以分为三类。

**1. 氧化酶类** 占过氧化物酶体酶总量的50% ~60%,其催化反应的共同特征是:在对其作用底物的氧化过程中能把氧还原成过氧化氢,这类酶包括:尿酸氧化酶、D-氨基酸氧化酶、L-氨基酸氧化酶、L-α-氨基酸氧化酶等氧化酶,这些酶的辅酶是黄素类(FAD)。共同反应式如下:

$$RH_2 + O_2 \longrightarrow R + H_2O_2$$

**2. 过氧化氢酶类** 占过氧化物酶体酶总量的40%,是过氧化物酶体的标志酶,存在于几乎各类细胞的过氧化物酶体中,作用是将过氧化氢分解成水和氧气,即:

$$2H_2O_2 \longrightarrow 2H_2O + O_2$$

**3. 过氧化物酶类** 仅存在于血细胞等几种细胞类型的过氧化物酶体中,作用与过氧化氢酶相同。

**4. 其他酶类** 包括苹果酸脱氢酶、柠檬酸脱氢酶等。

## 二、过氧化物酶体的功能

### (一)清除过氧化氢和其他毒性物质,完成细胞解毒作用

过氧化物酶体中的氧化酶可以利用分子氧将底物氧化,并产生过氧化氢,过氧化氢又可以在过氧化氢酶的催化下,氧化各种底物,如酚、甲酸、甲醛和乙醇等,氧化的结果使这些有毒性的物质变成无毒性的物质,同时也使 $H_2O_2$ 进一步转变成无毒的 $H_2O$。这种解毒作用对于肝、肾特别重要,例如人们饮入的乙醇几乎有一半是以这种方式被氧化成乙醛的,从而解除了乙醇对细胞的毒性作用。

### (二)有效地进行细胞氧张力的调节

过氧化物酶体的氧化能力随着氧浓度的增加而增强,当细胞出现高浓度氧状态时,会通过过氧化物酶体的强氧化作用得以调节,避免细胞受到高浓度氧的损害。

### (三)参与脂肪酸等高能分子物质的分解转化

过氧化物酶体可以分解脂肪酸等高分子物质,使其转化为乙酰辅酶 A,转运到细胞质基质去参加脂肪酸、胆固醇的合成,或者是再进入线粒体进行三羧酸循环和氧化磷酸化为机体提供能量。

> **临床联系** ▶▶
>
> 原发性过氧化物酶体缺陷是由遗传因素导致的一些遗传性疾病,主要包括遗传性无过氧化氢酶血症和 Zellweger 脑肝肾综合征。前者是由于患者内过氧化氢酶缺乏,抗感染能力下降导致的,容易发生口腔炎等疾病。后者是一种常染色体隐性遗传病,患者由于肝、肾中过氧化氢酶体和过氧化物酶体的缺乏,使得琥珀酸脱氢酶的辅酶 FAD 和 FMN 与辅酶 Q 之间的电子传递发生障碍,从而影响了正常代谢的进行,临床表现为肝功能障碍、重度骨骼肌张力减退等疾病。

## 第五节 核 糖 体

核糖体是科学家 Robinsin 于 1953 年在电镜下发现的一种颗粒状小体,故命名为 ribosome(核糖体),它存在于除哺乳动物成熟红细胞外的所有真核、原核细胞中,即使是最原始的支原体细胞也存在上百个核糖体。在真核细胞的叶绿体和线粒体中也存在有核糖体。核糖体的主要功能是蛋白质的合成,它是多肽链合成的场所,多肽链的合成是 mRNA 上碱基顺序翻译成多肽链氨基酸顺序的过程。近年来研究发现细胞内除了从事蛋白质合成的核糖体外,还有参与 RNA 加工、编辑、基因表达调控的核糖体颗粒。

# 一、核糖体的类型、结构与化学组成

## （一）核糖体的类型

**1. 核糖体按照沉降系数不同分为 70S 核糖体和 80S 核糖体**（图 3-17）

（1）70S 核糖体：主要存在于原核细胞中，由 50S 大亚基和 30S 小亚基构成。

（2）80S 核糖体：主要存在于真核细胞中，由 60S 大亚基和 40S 小亚基构成。

| 核糖体 | 亚基 | rRNA | r蛋白 |
|---|---|---|---|
| 细菌 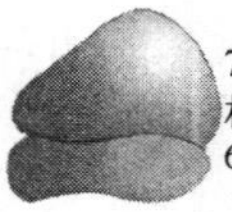<br>70S<br>相对分子质量:2.5×10⁶<br>66%RNA | 50S 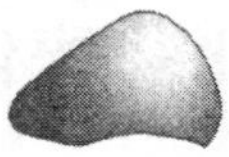 | 23S=2904碱基<br>5S=120碱基 | 31 |
| | 30S 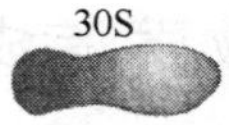 | 16S=1542碱基 | 21 |
| 哺乳动物 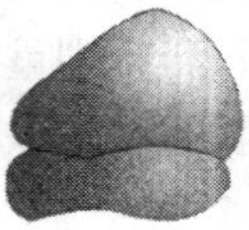<br>80S<br>相对分子量:4.2×10⁶<br>60%RNA | 60S 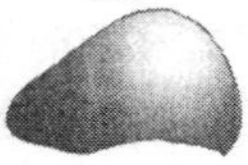 | 28S=4718碱基<br>5.8S=160碱基<br>5S=120碱基 | 49 |
| | 40S 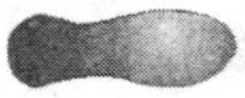 | 18S=1874碱基 | 33 |

图 3-17 真核细胞核糖体与原核细胞核糖体

**2. 核糖体按照存在部位不同分为附着核糖体和游离核糖体**

（1）附着核糖体：指附着于粗面内质网膜上的核糖体或附着于原核细胞细胞膜内侧的核糖体，功能是携带有信号肽的多肽链到内质网进行进一步加工。

（2）游离核糖体：指在细胞质中游离存在的核糖体，功能是进行没有信号肽的多肽链的合成以及含有信号肽的多肽链的初步合成。

## （二）核糖体的结构

核糖体可分为大亚基和小亚基两部分结构，大亚基呈圆锥形，一侧有三个突起，中央为一凹陷。小亚基为长条形，1/3 处有一缢痕（图 3-18）。大小亚基彼此结合时，凹陷部对应，为 mRNA 的通过提供了一个隧道。大亚基里还有一条垂直于隧道的通道，用于新合成多肽链的释放。

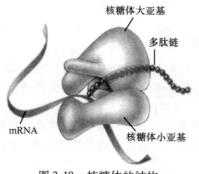

图 3-18 核糖体的结构

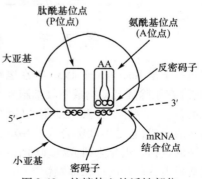

图 3-19 核糖体上的活性部位

核糖体的大小亚基并不是一直在一起存在的,只有当小亚基与 mRNA 结合后,大亚基才与小亚基结合成完整的核糖体。当肽链合成后,大小亚基又重新解离,游离于细胞质中。核糖体的大小亚基都由 rRNA 和蛋白质构成,真核细胞的亚基装配场所是细胞核的核仁部位,而原核生物则在细胞质内完成组装。在组装的过程中,单链 rRNA 分子首先折叠成复杂的三维结构,组成大小亚基骨架,然后蛋白质分子通过识别 rRNA 组装到骨架上,构成严格有序的大、小亚基。

核糖体主要的活性功能部位有 mRNA 结合位点、供体部位(P 位)、受体部位(A 位)和转肽酶结合部位以及 GTP 酶活性部位。mRNA 结合位点位于小亚基上,是 mRNA 与核糖体结合的部位;供体部位是肽酰-tRNA 结合的部位;受体部位是氨酰-tRNA 结合的部位;转肽酶结合部位,是催化氨基酸脱水缩合形成肽键的部位,GTP 酶活性部位,分解 GTP 分子,并将肽酰-tRNA 由 A 位转到 P 位(图 3-19)。

### (三)核糖体的化学组成

核糖体的主要成分是蛋白质和 rRNA,蛋白质约占 40% ,主要分布在核糖体表面;rRNA 约占 60% ,主要分布在核糖体内部。

# 二、核糖体的功能

核糖体的功能主要是为多肽链的合成提供场所,在蛋白质合成过程中,多个核糖体成串排列在一条 mRNA 上,称为多聚核糖体。多聚核糖体形式的蛋白质合成使得一条 mRNA 分子上同时有多个核糖体进行蛋白质的合成,大大提高了蛋白质合成的效率。

### (一)蛋白质分子生物合成过程

蛋白质分子合成过程就是将 mRNA 上的碱基顺序翻译成对应氨基酸的顺序,形成多肽链的过程。多肽链再经过空间结构加工,形成具有生物学功能的蛋白质。蛋白质中的氨基酸顺序是由 mRNA 上碱基顺序决定的,基因中含有的遗传信息通过转录从 DNA 转移到 mRNA,在通过翻译将 mRNA 中的信息转换为蛋白质中的氨基酸顺序。

**1. 转录**　是指生物体以 DNA 为模板合成 RNA 的过程,通过此过程将基因中的遗传信息传递给 mRNA,从而进一步指导蛋白质的合成。转录还包括 tRNA 和 rRNA 的生物合成。

**2. 翻译**　mRNA 上的碱基顺序转变成蛋白质中 20 种氨基酸顺序的过程,在核糖体上完成,需要多种生物大分子参加,包括 mRNA、tRNA 和多种蛋白因子。

### (二)翻译过程

蛋白质合成过程可以分为五个阶段,即:氨基酸的活化、多肽链合成的起始、肽链的延伸、肽链的终止和释放、蛋白质合成后的加工修饰。除第一个和最后一个过程,其余都是在核糖体上完成的。

**1. 氨基酸活化阶段**　是指氨基酸与 tRNA 在氨酰-tRNA 合成酶作用下,氨基酸的羧基与 tRNA 的 $3'$ 末端的 CCA-OH 氨基酸臂缩合形成氨酰-tRNA。因为 mRNA 上的起始密码子是 AUG,所以每条肽链合成是的第一个氨酰-tRNA,原核生物是甲酰甲硫氨酸-tRNA:fMet-tRNAfmet,真核生物是甲硫氨酰-tRNA:Met-tRNAmet。

$$氨基酸+tRNA+ATP \xrightarrow{\text{氨基酰-tRNA 合成酶}} 氨基酰\ tRNA +AMP +PPi$$

氨酰-tRNA 合成酶具有高度的专一性,能特异识别氨基酸和携带该种氨基酸的特异 tRNA,保证了翻译过程的精确性。

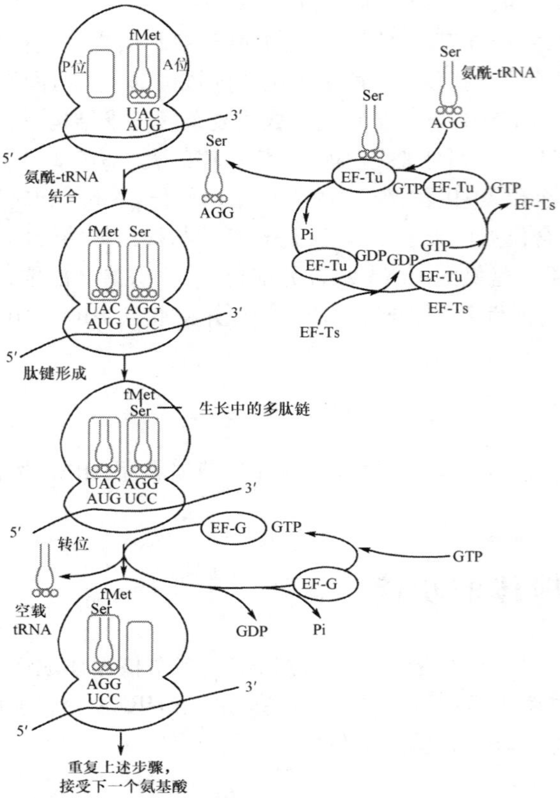

图 3-20 蛋白质合成的延伸

**2. 多肽链合成起始阶段** 指核糖体大小亚基、tRNA 和 mRNA 装配成核糖体起始复合物的过程。在装配过程中,核糖体小亚基首先与 mRNA 起始信号部位结合;之后 fMet-tRNAfmet 通过其反密码子与起始密码子结合,将第一个氨酰-tRNA 带到起始复合物上;最后核糖体大亚基结合,形成完整的起始复合物。此时,fMet-tRNAfmet 占据了核糖体大亚基的 P 位,A 位留空等待下一个密码子对应的氨酰-tRNA 的进入。

以上所述为原核细胞蛋白质合成起始过程,真核细胞的此过程与原核细胞基本相似,但更为复杂一些。

**3. 肽链延长阶段** 按照 mRNA 上的密码子,各种氨酰-tRNA 依次结合到核糖体上,是肽链从 N 端到 C 端依次延长的过程。每个氨酰-tRNA 的结合都是在核糖体上进行的,所以这个过程又叫做核糖体循环。核糖体循环包括进位、成肽、移位三个过程(图 3-20)。

(1)进位:起始复合物形成以后,第一个氨酰-tRNA 占据了 P 位,旁边的 A 位留空,对应着下一个密码子,在这个密码子的指导下,相应的氨酰-tRNA 进入 A 位。

(2)成肽:进位后,核糖体的 P 位和 A 位上各有一个氨酰-tRNA,两个氨基酸在核糖体大亚基转肽酶作用下,P 位上的氨基酸提供 $\alpha$-COOH,与 A 位上氨基酸的 $\alpha$-NH$_2$ 形成肽键,P 位上的氨基酸连接到 A 位上。成肽后,A 位上形成了一个二肽酰-tRNA,P 位上的 tRNA 也随之脱落,使 P 位空出。

(3)移位:核糖体沿 mRNA 5′端向 3′端方向移动一个密码子距离,使原来 A 位上的二肽酰-tRNA 移动到 P 位,A 位留空等待下一个氨酰-tRNA 的加入。

这样,每经过进位、成肽、移位的步骤,肽链上延长一个氨基酸单位,经过多次循环,延长至所需长度。

**4. 合成终止阶段** 当核糖体的 A 位出现 mRNA 上的终止密码子时,在各种释放因子作用下,核糖体从 mRNA 上脱落,肽链合成终止。

**5. 肽链合成后的加工修饰** 见内质网、高尔基体两节。游离核糖体和附着核糖体都能进行蛋白质的合成,游离核糖体合成细胞所需的基础蛋白,供细胞本身使用;附着核糖体合成分泌蛋白和膜蛋白以及溶酶体的酶。

# 第六节　线　粒　体

线粒体普遍存在于真核细胞中,是细胞生物氧化和能量转换的主要场所,提供细胞生命活动约 80% 的能量,被誉为细胞的动力工厂。近年来的研究还发现,线粒体与细胞内氧自由基生成、细胞死亡以及许多疾病的发生关系密切。

# 一、线粒体的形态结构与化学组成

## （一）线粒体的形态、数量和分布

**1. 线粒体的形态**　线粒体在光镜下呈现线状、粒状、杆状。根据生物种类的不同和生理状态的不同,线粒体形态发生着变化。细胞在低渗环境下,线粒体膨胀呈颗粒状;高渗环境下伸长为线状。在细胞发育的不同阶段,线粒体形态也不同,如人胚肝细胞线粒体,在发育早期为短棒状,晚期为长棒状。

**2. 线粒体的数量**　线粒体的数目因细胞种类不同而异,同一细胞在不同的生理时期,线粒体数量变化也很大。例如,哺乳动物的肝细胞中有线粒体 800～2000 个,肝癌细胞线粒体数目明显减少,成熟红细胞没有线粒体。线粒体的数量与细胞新陈代谢有关,代谢旺盛的细胞线粒体数目较多,例如人和哺乳动物的心肌细胞、肝细胞、骨骼肌细胞、胃壁细胞。代谢活动较少的细胞线粒体数目也少,如精子、淋巴细胞、上皮细胞等。

**3. 线粒体的分布**　线粒体在细胞内位置的分布也与细胞类型与生理活动密切相关。蛋白质合成旺盛的细胞,线粒体被包围在粗面内质网中;分泌旺盛的细胞,线粒体分布在分泌物合成区域;横纹肌细胞中,线粒体沿肌原纤维分布,保证细胞收缩时能量供给;精子细胞的线粒体沿鞭毛排列,产生 ATP,为精子运动提供能量。

## （二）线粒体的结构

电镜下观察线粒体由两层膜单位套叠而成,为封闭性囊状结构。两层膜将线粒体内部与细胞质隔离,并使线粒体内部空间分成两个膜性空间。线粒体的结构可以分为外膜、内膜、转位接触点、膜间腔、基粒和基质(图 3-21)。

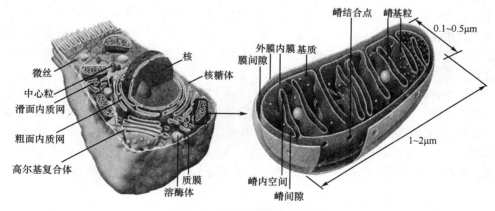

图 3-21　线粒体的位置与结构

**1. 外膜**　包围在线粒体最外面的一层单位膜,厚 5～7nm,光滑。在化学组成上一半为脂类,一半为蛋白质。蛋白质中包括多种转运蛋白,形成较大的通道跨越脂质双层,在外膜上形成 2～3nm 的小孔,允许通过一些小分子多肽、ATP、$NAD^+$、辅酶 A、水、蔗糖及质子等。

**2. 内膜**　位于外膜内侧,也是一层单位膜,厚约 4.5nm。内膜将线粒体分成两个腔:内膜直接包围的空间成为内腔;内外膜之间的空间成为外腔或膜间腔。内膜向内腔折叠形成的结构叫做嵴,嵴的存在使内膜表面积大大增加,对于线粒体进行高速率生化反应是非常重要的。

线粒体内膜化学组成中 20% 为脂类,80% 为蛋白质。内膜通透性很低,只允许相对分子质量小于 150 的物质通过,但内膜有高度的选择透过性,如 $H^+$、ATP、丙酮酸、大分子物质和离子必须通过内膜上特殊的载体蛋白进行运输,保证了物质代谢的进行。内膜的部分蛋白为线粒体的电子传递链成分,在能量转换角度,内膜起主要作用。

**3. 转位接触点** 指线粒体内膜、外膜上存在的一些内外膜相互接触的地方。其上分布有蛋白质等物质进出线粒体的通道蛋白和特异性受体,分别称为内膜转位子和外膜转位子。

**4. 膜间腔** 指内外膜之间的腔隙,宽度 6~8nm,其中含有许多可溶性酶、底物和辅助因子。

**5. 基粒** 线粒体内膜(包括嵴)内表面上突起的圆球形带柄颗粒称为基粒,化学本质为 ATP 合酶复合体。每个线粒体一般有基粒 $10^4 \sim 10^5$ 个,基粒与内膜表面垂直。每个基粒可分为头部、柄部和基片三部分,每部分都由多种蛋白质亚基组成。

(1)头部:直径约 9nm。由 5 种亚基组成的水溶性复合体($\alpha_3\beta_3\gamma\delta\varepsilon$),也称偶联因子 $F_1$。头部含有可溶性 ATP 酶,可催化 ATP 的合成。头部单独存在时,具有分解 ATP 的能力,但自然状态下的功能是合成 ATP。此外头部还有一个 $F_1$ 抑制蛋白,与 $F_1$ 结合时抑制 ATP 合成。

(2)柄部:是一种对寡霉素敏感的蛋白(OSCP),能与寡霉素特异结合,使寡霉素的解偶联作用得以发挥,从而抑制 ATP 合成。

(3)基片:又称偶联因子 $F_0$,由三种亚基组成的疏水性蛋白质复合体($ab_2c_{12}$)。镶嵌于内膜脂双层中,不仅连接 $F_1$ 与内膜,还是质子流向 $F_1$ 的通道。

**6. 基质** 线粒体内膜围成的内腔中充满低电子密度的物质称为基质。基质中包括脂类和蛋白质的胶状物,存在着与 TCA 循环、脂肪酸氧化、氨基酸分解、核酸合成及蛋白质合成相关的酶类;还存在有线粒体独特的双链环状 DNA、线粒体 mRNA 和 tRNA 及线粒体核糖体。此外还含有一些调节线粒体内部环境的离子等。

## (三)线粒体的化学组成

线粒体的主要化学成分是蛋白质和脂类。蛋白质占 65%~70%,多数分布于内膜和基质。线粒体蛋白质可分为可溶性蛋白和不溶性蛋白。前者包括基质中的酶和膜外周蛋白;后者包括膜结构蛋白或膜镶嵌蛋白。脂类占 25%~30%,90% 为磷脂,包括磷脂酰胆碱、磷脂酰乙醇胺、心磷脂和少量肌醇及胆固醇等。外膜上磷脂总量和胆固醇比内膜高,而内膜主要含心磷脂,胆固醇含量极低。

线粒体中含有多种酶系,目前已确认一百二十余种,是细胞中含酶最多的细胞器。这些酶存在于线粒体的不同部位,在线粒体的细胞氧化功能中起重要作用。线粒体不同位置的标志酶不同,内膜的标志酶是细胞色素氧化酶;外膜是单胺氧化酶;基质为苹果酸脱氢酶;膜间腔为腺苷酸激酶。

此外线粒体还含有环状 DNA 和完整的遗传系统、核糖体、多种辅酶、维生素、金属离子和水等。

# 二、线粒体的功能

线粒体的主要功能是进行氧化磷酸化合成 ATP,为细胞的生命活动提供能量。它是糖类、脂肪和蛋白质最终氧化并释放能量的场所。

线粒体的功能是依靠细胞氧化来实现的,所谓细胞氧化是指细胞在一系列酶的催化作用下,将细胞的各种功能物质彻底氧化并释放出能量的过程。在这个过程中,要消耗 $O_2$,释放出 $CO_2$,所以也称为细胞呼吸。

从食物中摄取的糖类、脂类、蛋白质等大分子物质首先要经过消化,形成葡萄糖、脂肪酸和氨基酸等小分子物质进入细胞,才能参与细胞氧化。细胞氧化可以分为糖酵解、三羧酸循环、氧化磷酸化三个步骤。以葡萄糖氧化为例,糖酵解是葡萄糖在细胞质基质中,在一系列酶的催化作用下,分解形成丙酮酸并释放少量能量的过程。丙酮酸进入线粒体后生成乙酰辅酶 A,再经过第二个过程即三羧酸循环,乙酰辅酶 A 逐步氧化分解,产生 $CO_2$ 并释放能量。第三个过程氧化磷酸化是指在前面的氧化反应中,代谢物上脱下来的 H 经过一系列复合体的传递作用交给氧生成水,并且生成大量能量的过程(图 3-22 和图 3-23)。

细胞呼吸产生的能量除了一部分以热能形式散发出来以维持正常的体温,还有很大一部分以 ATP 的形式储存起来。ATP 是一种高能磷酸化合物,其中含有两个高能磷酸键,当高能磷酸键水解时,释放的能量可供各种生命活动利用,ATP 也变成了 ADP;当细胞呼吸时,产生的能量可使 ADP 和游离的磷酸之间形成高能磷酸键,ADP 重新生成 ATP。

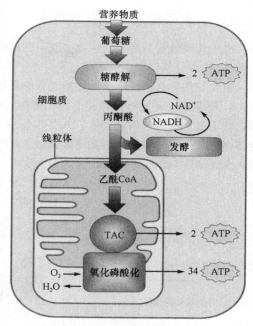

图 3-22　物质氧化过程

## (一)三羧酸循环

三羧酸循环在线粒体基质中进行,是乙酰辅酶 A 与草酰乙酸结合成柠檬酸开始的循环过程。它是糖类、脂肪、蛋白质氧化分解的最终共同通路。经过一次三羧酸循环,乙酰辅酶 A 被氧化分解,生成 3 分子 $CO_2$,3 分子的 NADH+$H^+$,1 分子的 $FADH_2$,而草酰乙酸在循环的末端又重新生成(图 3-23)。

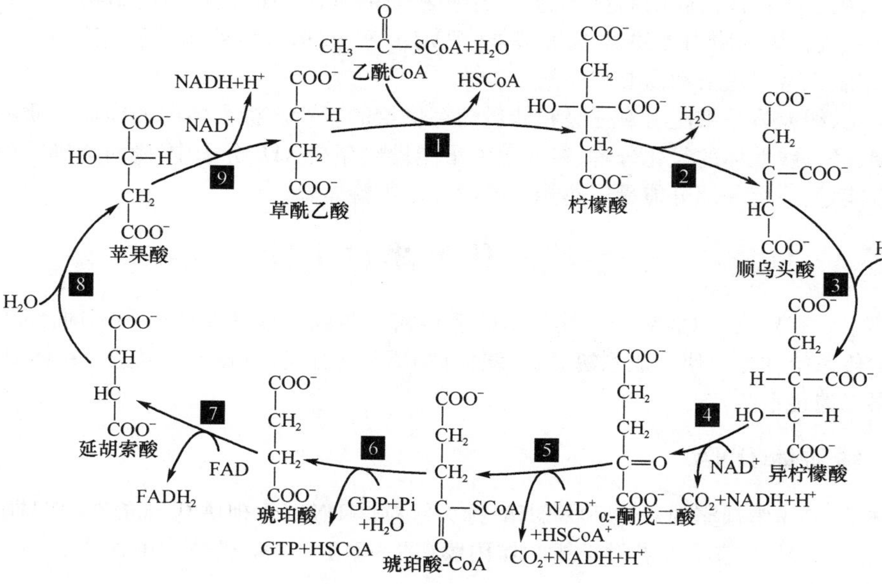

图 3-23　三羧酸循环

## （二）电子传递和氧化磷酸化

电子传递过程是指将代谢物上脱下的氢原子,经过线粒体内膜上一系列酶复合体(呼吸链)的传递,最后与氧化合生成水的过程。

氧化磷酸化是指在电子传递的过程中释放的能量用于 ATP 的生成的过程。

**1. 呼吸链** 呼吸链的功能是将代谢物氧化时脱下的 H 原子传递给氧。呼吸链是位于线粒体内膜上的一系列的酶复合体。共有四个,复合体Ⅰ,复合体Ⅱ,复合体Ⅲ和复合体Ⅳ。其中复合体Ⅰ、Ⅲ、Ⅳ都是主要的能量释放部位,每个部位所释放的能量都可以使一分子 ADP 磷酸化生成一分子 ATP(图 3-24)。

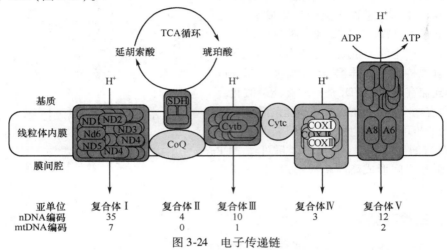

图 3-24　电子传递链

**2. ATP 酶复合体** 见基粒部分。

氧化磷酸化是伴随电子从底物传递到氧的过程中发生的氧化作用。释放的能量通过转换,使 ADP 生成 ATP。线粒体内膜中的呼吸链起到了质子泵的作用。线粒体内合成的 ATP 要运输至线粒体外,由于线粒体内膜的高度不透性,这些物质的进出要依赖专门的结构。有一种腺苷转移酶能利用线粒体内膜内外的 H⁺ 梯度势能,把 ADP 和 Pi 运入线粒体基质,把 ATP 输出线粒体外,提供细胞正常生理活动需要的能量。

由上可见,线粒体是细胞有氧呼吸和能量储存供给的场所。摄入体内的能源物质经消化吸收到达细胞,经过线粒体的氧化分解,释放出大量能量贮存在 ATP 分子中,随时为细胞的各种生理活动提供能量,还有一部分能量以热能形式散发以维持体温。

# 三、线粒体的半自主性

线粒体中含有自己的 DNA,而且线粒体的遗传密码与细胞核的遗传密码不同,所以线粒体由自身的遗传系统和蛋白质合成系统,所以线粒体 DNA 具有遗传功能,可以把线粒体 DNA 看做真核细胞第二遗传系统。

## （一）线粒体 DNA

线粒体的 DNA 为裸露的双链环状 DNA,称为线粒体 DNA(mtDNA)。mtDNA 不与组蛋白结合,通常存在于线粒体基质或依附于线粒体内膜(图 3-25)。一个线粒体中往往有一个到数个 mtDNA 分子,平均 5~10 个。

mtDNA 由 16 569 个碱基对组成,为双链环状 DNA 分子,一条为重链(H),一条为轻链(L),总共含有

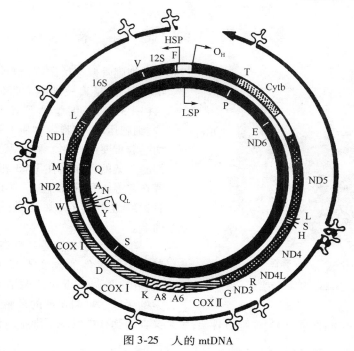

图 3-25 人的 mtDNA

37 个基因。重链上编码 12S rRNA、16S rRNA、NADH-CoQ 氧化还原酶等。轻链上编码 8 个 tRNA 等。

mtDNA 在复制时以自身为模板进行半保留复制,它的复制不局限于细胞分裂间期的 S 期,而是贯穿整个细胞周期。其复制与线粒体增殖平行,从而保证了线粒体本身的 DNA 在生命过程中的连续性。

### (二)线粒体蛋白质合成

线粒体内的蛋白质合成与原核生物相似,转录和翻译几乎在同一时间和地点进行,起始氨基酸为甲硫氨酸。而且线粒体内蛋白质合成所使用的密码子与通用密码不完全相同。mtDNA 主要编码线粒体的 tRNA、rRNA 和电子传递链酶复合体亚基、ATP 酶亚单位等。

### (三)线粒体是半自主性细胞器

线粒体是半自主性细胞器,一方面它有自己独立的遗传体系和独立的蛋白质合成系统,另一方面它的复制、转录翻译受到核遗传系统的控制。如前所述,线粒体中有 DNA,可以自我复制,而且复制时间上贯穿于整个细胞周期;线粒体内有蛋白质合成系统,所以说线粒体有一定的自主性。

但线粒体的自主性是有限的。线粒体 DNA 含有的信息量小,大多数酶和蛋白质依赖于核基因编码。而且线粒体复制、转录翻译受到核遗传系统的控制指导。因此线粒体是一种半自主性细胞器。

> **临床联系 ▶▶**
>
> 线粒体通过合成 ATP 为机体的各项生命活动提供能量,同时还调节着细胞的氧化-还原状态,也是细胞内氧自由基产生的主要来源。氧自由基与细胞的很多生命活动有关。因此维持线粒体结构和功能的正常对于细胞生命活动至关重要。而特定情况下线粒体与疾病的发生关系非常密切,一方面线粒体作为细胞病变的一部分,是疾病在细胞水平上的一种表现;另一方面线粒体作为疾病发生的主要动因是疾病发生的关键。

# 第七节  细胞骨架

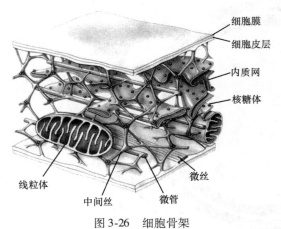

细胞膜
细胞皮层
内质网
核糖体

微丝

线粒体
中间丝        微管

图 3-26    细胞骨架

细胞骨架包括微管、微丝、中间纤维三类结构，它们是真核细胞的蛋白质纤维网架体系（图 3-26）。细胞骨架对于细胞形态的维持、细胞运动、细胞内物质的运输和细胞分裂均起着重要的作用。科学家真正观察到各类细胞骨架的存在是在 1963 年，他们采用戊二醛在室温下固定细胞，广泛地观察到了各类骨架纤维的存在，并当做一类细胞器正式命名。

细胞骨架体系是一个高度的动态结构，随着生理条件的改变不断进行组装和去组装，并接受调节蛋白的调节和细胞内外各因素的调控。早期发现的细胞骨架是位于细胞质的微管、微丝和中间纤维，称为细胞质骨架；后来又在细胞核中发现了细胞的核骨架。

# 一、微  管

微管在真核细胞中普遍存在，由微管蛋白和微管结合蛋白质构成，中空圆柱状结构；其功能是控制膜性细胞器的定位和胞内物质运输；此外微管还能与其他蛋白质共同装配成纤毛、鞭毛、中心体、纺锤体等结构，参与细胞形态的维持和细胞分裂活动。

## （一）微管的化学组成

微管为中空圆柱状结构，内径 15nm，外径 25nm；其长度在不同细胞中变化较大，一般长几厘米，但在中枢神经系统的运动神经元中，可长达数厘米。

微管主要由微管蛋白构成，包括 α-微管蛋白质和 β-微管蛋白质（图 3-27），均为酸性蛋白。两种蛋白质以二聚体形式存在时才具有稳定性，单独存在易被降解。因此两种微管蛋白质形成的异二聚体是微管装配的基本单位。研究证实，α-微管蛋白质、β-微管蛋白质异二聚体上含有镁离子与钙离子、GDP 与 GTP、秋水仙碱和长春碱的结合位点。他们与微管组装、解体、聚合、离散密切相关。

在微管中还存在一种 γ-微管蛋白质（图 3-28），占总含量的 1% 以下，在微管的功能中具有不可或缺的作用，其异常往往导致微管数量减少，长度缩短及有丝分裂器缺失，影响到细胞的正常分裂。

## （二）微管的结构与组装

**1. 组装的条件与影响因素**  微管组装的一个关键因素是微管蛋白的浓度。微管蛋白质聚合，组装成微管时所需的最低微管蛋白质浓度，称之为临界浓度，大约为 1mg/ml，该值可随条件变化而改变。

另外，较高浓度的 $Mg^{2+}$、适当的 pH、合适的温度以及 GTP 水平等，都是微管组装的必要条件。相反，温度较低，较高的 $Ca^{2+}$ 浓度和秋水仙碱、长春碱是微管组装的抑制剂，甚至促进微管解体。

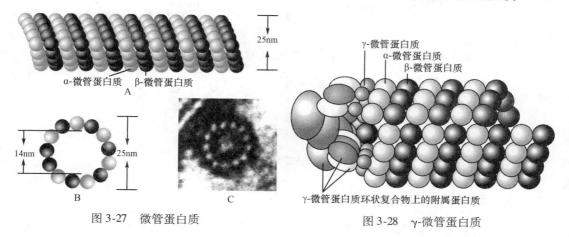

图 3-27 微管蛋白质

图 3-28 γ-微管蛋白质

**2. 微管蛋白质合成与微管组装的体内调控** 当微管蛋白质达到一定浓度的时候，多余的微管蛋白质单体结合于合成微管蛋白质的核糖体上，导致编码微管蛋白质的 mRNA 降解。微管的组装受到细胞周期调控。间期时，胞质微管与微管蛋白质之间相对平衡，前期微管网络中微管蛋白质解体，胞质中微管蛋白质聚合为纺锤丝微管，聚合成纺锤体。到了末期又发生逆向变化，及纺锤丝微管的解体和网络微管的组装。

**3. 微管的组装过程** 在微管的组装过程中，首先是以 α-微管蛋白质、β-微管蛋白质异二聚体为基本结构的重复单位间的相互聚合。他们彼此顺序连接，成为具有正负之分的极性链状原纤维，然后通过原纤维间同向侧面接合，扩展为包含 13 根原纤维的片层结构，进而卷曲、合拢形成中空的微管（图 3-29）。微管的组装分为延迟期、聚合期、稳定期。

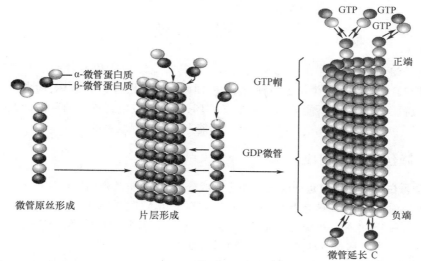

图 3-29 微丝的组装过程

（1）延迟期：微管起初组装时，先由 α 异二聚体、β 异二聚体聚合成一个短的寡聚体核心，然后异二聚体在核心两端和侧面结合、延伸、扩展成片状结构，当片状结构扩展为 13 根原纤维时，即横向卷曲、合拢成管状。此时期异二聚体聚合速度缓慢，为微管组装的限速阶段。

（2）聚合期：此时期细胞内高浓度的游离微管蛋白质，使微管蛋白质二聚体在正端的聚合速度大于负端的解离速度，微管不断延长。

（3）稳定期：随着细胞之内微管蛋白质浓度下降，微管在正负两端聚合与解聚速度达到平衡，微管长度趋于稳定。

细胞质中，微管有单管、二联管、三联管三种存在形式（图3-30），各自执行不同的功能。

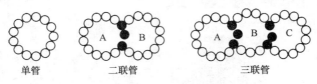

单管　　　　　二联管　　　　　三联管

图3-30　单管、二联管、三联管

## （三）微管的主要功能

**1. 组成细胞支架、维持细胞形态，固定支持细胞器位置**　微管结构被破坏的红细胞从原来的双凹形变成了球形。体外培养细胞发现，围绕细胞核的微管向外呈辐射分布，不仅提供了细胞机械支持，维持了细胞形态，而且也固定了细胞核在细胞中相对的位置。

**2. 参与细胞收缩与变形运动**　变形运动依赖于鞭毛、纤毛的运动，是低等单细胞原生动物或多细胞生物体内某些执行特殊功能的单个细胞运动的主要形式。微管的导向作用不仅与细胞变形运动密切相关，也是鞭毛、纤毛等特殊运动细胞器的主体结构成分。

**3. 参与细胞器的位移和细胞分裂过程中染色体定向运动**　微管作为纺锤体的主要成分，在有丝分裂后期牵引姐妹单体的分离，到达细胞的两极。

**4. 参与细胞内大分子颗粒物质及囊泡的定向转运**　病毒和色素颗粒在细胞内可沿微管进行快速移动。由高尔基体分泌、形成的分泌囊泡，常常以分布于该细胞器周围的微管为轨道，定向的进行转运。

# 二、微　　丝

微丝直径约6nm，普遍存在于真核细胞内。在具有运动功能和不对称形态细胞中尤为发达。微丝常聚合成束存在。微丝有两种类型，一种可被细胞松弛素B破坏，通常以疏松网状形式分布于细胞膜下，另一种不能被细胞松弛素破坏，形成鞘或粗纤维。两种微丝在细胞移动中可能具有不同功能，但它们无论在结构上还是功能上都是相互联系的。

## （一）微丝的化学组成

**1. 肌动蛋白**　肌动蛋白是构成微丝的主要成分，纯化的肌动蛋白单体为球形肌动蛋白。肌动蛋白单体外观呈哑铃状，具有 $Mg^{2+}$、$K^+$、$Na^+$ 等阳离子和 ATP（或 ADP）结合位点。目前已分离得到的肌动蛋白分为三类，一类是 α 肌动蛋白，为横纹肌、心肌与血管及肠壁平滑肌细胞特有，另外两类 β 肌动蛋白和 γ 肌动蛋白可见于所有肌细胞和非肌细胞中。

**2. 微丝结合蛋白**　是一类控制微丝的结构和功能的蛋白质，目前已发现四十余种。

## （二）微丝的结构与组装

**1. 微丝的结构**　微丝是一种实心的结构。在电子显微镜下单根的微丝呈双螺旋结构，每旋转一圈的长度为37nm，正好为14个肌动蛋白分子线形聚合的长度。肌动蛋白的极性决定了微丝的极性。在组装过程中，球状肌动蛋白聚合速度快的一端为正端，慢的为负端。体外实验表明，球状肌动蛋白组装需要 ATP 和一定的盐浓度，还与一些微丝结合蛋白密切相关。

**2. 微丝组装的基本过程及影响因素** 微丝的装配可分为三个层次:球形肌动蛋白单体——纤维形肌动蛋白——微丝。

$Mg^{2+}$的存在和高浓度的$Na^+$、$K^+$溶液能够诱导肌动蛋白聚合组装为纤维状肌动蛋白;而含有ATP和$Ca^{2+}$及较低浓度的$Na^+$、$K^+$溶液则导致微丝解聚为肌动蛋白。体外实验表明,微丝的装配也存在踏车现象,即在一端,肌动蛋白不断组装使微丝延长;另一端肌动蛋白不断脱落导致微丝缩短。

药物也能够影响肌动蛋白的组装,例如细胞松弛素B和鬼笔环肽,他们与肌动蛋白特异性结合,影响肌动蛋白单体-多聚体的平衡。细胞松弛素是一种真菌分泌的生物碱,它及其衍生物在细胞内通过与微丝正端结合起到抑制微丝聚合的作用。当细胞松弛素加到活细胞上,可使肌动蛋白纤维骨架消失,动物细胞各种活动瘫痪,包括细胞的移动、吞噬作用、胞质分裂等。鬼笔环肽是从蘑菇分离的毒素,作用与细胞松弛素相反,只与聚合的微丝结合,不与肌动蛋白单体分子结合。它与微丝结合后抑制了微丝的解体,破坏了微丝聚合和解聚的动态平衡。

微丝在大多数非肌细胞中是一种动态结构,不断进行组装与去组装,并与细胞形态维持和运动相关。在其他类型细胞中,微丝常以较稳定的永久性结构和不稳定的临时性结构两种形式存在。

## (三)微丝的功能

**1. 组成细胞骨架、维持细胞形态** 多数细胞的细胞膜下有一层微丝和微丝蛋白组成的网状结构,称为细胞皮层。该结构与肌动蛋白一起增加了细胞膜的韧性与强度,维持细胞形态。细胞中还有一种应力纤维,与细胞长轴平行,贯穿到长轴两端,可加大细胞的强度和韧性,维持细胞外形。

**2. 参与细胞运动** 细胞的各种运动,例如胞质环流、变形运动、变皱膜运动和吞噬活动都与微丝有关。例如精子靠鞭毛的摆动进行泳动,上皮修补时,上皮细胞以变形运动的方式向伤口移动。

**3. 参与肌纤维组成,参与肌肉收缩** 肌细胞的收缩是实现机体一切运动和各脏器生理功能的主要途径。

**4. 参与细胞分裂** 在动物细胞有丝分裂末期的细胞质中,肌动蛋白组装成大量平行排列的微丝,在细胞膜的卷曲下形成环状的收缩环,其收缩使细胞质缢裂成两部分,形成两个子细胞。

**5. 参与细胞内信号传递** 细胞膜表面的受体在受到外界信号作用时,可触发细胞膜下肌动蛋白结构变化,从而启动细胞内激酶变化的信号传递过程。

# 三、中 间 纤 维

中间纤维又称中等纤维,在电镜下呈中空管状结构,直径10nm,介于微丝和微管之间。其单根或成束分布于大多数真核细胞中,在核膜下形成一个坚固的核纤层,在胞质中形成网架结构,联系核膜、细胞膜及其他细胞骨架,赋予细胞强大的机械强度,维持细胞形态结构和功能。

## (一)中间纤维的化学组成

中间纤维的组成成分复杂,按其组织来源和免疫学性质可分为5种类型(图3-31):

角蛋白纤维:存在于上皮细胞或外胚层起源细胞中。

结蛋白纤维:存在于成熟的肌细胞中,仅含一种多肽。

波形纤维:含有波形蛋白一种多肽。主要见于间质细胞和中胚层起源的细胞中,如结缔组织细胞、红细胞和淋巴管上皮细胞。

神经胶质纤维:只出现在中枢神经系统的胶质细胞中。

神经原纤维:存在于中枢神经和外周神经系统的神经元中。

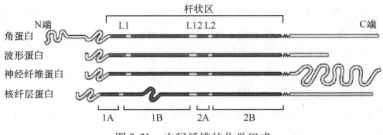

图 3-31　中间纤维的化学组成

### （二）中间纤维的结构与组装

**1. 中间纤维蛋白的分子结构**　中间纤维蛋白为长的纤维状蛋白,每个蛋白单体都可区分为非螺旋化的头部区(氨基端),尾部区(羧基端)和 α 螺旋化的中间段三个区域。头尾两端是高度可变的非螺旋区,氨基酸组成各不相同。中间纤维蛋白不同种类间的变化,主要取决于头部和尾部的变化。α 螺旋区是一段约 310 个氨基酸的高度保守序列。

**2. 中间纤维的组装**　其组装较微丝、微管更为复杂,首先两个中间纤维蛋白分子形成双股超螺旋二聚体,二聚体再以反向平行排列的方式组装成四聚体,即一个二聚体的头部与另一个二聚体的尾部连接,每个四聚体又进一步组装成原丝,原丝相互缠绕,以半个分子的长度交错成原纤维,即八聚体。四根原纤维相互缠绕最终形成中间纤维(图 3-32)。

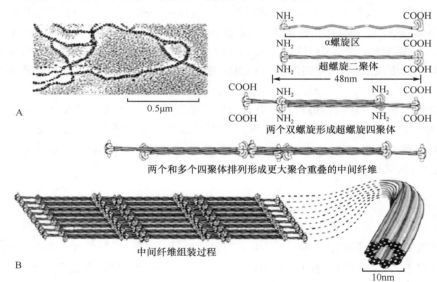

图 3-32　中间纤维的组装

### （三）中间纤维的功能

**1. 在细胞质内形成一个完整的网状骨架系统**　近年来发现中间纤维在近核区域多次分支,最后与核表面,特别是核纤层及核孔复合体相连,而核纤层又与核骨架相连。同时整个纤维网架通过细胞质终止于细胞膜,因此中间纤维形成网络三维结构维持着细胞器和细胞核的形态位置。

**2. 为细胞提供机械强度支持**　中间纤维在那些容易受到机械应力的细胞质中特别丰富。体外实验证实,中间纤维比微管和微丝更耐受剪切力,在维持细胞机械强度方面有重要作用。

**3. 参与细胞连接**　一些器官和皮肤的表皮细胞是通过桥粒和半桥粒连接在一起的。桥粒介导细胞与细胞外基质的黏着。中间纤维参与桥粒和半桥粒的连接,在这些连接中,中间纤维形成一个网络,维持细胞形态、提供支持力。

**4. 参与细胞内信息传递和物质运输**　中间纤维外连细胞膜和胞外基质,内穿核骨架,形成了一个跨膜的信息通道。中间纤维蛋白在体外与单链 DNA 有高度亲和性,可能与 DNA 复制和转录相关。近年来发现中间纤维与 mRNA 运输有关。

**5. 维持细胞核膜稳定**　在细胞核内膜下面有一层核纤层蛋白组成的网络,对于细胞核形态的维持作用关键,核纤层蛋白就是中间纤维的一种。组成这种网络结构的核纤层蛋白 A 和 C,它们交织在一起,然后通过核纤层蛋白 B 附着到内核膜上,在内核膜上有核纤层蛋白 B 的受体。此外,中间纤维在胞质溶胶中也组成网络结构,分布在整个细胞中,维持细胞形态。

**6. 参与细胞分化**　中间纤维蛋白不同于微丝和微管,其表达具有组织特异性,这表明其可能与细胞分化密切相关。

**临床联系** ▶▶

　　研究表明,细胞骨架与肿瘤、神经系统疾病以及某些遗传性疾病关系密切。在恶性转化的细胞中,细胞常表现为骨架结构的破坏和微管解聚,这些成分的改变可能会增加癌细胞的运动能力。许多神经系统疾病例如阿尔茨海默病(老年痴呆)与细胞骨架蛋白异常有关。

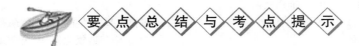

**要 点 总 结 与 考 点 提 示**

1. 内质网的种类及各自的结构和功能。
2. 高尔基复合体、溶酶体、过氧化物酶体和细胞的骨架系统的结构和功能。
3. 核糖体的结构、多肽链的合成过程。
4. 线粒体结构特点和功能。

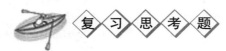

**复 习 思 考 题**

一、选择题

1. 下列哪种细胞器的膜上有核糖体附着(　　)
   - A. 粗面内质网
   - B. 画面内质网
   - C. 高尔基复合体
   - D. 溶酶体
   - E. 过氧化物酶体

2. 内质网膜的标志酶是(　　)
   - A. 酸性磷酸酶
   - B. 糖基转移酶
   - C. 葡萄糖-6-磷酸酶
   - D. 唾液酸转移酶
   - E. 过氧化氢酶

3. 参与粗面内质网内新生肽链的折叠、装配和转运有关的分子是(　　)
   - A. 信号肽
   - B. 分子伴侣
   - C. 分泌蛋白
   - D. 膜蛋白
   - E. 网格蛋白

4. 粗面内质网能合成的蛋白质不包括(　　)
   - A. 分泌蛋白
   - B. 膜蛋白
   - C. 驻留蛋白

   - D. 过氧化物酶体内的氧化酶
   - E. 溶酶体内的水解酶

5. 溶酶体酶的分选主要是由那种细胞器完成的(　　)
   - A. 内质网
   - B. 高尔基复合体
   - C. 溶酶体
   - D. 过氧化物酶体
   - E. 线粒体

6. 溶酶体所含的酶是(　　)
   - A. 氧化酶
   - B. ATP 合成酶
   - C. 糖酵解酶
   - D. 酸性水解酶
   - E. 糖基转移酶

7. 高尔基复合体的标志酶是(　　)
   - A. 糖基转移酶
   - B. 甘露糖苷酶
   - C. L-氨基酸氧化酶
   - D. 磺基-糖基转移酶
   - E. 葡萄糖-6-磷酸酶

8. 下列哪一种膜性细胞器不属于内膜系统(　　)
   - A. 内质网
   - B. 溶酶体
   - C. 线粒体
   - D. 过氧化物酶体
   - E. 高尔基复合体

9. 不属于残余小体的结构是(　　)

A. 多泡体　　　　　B. 含铁小体

C. 脂褐质　　　　　D. 髓样结构

E. 内体性溶酶体

10. 粗面内质网高度发达的细胞是(　　)

A. 肿瘤细胞　　　　B. 干细胞

C. 胰腺腺泡细胞　　D. 肌细胞

E. 胚胎细胞

11. 高尔基复合体的主体部分是(　　)

A. 小囊泡　　　　　B. 扁平囊

C. 大囊泡　　　　　D. 小管

E. 小泡

12. 下列具有极性的细胞器是(　　)

A. 细胞核　　　　　B. 内质网

C. 高尔基复合体　　D. 线粒体

E. 溶酶体

13. 矽肺与哪一种细胞器受损有关(　　)

A. 粗面内质网　　　B. 滑面内质网

C. 高尔基复合体　　D. 溶酶体

E. 过氧化物酶体

14. 在蛋白质合成过程中,在核糖体上肽链形成的部位是(　　)

A. 受体部位　　　　B. GTP 酶活性部位

C. 小亚基部位　　　D. 供体部位

E. 肽基转移酶部位

15. 游离于细胞质中的核糖体主要合成(　　)

A. 分泌性蛋白质

B. 细胞骨架蛋白

C. 基础性蛋白(可溶性蛋白)

D. 溶酶体的酶

E. 细胞外基质蛋白

16. 核糖体的功能可表达为(　　)

A. 细胞的动力工厂　B. 蛋白质合成的场所

C. 细胞的骨架系统　D. 细胞内的物质运输机

E. 一种功能性细胞器

17. 一条 mRNA 分子可以结合核糖体的数目为(　　)

A. 唯一 1 个　　　　B. 只有 2 个

C. 仅仅 3 个　　　　D. 4 个

E. 许多个

18. 由两层膜围成的细胞器有(　　)

A. 内质网　　　　　B. 线粒体

C. 溶酶体　　　　　D. 过氧化物酶体

E. 高尔基复合体

19. 基粒位于线粒体的(　　)

A. 外膜上　　　　　B. 内膜和嵴膜上

C. 基质　　　　　　D. 外室

E. 内室

20. 线粒体中 ADP-ATP 发生在(　　)

A. 外膜　　　　　　B. 内膜

C. 膜间腔　　　　　D. 基粒

E. 基质

21. 细胞内消耗游离氧的代谢发生在(　　)

A. 高尔基复合体　　B. 线粒体

C. 溶酶体　　　　　D. 内质网

E. 细胞核

22. 线粒体内膜的主要标志性酶是(　　)

A. 细胞色素氧化酶　B. 单胺氧化酶

C. 苹果酸脱氢酶　　D. 腺苷酸激酶

E. ATP 合成酶

23. 线粒体基质的主要标志性酶是(　　)

A. 细胞色素氧化酶　B. 单胺氧化酶

C. 苹果酸脱氢酶　　D. 腺苷酸激酶

E. DNA 聚合酶

24. 可被秋水仙素破坏的细胞骨架成分是(　　)

A. 微管　　　　　　B. 微丝

C. 中间纤维　　　　D. 纤层

E. 纤毛

25. 关于中间纤维的描述不正确的是(　　)

A. 最稳定的细胞骨架成分

B. 直径略小于微丝

C. 具有组织特异性

D. 肿瘤细胞转移后仍保留原细胞的中间纤维

E. 参与细胞内信息传递和物质运输

26. 下列哪一个不是微丝的功能(　　)

A. 构成细胞的支架

B. 参与细胞分裂

C. 参与细胞内物质运输

D. 参与细胞运动

E. 与细胞识别有关

二、分析题

1. 分析内质网的种类及功能。

2. 分析线粒体的结构与功能。

3. 讨论溶酶体的功能与疾病的发生。

(邱振鲁)

# 第四章

# 细 胞 核

细胞核(nucleus)的出现是生物进化史上重要转折点,原核生物与真核生物的最主要的区别就在于细胞有没有完整的细胞核。细胞核是细胞的"司令部",是遗传信息储存、复制和转录的场所,也是细胞的代谢、生长、增殖、分化、衰老等的控制中心。

## 第一节 细胞核的形态

### 一、细胞核的构成、位置和数目

在细胞周期的不同时期,细胞核的形态变化很大。细胞核的形态通常指间期细胞核的形态(图4-1),由核膜、染色质、核仁和核基质组成,在细胞分裂期核膜、核仁消失,染色质高度螺旋化形成染色体。

细胞核一般位于细胞的中央,但脂肪细胞由于内含物过多,将细胞核挤于一侧。细胞核通常为球形或者卵形,但中性粒细胞的核呈分叶状。细胞核的形状还随细胞的功能状态的改变而发生变化,如细长的平滑肌细胞的核呈杆状,当收缩时细胞核发生螺旋形扭曲。

每个细胞通常只有一个细胞核,但也有两个或多个的,如人的肝细胞有两个细胞核,横纹肌细胞可达几十个细胞核,甚至有的细胞没有细胞核,如哺乳动物的成熟红细胞。

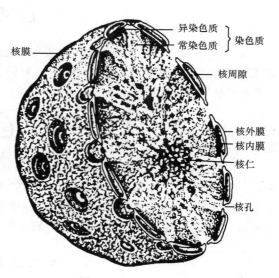

图4-1　细胞核示意图

## 二、核 质 比

大多数细胞核的直径为 $5 \sim 30\mu m$。细胞核的大小常用细胞核与细胞质的体积比,即核质比($NP$)来表示。$NP = Vn/Vc - Vn$,其中 $Vn$ 表示细胞核的体积,$Vc$ 表示细胞的体积。一般情况下,当细胞体积增大时,细胞核也随着增大,以保持核质比不变,否则当核质比变大,即细胞核增大而细胞质不增加时,就会促使细胞分裂。

# 第二节　核　　膜

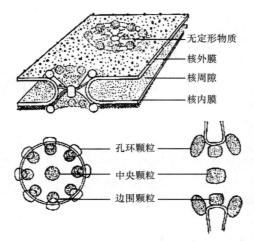

图 4-2　核孔复合体模型图

核孔复合体(图 4-2)。

（图中标注：无定形物质、核外膜、核周隙、核内膜、孔环颗粒、中央颗粒、边围颗粒）

## 一、核膜的构成

核膜(nuclear membrane)是包裹在细胞核表面的膜结构。在电子显微镜下观察,由双层单位膜构成,分别称为核外膜和核内膜。核外膜的外表面常附着有核糖体,与粗面内质网相连;核内膜与核外膜平行排列,稍厚,没有核糖体附着,表面光滑,内表面紧贴一层纤维蛋白层,称核纤层,在细胞分裂时影响核膜的解体和重建。在核外膜和核内膜之间存在着腔隙,称为核周隙。核外膜与核内膜在若干地方融合形成核孔,直径为 50 ~ 70nm,数目随细胞的种类和生理状态的不同有很大的差异。核孔、孔环颗粒、边围颗粒、中央颗粒和无定形物质组成

## 二、核膜的功能

核膜的主要功能,一方面作为细胞核与细胞质的界膜,起到区域化作用,稳定细胞核的形态和成分;另一方面控制着细胞核和细胞质之间的物质交换,离子和小分子物质经核膜运输,大分子和颗粒物质经核孔复合体运输。

# 第三节　染色质与染色体

染色质(chromatin)和染色体(chromosome)是同一物质在细胞周期的不同时期的两种表现形态。间期细胞核内易被碱性染料着色的物质称染色质,光学显微镜下呈颗粒状,分布不均匀,电子显微镜下为串珠状细丝。当细胞进入分裂期时,染色质高度螺旋化,缩短变粗,形成棒状的染色体。在细胞分裂末期,染色体又解除螺旋化,重新形成染色质。

## 一、染色质的化学组成

染色质是由核酸和蛋白质组成的核蛋白复合体,主要化学成分是 DNA 和组蛋白,还有非组蛋白和 RNA。DNA 是蕴藏遗传信息的生物大分子,含量稳定,真核细胞的 DNA 是线性双螺旋分子。组蛋白为富含精氨酸和赖氨酸的碱性蛋白质,带正电荷,能与带负电荷的 DNA 紧密结合,有 $H_1$、$H_2A$、$H_2B$、$H_3$ 和 $H_4$ 五种类型,其中 $H_2A$、$H_2B$、$H_3$ 和 $H_4$ 构成核小体的核心部,$H_1$ 位于连接部,组蛋白的含量和结构都很稳定,无明显的种属和组织特异性,基本不随细胞代谢状态发生变化。非组蛋白为富含天冬氨酸和谷氨酸的酸性蛋白质,带负电荷,含量少,种类繁多,功能各异,具有调节功能,包括参与 DNA 的复制、RNA 的转录、基因表达的调控等过程,还可作为结构蛋白维持染色质的结构。RNA 含量很低,存在部位和功能尚待研究。

## 二、染色质的基本结构

1974 年 Kornberg 等人根据染色质的酶切降解和电镜观察,提出核小体(nucleosome)是构成染色质的基本结构单位。每个核小体(图 4-3)由颗粒部和连接部构成,包括长约 200 个碱基对的 DNA、一个八聚体和一个组蛋白 $H_1$ 分子。$H_2A$、$H_2B$、$H_3$ 和 $H_4$ 各两个组成八聚体,其外由 140 个碱基对的 DNA 缠绕 1.75 圈,构成核小体的

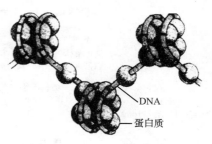

DNA
蛋白质

图 4-3 核小体串珠模式图

颗粒部。相邻的两个颗粒部之间是 60 个碱基对的 DNA,其上结合有 $H_1$,构成核小体的连接部。$H_1$ 能锁住进出端的 DNA,起到稳定核小体的作用。许多核小体彼此相连形成串珠状的细丝,即染色质结构的"串珠"模型。

## 三、染色质的类型

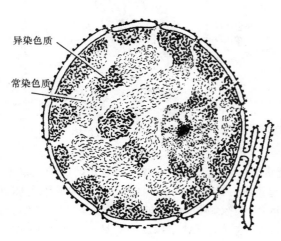

异染色质

常染色质

图 4-4 染色质图解

间期细胞核中的染色质根据其形态分为常染色质和异染色质两种类型(图 4-4)。常染色质多位于细胞核的中央部位,染色较浅,DNA 呈解螺旋状态,结构疏松,功能活跃,具有 DNA 复制及转录活性。异染色质主要分布在核内膜的边缘和核仁周围,染色较深,DNA 高度螺旋,结构紧密,功能处于抑制状态,一般无转录活性。

异染色质又可分为结构异染色质和兼性异染色质两类。结构异染色质是指各种类型的细胞中除 S 期之外所有时期,均处于凝集状态的染色质,多位于着丝粒附近和染色体两臂的末端,是异染色质的主要类型。兼性异染色质是指在特定细胞的一定发育阶段,高度螺旋化而凝集的染色质,例如性染色质。

## 四、染色体的组装

染色质经过螺旋、折叠形成染色体,染色体具有四级结构(图 4-5 和图 4-6)。

染色体的基本结构单位是核小体,许多核小体彼此连接形成直径为 11nm 的串珠链,此过程中的 DNA 的长度大约被压缩了 1/7,构成染色体的一级结构。串珠链螺旋盘绕形成外径约为 30nm、内径约为 10nm、螺距约为 11nm 的螺线管,构成染色体的二级结构,每圈 6 个核小体,故 DNA 长度又被压缩了 1/6。螺线管进一步螺旋盘绕形成直径约为 400nm,长为 11 ~ 60μm 的超螺线管,构成染色体的三级结构,DNA 再被压缩了 1/40。超螺线管进一步盘曲折叠形成直径约为 2 ~ 10μm 的染色单体,构成染色体的四级结构,DNA 又压缩了 1/5。可以看出从 DNA 到染色单体的形成过程中,DNA 的长度总共被压缩了 8400 ~ 10 000 倍。

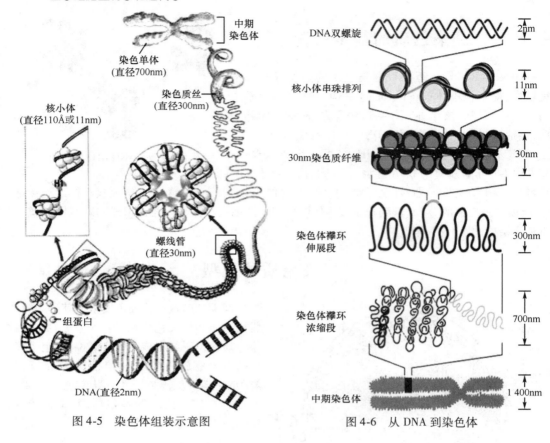

图 4-5　染色体组装示意图

图 4-6　从 DNA 到染色体

染色体的一级结构和二级结构已得到广泛承认,但从直径 30nm 的螺线管包装成染色单体,存在争议,染色体的襻环结构模型(图 4-7)引起重视。该模型认为:由非组蛋白构成染色体支架,两条染色体单体的非组蛋白支架在着丝粒区相连接,直径 30nm 的螺线管一端与支架结合,另一端向外伸出形成放射环状,末端又回到结合处,这样的环状结构成为襻环。每个 DNA 襻环约含有 63 000 个碱基对,每 18 个襻环呈放射平面排列形成微带,再由微带纵轴构建成染色单体。由于在细胞周期的间期发生了染色质的复制,一条染色体(图 4-8)由两条染色单体构成。

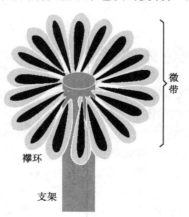

图 4-7　染色体襻环模型

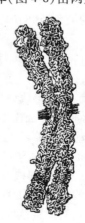

图 4-8　染色体模式图

# 第四节 核 仁

核仁(nucleolus)是真核细胞间期核中最明显的结构,在细胞周期中,核仁又是一个高度动态的结构,表现出周期性消失与重建。

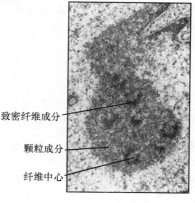

图 4-9 核仁构成图

## 一、核仁的组成与结构

核仁的主要化学成分是蛋白质、RNA 和 DNA,此外还有微量的脂类。蛋白质占核仁干重的80%,主要是染色质的组蛋白与非组蛋白、核糖体蛋白及多种酶类。RNA 占核仁干重的 10%,主要是 rRNA。DNA 占核仁干重的 8%,主要存在于核仁相随染色质中,是转录 rRNA 的基因,称 rDNA。

绝大多数真核细胞具有一个或者一个以上的核仁,在光镜下观察一般呈圆球形,遮光性强;在电镜下观察到得核仁是无膜包绕的疏松的海绵状结构。一般认为核仁(图4-9)的结构由纤维中心、致密纤维成分、颗粒成分组成。纤维中心是包埋在颗粒成分内的一个或几个低电子密度的圆形小岛,主要成分为 RNA 聚合酶和裸露的 rDNA,rDNA 实际是从染色体上伸出的 DNA 襻环(图4-10),能转录生成 rRNA,组织形成核仁,因此每个 rDNA 的襻环称为一个核仁组织者。致密纤维成分是电子密度最高的区域,呈环形或半月形包围纤维中心,由致密的纤维构成,含有正在转录的 rRNA。颗粒组分由直径 15～20nm 的颗粒构,是正在加工、成熟的核糖体亚单位的前体颗粒。

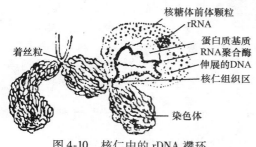

图 4-10 核仁中的 rDNA 襻环

此外还有核仁相随染色质和核仁基质。包围在核仁周围的异染色质称为核仁周围染色质;伸入核仁内的常染色质称为核仁内染色质,有 rDNA 的襻环;核仁周围染色质与核仁内染色质统称核仁相随染色质。核仁基质为无定形的蛋白质液体物质,与核基质相通。

## 二、核 仁 周 期

核仁随细胞周期的变化而变化。在分裂间期,细胞需要合成大量蛋白质,核仁组织区中的 rDNA 快速进行 rRNA 转录,装配核糖体,形成典型的核仁结构。在分裂前期,染色质凝集成染色体,rDNA 襻环逐渐收缩回到染色体的核仁组织区,停止 rRNA 转录,核仁消失。在分裂末期,核仁组织区 DNA 解凝集,rRNA 合成重新开始,核仁重现。核仁大小直接反映细胞内蛋白质的合成状况,蛋白质合成旺盛的细胞,核仁大而明显,如分泌细胞。

## 三、核 仁 的 功 能

核仁担负着 rRNA 合成、加工和装配核糖体亚单位的功能,是细胞合成核糖体的场所。

# 第五节 核 基 质

核基质(nuclear matrix)指真核细胞的细胞核内除去核被膜、染色质、核纤层及核仁以外液态部分。现已证实主要是由非组蛋白组成的网络结构,由于形态与细胞质骨架很相似,相互之间又有一定联系,因此又称核骨架(nuclear skeleton)。

# 一、核基质的组成

核基质的组成较为复杂,主要有三类:①非组蛋白性纤维蛋白,相对分子质量40～60,相当一部分是含硫蛋白,其二硫键具有维持核骨架结构完整性的作用。②少量的 RNA 和 DNA,RNA 对维持核骨架的三维结构是必需的,而 DNA 称为基质或支架附着区,通常为富含 AT 的区域。③少量的磷脂和糖类。

# 二、核基质的功能

核基质与 DNA 复制,RNA 转录和加工,染色体组装及病毒复制等生命活动密切相关。

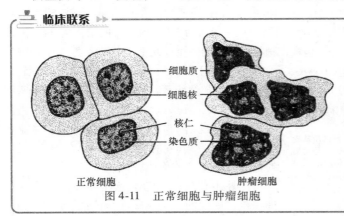

**临床联系**

正常细胞与肿瘤细胞主要区别:(图4-11)肿瘤细胞具有较大的核质比,细胞核的大小、形状和染色不一,可以出现双核、巨核、多核、奇异核、核着色深。染色质呈粗颗粒状,分布不均匀,常堆积于核膜下,使核膜显得肥厚。核仁数目增多。核分裂象增多,特别是出现不对称性、多极性及顿挫性等病理性核分裂时,对恶性肿瘤具有诊断意义。

细胞质
细胞核
核仁
染色质

正常细胞　　　　　肿瘤细胞
图 4-11　正常细胞与肿瘤细胞

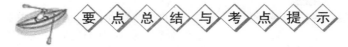

**要点总结与考点提示**

1. 间期细胞核的组成。
2. 核膜、核仁及核基质的构成与功能。
3. 染色质与染色体的化学组成、染色质类型及染色体组装。

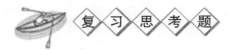

**复习思考题**

一、选择题

1. 原核细胞与真核细胞的最主要的区别是(　　)
   A. 细胞膜　　　　　　　　B. 细胞质
   C. 细胞核　　　　　　　　D. 细胞器
2. 染色质的基本组成单位是(　　)
   A. 核酸　　　　　　　　　B. 蛋白质
   C. 核小体　　　　　　　　D. 染色单体

3. 细胞核主要功能是(　　)
   A. 进行能量转换　　　　　B. 合成蛋白质
   C. 储存和复制遗传物质　　D. 贮存能源物质

二、分析题

1. 比较细胞核在细胞周期中间期与分裂期的区别。
2. 分析染色体的四级结构。

(张新明)

# 第五章

# 细 胞 增 殖

细胞增殖是细胞生长和分裂的过程,单细胞生物通过细胞增殖产生后代,多细胞生物由受精卵经过细胞的分裂和分化发育成新个体,成体生物通过细胞增殖补充体内衰老和死亡的细胞。

细胞分裂是一个细胞变成两个细胞的过程,分裂前的细胞称母细胞,分裂后形成的新细胞称子细胞。细胞的分裂方式有三种:①无丝分裂最早是在鸡的胚胎红细胞中发现的。一般是细胞核伸长,中央凹陷变细,呈哑铃状,接着整个细胞从中部缢裂成为两部分,形成两个子

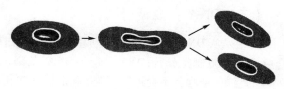

图 5-1　蛙红细胞的无丝分裂图解

细胞,没有发生染色体组装、纺锤体形成等一系列细胞核的变化(图 5-1)。在低等生物中较常见,在人体中的口腔上皮和伤口附近、离体培养细胞中也可发生。②有丝分裂(mitosis)是真核生物进行细胞分裂的主要方式,在分裂过程中出现了由微管组成的纺锤丝。受精卵发育成个体、创伤愈合、组织再生等过程均依赖有丝分裂,增加体细胞的数量。③减数分裂(meiosis)是有性生殖的生物形成生殖细胞时发生的,形成的生殖细胞只有母细胞染色体的一半。

## 第一节　细胞周期与有丝分裂

### 一、细 胞 周 期

细胞周期 $\left\{\begin{array}{l}G_1期(DNA合成前期) \\ S期(DNA合成期) \\ G_2期(DNA合成后期) \\ M期(分裂期,分为前、中、后、末期)\end{array}\right.$ 间期

图 5-2　细胞周期分期图解

细胞增殖周期( cell reproductive cycle ,或称细胞周期、增殖周期)是指连续分裂的细胞,从上一次分裂结束开始,到下一次分裂结束为止所经历的过程。过去人们根据细胞的形态变化,将其分为间期和分裂期两个时期。从 1951 年开始,霍华德等采用放射自显影术研究细胞内 DNA 的复制,首次提出细胞周期由 $G_1$、S、$G_2$ 和 M 期组成的新观点(图 5-2)。

### (一)DNA 合成前期($G_1$ 期)

此期是从细胞分裂完成到 DNA 合成开始的全部过程,细胞内进行着生物合成,主要是RNA、酶和蛋白质的合成。由于 DNA 尚未复制,故此时的每条染色质只有 1 个 DNA 分子构成。

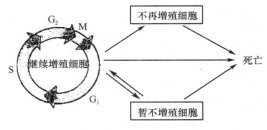

图 5-3　细胞增殖活动图解

$G_1$ 期存在着细胞增殖的"阀门"称限制点,决定细胞是进入 S 期完成分裂,还是留在 $G_1$ 期,也是对植物血凝素(PHA)、生长因子、药物、温度等作用的敏感点。根据细胞能否通过限制点,将 $G_1$ 期的细胞分为三种类型(图 5-3):① 不再增殖细胞,又称不育细胞,它们永远停在 $G_1$ 期直至死亡,丧失了分裂能力,依靠干细胞进行补充。如神经细胞、成熟的红细胞、表皮角质细胞等。②暂不增殖细胞,又称 $G_0$ 期细胞,它们暂时离开细胞周期,停止分裂,但在适当的刺激下,可重新进入细胞周期进行分裂。如肝、肾等器官的实质细胞,平时保持分化状态,只有在受到损伤需要补充时才进行增殖。③继续增殖细胞,细胞保持分裂能力,不断地由一次细胞分裂进入下一次细胞分裂。如骨髓造血细胞、胃肠道黏膜细胞等。

## (二)DNA 合成期(S 期)

此期是从 DNA 合成开始到合成结束的全部过程,主要进行 DNA 复制、组蛋白和非组蛋白的合成。DNA 复制完成后,DNA 含量加倍,每条染色质由 2 个 DNA 分子构成。如果用药物抑制 DNA 的复制,细胞就不会进行分裂,临床上某些化疗药物可专门作用 S 期,阻断肿瘤细胞 DNA 合成达到治疗目的。

## (三)DNA 合成后期($G_2$ 期)

此期是从 DNA 合成结束到分裂期开始的全部过程,主要进行 RNA 和蛋白质的生物合成,为纺锤体和新细胞膜等的形成备足原料,为分裂期做准备。$G_2$ 期持续的时间较短,临床上一些化疗药物对 $G_2$ 期的肿瘤细胞也有一定的疗效。

## (四)分裂期(M 期)

此期是从间期结束的时候开始到新间期出现的全部过程,该期细胞形态变化较大,确保细胞核内染色体能精确均等的分配给两个子细胞核中。根据细胞发生的主要变化,分为前期、中期、后期和末期四个分期。不同生物、不同组织以及机体的不同发育阶段,细胞周期的时间是不相同的。一般来说,$S+G_2+M$ 的时间变化较小,而 $G_1$ 期持续的时间差异却很大(表 5-1),故细胞周期的长短主要取决于 $G_1$ 期的长短。

表 5-1　各类细胞周期的时间表

| 细胞类型 \ 细胞周期 | 细胞周期时间(h) | | | | |
|---|---|---|---|---|---|
| | $G_1$ | S | $G_2$ | M | 合计 |
| 蚕豆根尖细胞 | 4.9 | 5.5 | 4.9 | 2.0 | 19.3 |
| 蛙单倍体胚 | 11 | 16 | 8.3 | 1.6 | 37.8 |
| 人宫颈癌细胞(Hela) | 10 | 7 | 3.5 | 1.5 | 22 |
| 中国仓鼠卵巢细胞(CHO) | 4.7 | 4.1 | 2.8 | 0.8 | 12.4 |

**临床联系** ▶▶

　　研究细胞增殖周期可以促进对疾病病因的认识,并可指导疾病的诊断与治疗。例如造血障碍引起红细胞增殖不足可酿成再生障碍性贫血、用表皮生长因子可治疗皮肤溃疡、白细胞介素可治疗乙型肝炎。研究细胞增殖周期可以促进对肿瘤的认识。①病因分析:肿瘤是生物体细胞正常生长失去控制导致的异常增殖,是基因突变导致细胞周期的促进因子(或称癌蛋白)不恰当活化,抑制因子(或称抑癌蛋白)失活,癌蛋白"谎报军情"使细胞周期调控系统总得到"增殖"指令,造成细胞周期调节失控。②治疗策略:肿瘤中的继续增殖细胞与肿瘤疯长有关,对抗肿瘤药物敏感,使用化疗容易控制;肿瘤中的暂不增殖细胞对物理、化学疗法不敏感,是肿瘤复发的根源,可先用血小板生长因子等诱导它们返回细胞周期再进行治疗;肿瘤中不再增殖的细胞丧失了分裂能力,其数量增多可使肿瘤恶性程度降低。③药物选择:放线菌素 D 可作用于 $G_1$ 期,也可作用于 $G_2$ 期前阶段;阿糖胞苷属于 S 期特异性药物;秋水仙碱是分裂期药物。

# 二、有 丝 分 裂

## (一)有丝分裂的过程

　　有丝分裂(mitosis)是一个复杂而连续的动态过程,一般分为核分裂和胞质分裂。下面以动物细胞为例说明有丝分裂的过程(图5-4)。

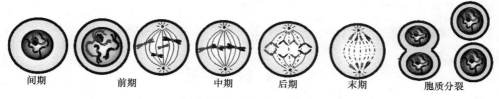

间期　　　　前期　　　　中期　　　　后期　　　　末期　　　　胞质分裂

图5-4　有丝分裂过程图解

　　**1. 核分裂**　为了叙述的方便,人为地把核分裂划分为间期、前期、中期、后期和末期五个时期。

　　(1)间期:细胞体积增大,因染色质发生了复制,此期细胞中的染色体条数不变,但单条染色体重量加倍了(图5-5)。

　　(2)前期:核仁消失,核膜解体,染色质螺旋缩短变粗形成染色体,中心粒外围出现放射状排列的微管,称星体 aster,两星体移向两极,中间出现纺锤丝,形成纺锤体(图5-6)。

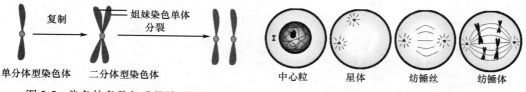

复制　　姐妹染色单体分裂

单分体型染色体　　二分体型染色体

中心粒　　星体　　纺锤丝　　纺锤体

图5-5　染色体条数与重量关系图解　　　　图5-6　纺锤体形成图解

　　(3)中期:染色体达到了最大限度的浓缩,形成光学显微镜下最清晰、最易分辨、形态最典型的染色体。在纺锤丝的作用下,染色体向细胞中部移动,排列在中央形成赤道板。

　　(4)后期:每条染色体的着丝粒一分为二,姐妹染色单体分开变成两条染色体,两组形态数目相同的染色体借助纺锤丝的牵引分别由赤道板移向细胞两极。此期细胞中的染色体条数加倍,但单条染色体重量减半了。

（5）末期:两组染色体到达细胞两极后,染色体解螺旋变成染色质,纺锤体消失,核仁重新出现,形成完整的核膜。

**2. 胞质分裂**　通常开始于后期,完成于末期。细胞膜在赤道板处内陷,细胞质一分为二,形成两个子细胞。

植物细胞与动物细胞有丝分裂的不同点:植物细胞分裂的末期,在赤道板的位置形成细胞板,并向周围扩散形成细胞壁,将细胞质分成两个部分,形成两个子细胞。另外植物细胞没有中心粒的变化。

## （二）有丝分裂的特点

完成一次有丝分裂,染色体复制一次,一个母细胞变成两个子细胞,子细胞与母细胞的染色体相同。

## （三）有丝分裂的意义

发生正常有丝分裂,将母细胞的染色体经过复制后精确地平均分配到子细胞中去,从而保证了生物的亲代和子代之间遗传物质的连续性和稳定性。发生异常有丝分裂,细胞核多次分裂而细胞质不分裂,形成具有很多游离核的多核细胞。

# 第二节　减数分裂与配子发生

# 一、减 数 分 裂

## （一）减数分裂的过程

减数分裂包括减数第一次分裂（Ⅰ）（图5-7）和减数第二次分裂（Ⅱ）（图5-8）。

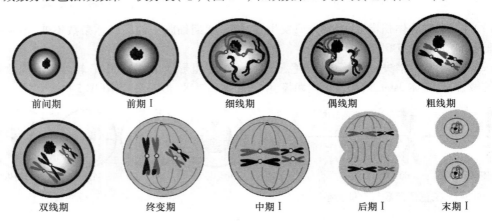

| 前间期 | 前期Ⅰ | 细线期 | 偶线期 | 粗线期 |

| 双线期 | 终变期 | 中期Ⅰ | 后期Ⅰ | 末期Ⅰ |

图5-7　减数第一次分裂图解

**1. 减数第一次分裂**　同源染色体发生分离,子细胞中的染色体条数减半,只有母细胞染色体的一半,染色体的大小各不相同,为二分体型染色体。

（1）减数分裂前间期:染色质发生精确地复制,每条染色体由两条姐妹染色单体组成。

（2）前期Ⅰ：过程复杂，历时较长，分为五期。①细线期：细胞核中染色质呈现细线状，光学显微镜下看不清楚染色体。②偶线期：同源染色体联会形成二价体（bivalent）。同源染色体（homologous chromosome）是指一条来自父方，一条来自母方，大小和形态相似的两条染色体。同源染色体从某一点开始相互靠拢进行配对的过程称联会（synapsis）。人类的46条染色体形成23个二价体。③粗线期：二价体螺旋缩短变粗，在光学显微镜下可看到每个二价体由四条染色单体构成，故称为四分体（tetrad）。此期还可看到同源非姐妹染色单体之间有交叉互换现象发生，但发生的概率较低。同源染色体的两对姐妹染色单体之间互称为同源非姐妹染色单体。④双线期：联会的同源染色体相互排斥发生分离，只有交叉部位连在一起。⑤终变期：染色体进一步螺旋化，变得更短更粗，核仁、核膜消失，纺锤体开始形成。

（3）中期Ⅰ：各个联会的同源染色体（即四分体）排列在赤道板上。

（4）后期Ⅰ：由于纺锤丝牵引，同源染色体彼此分离，分别被拉向细胞的两极，每一极只获得同源染色体的一条，即二分体型染色体。

（5）末期Ⅰ：两组二分体型染色体到达两极后解螺旋变成染色质，纺锤体消失，核仁与核膜重新出现，随后胞质分裂形成两个子细胞。

**2. 减数第二次分裂**　见图5-8，有些生物经过短暂间期Ⅱ，染色质不复制，每条染色体已由两条染色单体构成。有些生物不存在此期，直接进入前期Ⅱ。

（1）前期Ⅱ：核仁与核膜消失，染色质螺旋变粗形成染色体，纺锤体形成。

（2）中期Ⅱ：染色体（二分体型）排列在赤道板上。

（3）后期Ⅱ：每条染色体的着丝粒一分为二，两条姐妹染色单体分开变成两条单分体型染色体，被纺锤丝拉向细胞的两极。

（4）末期Ⅱ：移到细胞两极的单分体型染色体解旋变成染色质，纺锤体消失，核仁与核膜出现，形成两个细胞核，细胞膜自中部内陷，细胞质一分为二，形成两个子细胞。

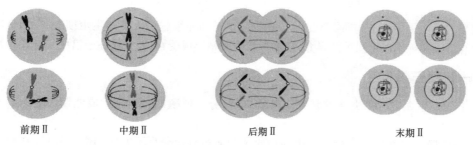

前期Ⅱ　　　　中期Ⅱ　　　　　后期Ⅱ　　　　　　末期Ⅱ

图5-8　减数第二次分裂图解

**知识链接**

**图解概念区别**（图5-9）

同源染色体：A与B、C与D互称

非同源染色体：A与C、A与D、B与C、B与D互称

姐妹染色单体：1与2、3与4互称

非姐妹染色单体：1与3、1与4、2与3、2与4互称

单分体：1、2、3或4

二分体：1和2构成、3和4构成

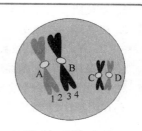

图5-9　图解概念

## （二）减数分裂的特点

完成一次减数分裂，染色体仅复制一次，细胞连续分裂两次，一个母细胞变成四个子细胞，

子细胞的染色体只有母细胞的一半。

减数分裂包括 2 次连续的细胞分裂,其中减数第二次分裂与有丝分裂过程基本相似,减数分裂与有丝分裂异同如表 5-2。

表 5-2　减数分裂与有丝分裂的比较

| 类别 | 有丝分裂 | 减数分裂 |
|---|---|---|
| 产生细胞类型 | 体细胞 | 生殖细胞 |
| 分裂次数 | 1 次 | 2 次 |
| 子细胞数目 | 1 个分裂成 2 个 | 1 个分裂成 4 个 |
| 子细胞染色体 | 与母细胞相同 | 只有母细胞的一半 |
| 同源染色体 | 无联会、无交叉互换 | 发生联会和交叉互换 |
| 分裂意义 | 在个体发育中亲子代细胞之间维持功能的稳定性 | 减数分裂与受精作用维持物种遗传的稳定性 |
| 相同点 | 完成一次分裂染色体都只复制一次 | |

### (三) 减数分裂的意义

1. 通过减数分裂,生殖细胞中染色体条数减半,受精作用后染色体条数又加倍,这样保证了亲代与子代之间染色体条数的恒定。

2. 减数分裂中同源染色体分离,非同源染色体的随机组合,非姐妹染色单体的交叉互换,在细胞学上证实了遗传的三大定律。

3. 减数分裂能形成不同染色体组成的生殖细胞,使后代个体间表现出多样性,为生物变异提供丰富的原材料。

# 二、配 子 发 生

配子的发生是指精子和卵细胞的形成过程。精子和卵细胞是人类的生殖细胞,它们是连接上下两代的桥梁和传递遗传物质的媒介,在输卵管中受精形成受精卵,种植在子宫中发育成胎儿。

### (一) 精子的发生

精子的发生在男性睾丸中的精细小管中进行,分为增殖期、生长期、成熟期和变形期四个时期(图 5-10)。

**1. 增殖期**　睾丸精细小管上皮中的精原细胞通过有丝分裂不断增加细胞数目,它们的染色体条数和体细胞一样,都是二倍体,核型为 46,XY。

**2. 生长期**　精原细胞的体积逐渐增大,成为初级精母细胞。

**3. 成熟期**　初级精母细胞经过减数第一次分裂形成次级精母细胞,变成单倍体,核型为23,X 或 23,Y。再经过减数第二次分裂形成精细胞,核型不变。

**4. 变形期**　精细胞经过形态和生理变化,发育成具有头、颈和尾的蝌蚪状能运动的精子。

精子的发生自男性性成熟之后开始不断进行,一般约需要 2 个月完成一个周期,形成的精子贮存在附睾中,与精浆组成精液。

### (二) 卵细胞的发生

卵细胞的发生在女性的卵巢中进行,过程与精子的发生相似,分为增殖期、生长期、成熟期三个时期,但无变形期(图 5-11)。

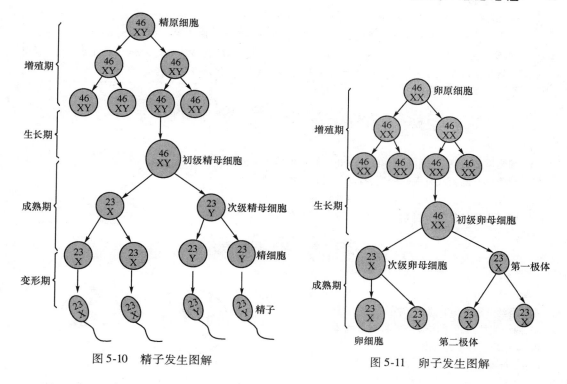

图 5-10　精子发生图解

图 5-11　卵子发生图解

**1. 增殖期**　卵巢的卵原细胞通过有丝分裂增加细胞数目,染色体条数和体细胞一样,都是二倍体,核型为 46,XX。

**2. 生长期**　卵原细胞的体积逐渐增大,成为初级卵母细胞,细胞质中积累了大量的卵黄、RNA 和蛋白质等营养物质。胚胎发育后期,初级卵母细胞被卵泡细胞包围构成卵泡。

**3. 成熟期**　初级卵母细胞经过减数第一次分裂形成次级卵母细胞和体积较小的第一极体,变成单倍体,核型都是 23,X。再经过减数第二次分裂形成卵细胞和第二极体,核型不变。

卵原细胞的增殖在胚胎发育早期进行,在胚胎发育的 5 个月左右,初级卵母细胞开始进行减数分裂,进行到减数第一次分裂前期的双线期时停滞。出生后只留下 400 个左右的初级卵母细胞有继续发育的能力,性成熟后又恢复减数分裂,并停留在减数第二次分裂中期。女性每月有一个卵泡发育成熟进行排卵,故排卵是将次级卵母细胞和第一极体由卵巢排出。在输卵管中次级卵母细胞若遇见精子,继续减数分裂进行受精,若没有遇见就会蜕变死亡。

精子和卵细胞的发生存在各自的特点,见表 5-3。

表 5-3　精子和卵细胞的特点

| 类别 | 精子 | 卵细胞 |
| --- | --- | --- |
| 发生时间 | 从青春期开始 | 从胎儿时期 |
| 分裂方式 | 均等分裂 | 不均等分裂 |
| 产生数目 | 一个初级精母细胞形成四个精子,两种类型 | 一个初级卵母细胞只形成一个卵细胞,一种类型 |
| 形态变化 | 精子要变形,有利于快速运动 | 卵细胞体积大,有利于储备营养物质 |

**临床联系** ▶▶

    人们对于生男生女的问题是比较敏感的。X 精子和卵子结合胎儿发育为女性，Y 精子与卵子结合，胎儿发育为男性。X 精子的体积较大，运动比 Y 精子慢，但对酸性的耐受力和对宫颈黏液的穿透力较 Y 精子强。因此在无人为选择下生男生女是机会均等的，但是可以选择。

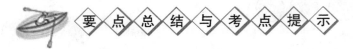

1. 细胞增殖、细胞周期、同源染色体、非姐妹染色单体等的概念。
2. 细胞分裂的方式有无丝分裂、有丝分裂和减数分裂。
3. 有丝分裂和减数分裂的过程、特点及意义。
4. 配子发生的部位及过程。

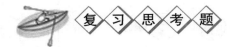

一、选择题

1. 细胞有丝分裂过程中，发生在分裂间期的有(　　)
   A. 两个姐妹染色单体形成了两个染色体
   B. 染色质变成了染色体
   C. 每个细胞中 DNA 分子数增加了一倍
   D. 每个细胞染色体数增加了一倍

2. 细胞有丝分裂过程中，着丝粒分裂发生在(　　)
   A. 间期
   B. 前期
   C. 中期
   D. 后期

3. 下图不是减数分裂过程图的是(　　)

 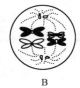

　　　A　　　　　　　B

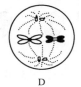

　　　C　　　　　　　D

4. 人的皮肤受伤后，伤口处细胞分裂促使伤口愈合，这种分裂是(　　)
   A. 无丝分裂　　　　B. 有丝分裂
   C. 减数分裂　　　　D. 二分裂

5. 细胞周期中，时间变化最大的时相是(　　)
   A. S 期　　　　　　B. $G_1$ 期
   C. M 期　　　　　　D. $G_2$ 期

6. 具有增殖潜能但暂不增殖的细胞是(　　)
   A. 神经细胞　　　　B. 肝实质细胞
   C. 骨髓造血细胞　　D. 成熟红细胞

二、分析题

1. 比较有丝分裂与减数分裂的异同点。
2. 比较精子与卵细胞产生的异同点。

（张新明）

# 第六章

# 细胞的分化、衰老与死亡

生物普遍存在细胞的分化、衰老与死亡现象。弄清细胞分化对于了解生物个体发育、基因的表达与调控、癌的发生与防治都有重要意义。研究机体衰亡必须先从细胞的衰老变化着手，细胞衰老死亡的原因弄清楚后，将对生物寿命的延长具有重要价值。

## 第一节　细胞分化

### 一、细胞分化的概念

刚出生的婴儿约含有 $2\times10^{12}$ 个细胞，成人约含有 $1\times10^{14}$ 个细胞，人体并不是由相同的细胞简单地堆积而成的，至少由二百多种不同类型的细胞构成。这些细胞分别构成不同的组织、器官和系统，在功能上协调一致，生命活动才能顺利进行。追根溯源，这么多种细胞均来自于一个受精卵，通过细胞分裂增加细胞的数目，依靠细胞分化形成不同类型的细胞，即多细胞生物的形成是通过细胞分裂和细胞分化共同完成的。

细胞分化(cell differentiation)指受精卵经过卵裂产生的同源细胞在形态结构、生理功能和蛋白质合成等方面产生稳定性差异的过程。在胚胎发育早期，卵裂球的细胞之间并没有形态结构和生理功能上的差异，然而到胚胎成熟时，生物体内出现了上百种不同类型的细胞，在形态结构、生理功能及蛋白质合成等方面出现了十分明显的差别，如人的红细胞呈双凹的圆盘状，无细胞核，含有血红蛋白，具有携带氧和二氧化碳的功能；神经细胞从胞体伸出许多长短不同的突起，能够感知、整合、传递外界的信息；肌细胞呈柱状或梭形，能合成肌动蛋白和肌球蛋白，具有收缩和舒张功能等。

细胞分化的特点：①普遍性，是生物界普遍存在的生命现象，细胞分化贯穿于生物体整个生命进程中，胚胎期是最重要的时期，不仅表现得十分明显，而且异常地迅速。②稳定性：细胞分化最显著的特点是稳定性，特别是在高等生物中，细胞一旦分化为稳定的细胞类型后，就不可能由分化状态再逆转为原来未分化的细胞。例如，神经元细胞和骨骼肌细胞在机体的整个生命过程中始终保持着稳定分化状态，而不再进行分裂；黑色素细胞在体外培养 30 代后仍能合成黑色素颗粒，没有转变成其他类型的细胞。因此，细胞分化基本上是不可逆的，个体发育也是不可逆的。③可逆性，细胞分化是一个相对稳定和持久的过程，不会自发地逆转，但在一定条件下，具有增殖能力的组织中，高度分化的细胞可以逆转并回复到胚性细胞状态，这种现象称为去分化(dedifferentiation)。虽然哺乳动物切除的肢体不能再生，但是动物体内的细胞可转化成其他类型的细胞。例如，人体正常分化的细胞在物理、化学、生物等因素的作用下，可转化为癌细胞；人体的皮肤基底层细胞在离体培养、缺乏维生素 A 的条件下可转化为角细胞。细胞分化的稳定性是普遍存在的，而可逆性是有条件的。④空间和时间上的分化，胚胎时期的细胞分化包括时间和空间两个方面的变化；时间上的分化指在不同的发育阶段内细胞之间的区别,在个体的细胞数目大量增加的同时,分化程度越来越复杂,细胞间的差异也越来越大;空间上的分化指处于不同位置上的同一种细胞的后代,由于所处空间位置和环境不同,出现形态差异和机能分工,产生不同的细胞类型。同一个生物体的前端和后端、内部和外部、背面和腹面等部位可以分化出不同的细胞。

# 二、细胞分化的潜能

哺乳动物的胚胎发育经历大致相同的过程。早期发育主要包括卵裂、胚泡形成和宫内植入三个阶段(图6-1)。受精卵经过卵裂首先形成8~16个细胞组成的桑葚胚后,进而形成囊胚,然后形成三胚层,经过组织、器官的形成,最终形成幼小的生物体。

在胚胎发育过程中,细胞的分化潜能逐渐被限制,从"全能"到"多能",最后到"单能"(图6-2)。

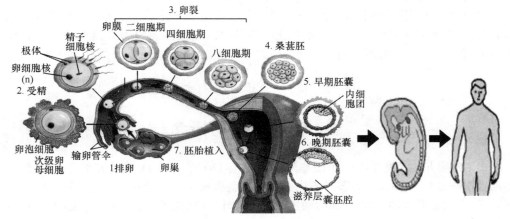

图 6-1　人的胚胎发育过程

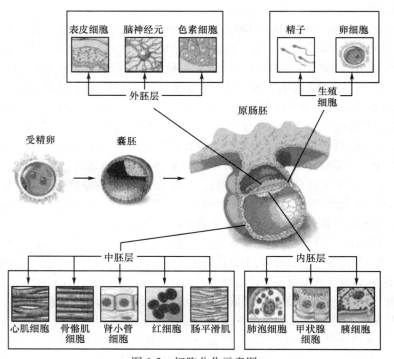

图 6-2　细胞分化示意图

全能性指一个细胞在一定条件下分化发育成为完整个体的能力,具有完整的基因组,能分化形成个体的任何种类细胞。受精卵是典型的全能细胞,哺乳动物和人类胚胎8细胞期以前的卵裂球的每个细胞也都具有全能性。随着胚胎发育,三胚层形成后,细胞所处的微环境和空间置关系发生了变化,全能性受到限制,失去发育成完整个体的能力,只能发育成本胚层的组织、器官的若干种细胞,外胚层只能发育为神经、表皮等;中胚层只能发育为肌肉、骨骼等;内胚层只能发育成消化道及肺的上皮等。多能性指一个细胞能够发育成多种但不是所有类型的细胞。在组织、器官形成过程中,细胞在形态结构上特化,在功能上专一化,成为成熟的定型细胞。单能性指一个细胞只能发育成一种类型的细胞。

　动物个体发育时细胞的全能性逐渐减退,但是细胞核中仍然保留着与受精卵相等的全套基因,即动物体细胞的细胞核在一定条件下,可表现出全能性,称全能性细胞核。如克隆羊多莉(图6-3)就是通过动物体细胞核移植技术诞生的,这一事实证明:已经分化的体细胞与受精卵是等能的,仍然保留形成正常个体全套基因,即体细胞核是全能的。同时也证实体细胞的分化并非由它们的基因丢失或所含基因不同,细胞中的基因是可以"打开"或"关闭"的,在特定条件下细胞中的基因也可以激活,使之表达并发育为完整的个体。

　细胞分化具有严格的方向性,细胞在发生可识别的形态特征变化之前,分化方向就已经受到细胞内部的变化及周围环境的约束,确定了未来的发育命运,并向着特定方向分化,细胞预先作出了发育的选择称为细胞决定。决定先于分化,并制约着分化的方向,细胞决定之后,一般不会中途改变。人和哺乳动物的胚胎发育至三胚层

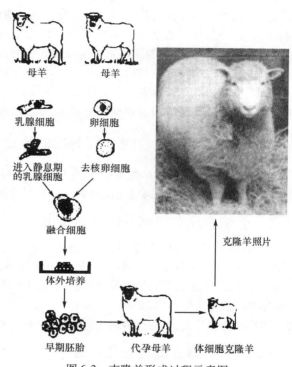

图6-3　克隆羊形成过程示意图

时,虽然三胚层细胞在形态上并没有出现可识别的形态差别,但三个胚层的细胞已经在此之前的发育过程中逐渐受限,只倾向于发育成本胚层的组织器官。

# 三、细胞分化与基因表达

在胚胎发育过程中能相继出现新类型细胞是由于特定基因活化的结果,即通过特定基因的表达,合成特异性蛋白质,执行特殊功能,使细胞产生形态结构、生理功能上的差异。细胞分化是编码特异蛋白的基因在一定时空上选择性表达的结果。基因表达的时间程序是基因在工作时有时间上的先后性。例如青春期之前男女第二性征还未出现时,指导第二性征的基因就已存在,但在这一阶段,指导第二性征的基因不工作,进入青春期时该基因才工作,说明同一种基因在生命活动的不同时期时而工作,时而关闭。基因表达的空间程序是人体的不同组织细胞,从全套完整的基因中选择少数基因进行表达。基因表达的时空程序就像庞大的乐队演奏的交响乐,每种基因就像某种乐器只能按照乐谱的要求在某一时刻发出某种强度的音响,在不需要的时刻保持静音,才能交汇成悠扬

的乐曲。在一个细胞中，并非全部基因都同时表达，在任何时间一种细胞仅有特定的一些基因在进行表达，另外的基因处于失活状态。在一定时空上，有的基因在进行表达，有的基因处于沉默状态，而在另一时空上，原来有活性的基因可能继续处于活性状态，也可能关闭，而原来处于关闭状态的基因也可能被激活处于活性状态。在个体发育过程中，细胞中的基因并不全部表达，而是在一定时空顺序上发生有选择性地表达的现象称为基因的差异性表达。

在个体发育过程时，细胞中表达的基因大致分为两大类。一类是持家基因，这类基因在不同类型及不同发育阶段的细胞中都处于活性状态，表达维持细胞生存所必需的、各类细胞普遍共存的蛋白质，如膜蛋白、核糖体蛋白、线粒体蛋白、糖酵解酶、组蛋白等。持家基因与细胞分化的关系不大，对细胞分化只起支持作用。另一类是奢侈基因，编码产生对细胞分化起直接作用的特异性蛋白质，如肌细胞中的肌球蛋白和肌动蛋白、表皮细胞的角蛋白、红细胞的血红蛋白等。这类基因在不同类型及不同发育阶段细胞中的表达是差异性表达，使不同发育阶段及不同类型的细胞中出现特异性的蛋白质，从而表现出特定的形态结构、生化特征及生理功能。实验研究证明，细胞分化是奢侈基因差异性表达的结果，一组特定奢侈基因的表达，导致一种类型的分化细胞的出现；而另一组奢侈基因的表达，导致出现另一种类型的分化细胞。

## 四、影响细胞分化的因素

影响细胞分化的因素有细胞质、细胞核、细胞外环境、激素及细胞间的相互作用等，这些因素对细胞分化的影响都是通过调控细胞核内基因选择性表达来实现的。

### （一）细胞质在细胞分化中的作用

个体发育从受精卵的卵裂开始，细胞核的遗传物质平均分配到子细胞中，所以子细胞的遗传物质相同，它们在发育上是等能的，但是不同细胞获得了不同成分的细胞质。许多实验证明，受精卵和早期胚胎细胞中，细胞质中某些物质的分布有区域性，细胞质成分不是均质的，因此在细胞分裂时细胞质呈不均等分配，子细胞中获得的细胞质成分是不同的，这些细胞质成分可以调节核基因的差异表达，使细胞向不同的方向分化（图6-4）。

### （二）细胞核在细胞分化中的作用

在细胞分化过程中细胞核起着决定作用，因为细胞核中存在着控制生物个体发育的全部遗传信息或基因，细胞分化就是这些基因在一定的时空上选择性表达的结果。其他因素对细胞分化的影响作用，都是通过调控细胞核内基因选择性表达来实现的。

### （三）外界环境对细胞分化的影响

哺乳动物受精卵正常发育的环境是子宫，在任何其他环境中都不能正常发育。例如，哺乳动物的卵细胞如果因故未经排卵就被激活，可在卵巢中进行异位发育，使细胞的增殖和分化失控，形成已分化出毛发、牙、骨、腺上皮等和未分化的干细胞杂乱聚集的肿块，这种肿块称为畸胎瘤。早在1954年，Stevens和Little就利用实验手段建立了人工诱导畸胎瘤的动物实验模型。他们将囊胚阶段的小鼠胚胎植入雄性小鼠的睾丸下面，胚胎组织生长紊乱，再把其转移到肾淋巴结处生长，即形成了畸胎瘤。将小鼠畸胎瘤的少量干细胞取出，注入小鼠正常囊胚腔中，再把含畸胎瘤细胞的胚胎植入到寄母小鼠的子宫中，最终发育成

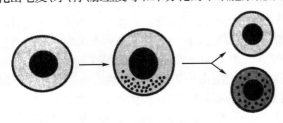

图6-4　不对称性分裂

一个正常的嵌合体小鼠(图6-5)。动物生殖腺畸胎瘤的发生以及上述畸胎瘤实验均说明,环境因素影响胚胎细胞的分化,异常环境会干扰细胞的分化程序,而适宜的条件可诱导异常的畸胎瘤细胞进行正常的发育分化。

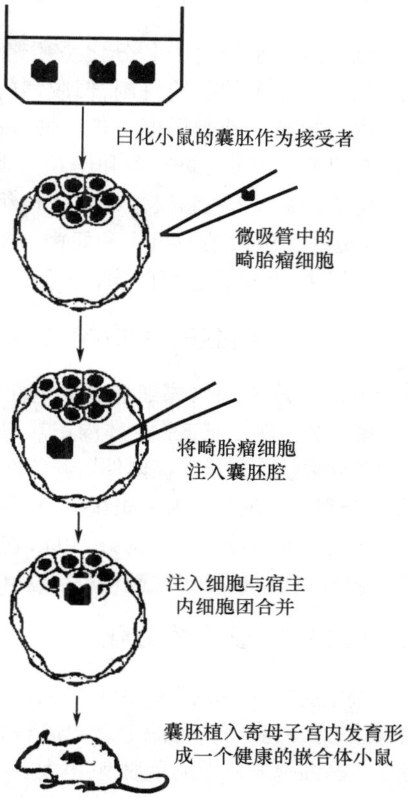

### （四）细胞间的相互作用对细胞分化的影响

细胞分化一般不是单个细胞的孤立行为,在多细胞生物的发育过程中,细胞群之间的相互作用也是影响细胞分化的重要因素。

在胚胎发育过程中,一部分细胞对邻近的另一部分细胞产生影响,并决定其分化方向的作用称为胚胎诱导。胚胎诱导普遍存在于脊椎动物的胚胎组织分化和器官形成中,从诱导的层次上看,可分为初级诱导、次级诱导和三级诱导。眼的发生是胚胎诱导的典型例证:中胚层脊索诱导外胚层细胞向神经方向分化,神经板产生,这是初级诱导;神经板卷折成神经管后,其头端膨大的原脑的视杯可以诱导其外表面覆盖的外胚层形成眼晶状体,这是次级诱导;晶状体进一步诱导其外面的外胚层形成角膜,这是三级诱导;最终形成眼球(图6-6)。

细胞群彼此间除有相互诱导促进分化的作用外,还有相互抑制的作用。例如,将一个正在发育的蛙胚放于含有一块成体脑组织的培养液中,则蛙胚不能发育产生正常的脑,这表明已分化的组织细胞可以产生某种物质,抑制邻近细胞进行同样的分化,以避免相同器官的发生。由此可见,细胞间的分化抑制作用对于胚胎发育也有重要影响。

**有色素的小鼠畸胎瘤细胞**

白化小鼠的囊胚作为接受者

微吸管中的畸胎瘤细胞

将畸胎瘤细胞注入囊胚腔

注入细胞与宿主内细胞团合并

囊胚植入寄母子宫内发育形成一个健康的嵌合体小鼠

图6-5　嵌合体小鼠形成示意图

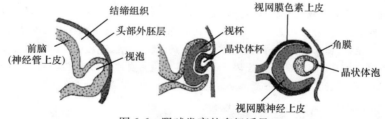

结缔组织　头部外胚层　视网膜色素上皮
前脑(神经管上皮)　视泡　视杯　晶状体杯　角膜　晶状体泡
视网膜神经上皮

图6-6　眼球发育的多级诱导

### （五）激素对细胞分化的影响

随着多细胞生物发育的复杂化和体积增大,细胞的相互作用不仅限于邻近的细胞之间,而且远距离的细胞之间也有作用,远距离的作用往往是通过激素来实现的。激素是某些细胞分泌的各种信息分子的总称,它们通常经过血液的运输,到达一定距离外的靶细胞,并经过一系列的信号传递过程,调节靶细胞的基因表达,影响细胞的分化。例如蝌蚪发育成蛙,要经过尾鳍和尾部被吸收、前后肢形成等变态发育过程,蝌蚪尾的退化与甲状腺分泌的甲状腺素和三碘甲腺原氨酸有关。如果在蝌蚪发育的早期将其甲状腺原基切除,则不能发生变态现象,而是长成一个特大的蝌蚪;如果把甲状腺素喂给巨型蝌蚪,则可变为成蛙。又如,在哺乳动物胚胎发育中,性激素在性细胞分化中起决定性作用。

# 五、细胞分化与肿瘤

机体内细胞的生长和分化是严格有序进行的,受到了精细的调控,然而受某些因素的影响,细胞脱离了原先的制约机制,似脱缰的野马般失控性地异常增生,并在形态和功能上误入歧途,便形成了肿瘤。肿瘤根据生长特性和破坏程度的不同包括良性肿瘤、恶性肿瘤以及介于两者之间的交界瘤;按其组织来源和组织类型,又分为上皮组织、间叶组织、神经组织、淋巴造血组织以及其他组织肿瘤等,癌仅指来自上皮组织的恶性肿瘤,如胃癌、皮肤癌、肠癌等。"肉瘤"泛指来自间叶组织(包括结缔组织和肌肉)的恶性肿瘤,如纤维肉瘤、血管肉瘤、脂肪肉瘤等。通常所讲的"癌症"指所有的恶性肿瘤,包括癌与肉瘤等。

## (一)癌细胞的生物学特性

与正常细胞相比,癌细胞主要有如下生物学特性:①恶性生长。在体外可连续培养,无限制地分裂增殖。②接触抑制丧失。体内正常细胞的分裂增殖受群体的控制,当正常细胞生长到相互接触时运动和分裂就会停止。在体外培养条件下,正常细胞贴壁生长,汇合成单层时即停止生长。癌细胞则不同,分裂和增殖并不因为相互接触而停止,可生长堆积成立体细胞群。③细胞与细胞之间、细胞与基底物之间的黏着性明显减弱,因此,癌细胞在体内容易扩散和转移。④能分泌多种蛋白水解酶,可水解细胞外基质和基膜,使之获得可穿过组织和基膜进入血液循环和淋巴循环的能力,从而发生转移。

## (二)癌细胞的分化

癌细胞如同胚胎组织一样,有着旺盛的增殖能力,并且在其蛋白质表达谱中往往出现一些在胚胎期表达的蛋白质,例如癌胚抗原(CEA)和甲胎蛋白(AFP)等,因此癌细胞具有未分化或低分化细胞的特征。癌细胞来源于正常细胞,但大多不能表达其来源细胞所特有的蛋白质和功能。例如,胰岛细胞瘤不能合成胰岛素,结肠细胞瘤不能合成黏蛋白,肝癌细胞不能合成血浆蛋白等。因此,往往把癌细胞变看成是细胞的去分化,即癌细胞是其来源细胞去分化回复到未分化或分化程度低的胚性状态。

**临床联系** ▶▶

干细胞是一类具有自我更新能力和分化潜能的原始未分化的细胞。它们在特定条件下分化成不同的功能细胞,形成多种组织器官,是组织再生的基础。利用干细胞技术已应用于治疗脑瘫、中风、白血病、心肌梗死、糖尿病、帕金森氏病等多种疾病,使干细胞研究成为生物医学领域研究的热点。德国杜塞尔多夫大学医院的心脏医学专家施特劳尔运用自体干细胞移植(图6-7)治疗一名心肌梗死患者获得成功,是世界上第一个自体干细胞移植治疗心脏病成功的病例。

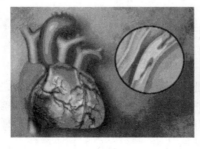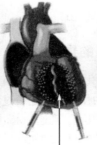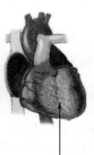

破坏的心脏肌肉组织　　再造的心脏肌肉组织

图6-7　自体+细胞移植治疗心肌梗死

# 第二节　细胞的衰老和死亡

## 一、细胞衰老的概念及特征

**1. 细胞衰老的概念**　衰老常指生物体经生长发育到成熟后,随着年龄的增长,在形态结构和生理功能方面出现的一系列慢性、进行性、退行性地变化。衰老是生物体生命活动的必然规律,也是细胞重要的生命现象。就人类而言,随着年龄的增长,将出现头发变白、皮肤松弛、肌肉萎缩、牙齿脱落、血管硬化、记忆力衰退、感觉迟钝、免疫功能降低、性功能衰退甚至丧失等衰老变化。尽管生物体衰老的一般形态、功能特征易于察觉,但很难为衰老下一个确切的定义,这是因为尚没有适当的定量参数作为衡量衰老的指标。

细胞是生物体的基本单位,因此探讨衰老问题离不开细胞。细胞衰老指细胞内部结构的衰变,生理功能的衰退或丧失。对单细胞生物而言,细胞衰老也就是生物体的衰老;但对多细胞生物来说,细胞衰老与生物体衰老是两个不同的概念,二者之间既有区别又有密切的联系。两者之间的区别在于:细胞衰老并不等于生物体的衰老,因为细胞衰老和死亡始终贯穿于生物体的整个生命过程,即便是胚胎期和幼年期的生物体也有细胞衰老和死亡;生物体的衰老也不等于所有的细胞衰老,在生命活动过程中,某些细胞的衰老和死亡总是与细胞的增殖伴随进行,使得衰老的机体也有未衰老的细胞存在。两者之间又有密切的联系,生物体的衰老以细胞整体衰老为基础,生物体的衰老是细胞整体衰老的表现。

**2. 细胞衰老的特征**　细胞衰老形态结构和化学组分变化的依据,主要来自细胞体外培养实验中对衰老细胞的观察以及对机体内衰老细胞的观察。衰老细胞一般具有如下特征。

(1) 细胞内水分减少:细胞内水分减少,细胞收缩,体积变小,是细胞衰老最明显的变化。可能是由于蛋白质亲水性降低造成的,胶粒失水,胶粒的分散度降低,不溶性蛋白增多,导致原生质的硬度增加,代谢速率减慢,使细胞逐渐趋于衰老。

(2) 色素颗粒沉积增多:细胞内色素沉积是衰老细胞的另一个显著特征。例如脂褐质是常见的老年色素,首先在衰老个体的神经细胞中被发现,电镜下脂褐质是由单位膜包裹的圆形或椭圆形的小体,主要的物质成分是不溶性的脂蛋白颗粒。各种细胞的细胞质中均有脂褐质的存在,它在细胞质中的沉积随老年化进程而逐渐增加,尤其在分裂指数低或不分裂的细胞,如肝细胞、肌细胞和神经细胞中的积累更为明显。脂褐质在细胞内积累,占据了细胞内空间,影响细胞的正常活动,使细胞的代谢速率下降,从而导致细胞衰老。

(3) 细胞膜功能下降:细胞膜的改变与细胞衰老之间有着密切的联系。随年龄的增大,膜结构中的磷脂含量逐渐下降,使细胞膜中胆固醇与磷脂的比值升高;但磷脂中不饱和脂肪酸含量及卵磷脂与鞘磷脂的比值却随年龄的增高而下降,使得细胞膜的黏性增加,流动性降低。年轻的、功能健全的细胞膜上的脂分子可进行快速地侧向运动、左右摆动和旋转运动,镶嵌在脂双层中的蛋白质也可以进行侧向运动和旋转运动。衰老的细胞膜上脂分子的不饱和脂肪酸在自由基的作用下,发生脂质过氧化反应,使膜的脆性增加,脂分子运动能力降低,蛋白质分子的运动相应受限,细胞膜的流动性明显减弱,细胞的兴奋性降低,细胞膜的物质转运功能下降,细胞膜受体与配体复合物的形成效能降低,膜的信号转导功能受到相应的影响。

(4) 细胞核的退行性变化:细胞核结构在衰老变化中最明显的是核膜内折,而且内折的程度随年龄增长而增加,最后可能导致核膜崩解。染色质固缩化是衰老细胞核中另一个重要变化,直接影响到 DNA 的转录活性。染色体端粒的缩短则是衰老细胞中最为显著的变化。

在衰老过程中除了上述的改变外,还有线粒体数量减少、形态异常;细胞中蛋白质合成速率下降;酶的含量下降、活性降低等。

# 二、细胞衰老的机制

衰老是一个十分复杂的生命现象,表现多种多样,导致的原因也错综复杂。半个世纪以来,许多学者对细胞衰老的机制进行了大量的研究,提出了许多理论与假说。这些假说只是从不同侧面和深度探索细胞的原因,各自虽然都有一定的科学依据,但是大都不能解释衰老的全部机制。

**1. 自由基说** 由美国科学家哈曼(Harman)在1956年首先提出。细胞在代谢过程中产生的自由基可导致细胞结构和功能的改变,自由基与细胞衰老直接相关,这就是自由基理论。这一学说是建立在实验研究的基础上的,核心内容有三条:①衰老是由自由基对细胞成分的有害进攻造成的。②这里所说的自由基,主要就是氧自由基,因此衰老的自由基理论,其实质就是衰老的氧自由基理论。③维持体内适当水平的抗氧化剂和自由基清除剂水平可以延长寿命和推迟衰老。老年人皮肤上的老年斑就是自由基对细胞破坏的见证(图6-8)。

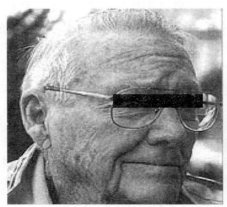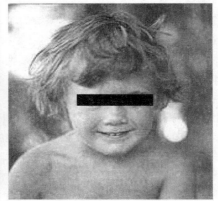

图6-8 自由基攻击细胞的见证——老年斑

自由基指在原子核外层轨道上具有不成对电子的分子或原子基团,由于它们带有未成对的自由电子,因此化学性质活泼,易与其他物质发生反应。细胞产生的自由基主要有超氧自由基、羟自由基和$H_2O_2$等,这些物质是正常条件下生物氧化和酶促反应的副产品,当生物体受到空气污染、辐射、某些化学物质等的侵害时,可发现细胞内的自由基数量增加。正常生理状态下细胞可以通过维生素E和维生素C抗氧化分子作用,有效地阻止过多自由基产生;同时可通过超氧化物歧化酶(SOD)和过氧化氢酶(CAT)等分解清除细胞内过多的自由基。细胞中的自由基若不能及时清除,则会对细胞产生严重的损伤,使生物膜的不饱和脂肪酸过氧化形成过氧化脂质,破坏膜上酶的活性,使生物膜脆性增加,流动性降低,膜性细胞器受损,功能活动降低;过氧化脂质与蛋白质结合形成脂褐素,沉积在神经细胞和心肌细胞,影响细胞正常功能;使DNA发生氧化或交联,导致核酸变性,干扰DNA的正常复制与转录;使蛋白质发生交联变性,形成沉淀物,降低各种酶或蛋白质活性。以上各种变化都会加速细胞的衰老,

**2. 遗传程序说** 此假说认为,一个机体从生命一开始,生长、发育、衰老与死亡都按其遗传结构中规定的程序进行。在生命过程中,有关基因的启动与关闭是"按时"发生的,细胞会按期执行"自我毁灭"的指令。这一理论有三方面的证据支持:①Hayflick的细胞培养实验,他利用来自胚胎和成体的成纤维细胞进行体外培养,发现胚胎的成纤维细胞分裂传代50次后开始衰退和死亡,相反,来自成年组织的成纤维细胞只能培养15~30代就开始死亡。②发现人从30岁开始,人

体各种器官的功能有 1% 的减退；③衰老基因控制的早老综合征（图6-9）。

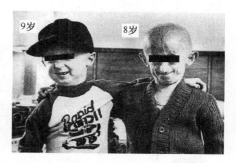

图 6-9　早老症儿童与正常儿童的比较

在遗传程序说中，由于对遗传结构在衰老中的作用的看法不同，又有以下假说。

（1）DNA 修复能力下降说：此假说认为，细胞的 DNA 在自然界会受到各种致变因素的损伤，同时细胞都有一定的 DNA 损伤修复能力。如果修复能力下降，基因因受损而表达异常，细胞功能失常，衰老逐渐形成。细胞的这种修复能力是生物体长期进化的结果，由遗传因素决定。DNA 修复能力可因机体所属的物种平均寿命、个体的年龄不同而异；不同物种的 DNA 修复能力与物种各自的平均寿命呈正相关，即高寿命的物种比低寿命的物种具有更大的 DNA 修复能力。同一物种内，个体的 DNA 修复能力与其所处的年龄呈负相关，即高龄个体的 DNA 修复能力小于低年龄个体。

（2）端粒丢失说：覆盖在染色体两端的端粒对染色体有稳定作用。Harley 等人对染色体端粒进行研究发现，每个端粒都是由 250～1500 个 "AGGGTT" 重复顺序组成的，不管何时进行细胞分裂，总有 5～20 碱基对（bp）的片段丧失，还有多少可利用的端粒碱基对数似乎就预示细胞会分裂多久，就像细胞的衰老钟一样，端粒记录着细胞的年龄并预言它的死亡。他们还发现癌细胞中可产生端粒酶，合成端粒片段，以取代那些丢失的片段。Harley 也提示，分裂着的细胞中端粒的不断丧失可促进动脉粥样硬化、骨关节炎、骨质疏松症和糖尿病的发生。DNA 每拷贝一次，每个端区就消失一小段 DNA。

（3）衰老基因说：史密斯等认为，细胞本身存在衰老基因，它所表达的产物是一种可抑制 DNA 和蛋白质正常合成的"抑制素"。同时细胞还存在一种阻遏基因，其产物可阻碍衰老基因的表达。阻遏基因有许多拷贝，但拷贝数会随着细胞分裂的次数增多而逐渐丢失。因此，当细胞尚处年轻时，细胞中有足够阻遏基因拷贝，形成足够浓度阻遏物质，阻遏衰老基因的产物抑制素形成。随着细胞增殖次数增加，细胞中阻遏基因拷贝数减少，阻遏物质的浓度下降，当阻遏物质的浓度下降到不足以阻遏衰老基因的表达时，抑制素形成，细胞的 DNA 和蛋白质合成受阻，细胞衰老出现。

# 三、细胞死亡

## （一）细胞死亡的概念及标志

细胞死亡（cell death）是细胞生命现象不可逆的停止。细胞发育到一定阶段就会死亡，细胞死亡如同细胞生长、增殖、分化一样是细胞的生命现象。单细胞生物的细胞死亡，即是个体的死亡，多细胞动物个体死亡时，机体内所有的细胞并非全部立即停止生命活动。如人体在心脏停止跳动后，皮肤表皮细胞可继续存活 120 小时以上，因此人死后 10 小时的皮肤仍可进行手术植皮，死后离体冻存的角膜可供角膜移植。

鉴定细胞是否死亡，可以用形态学的改变作为指标。通常采用活体染色的方法进行，即用中性红或台盼蓝等活性染料对细胞进行染色。用中性红染色时活细胞染成红色，死细胞不着色；台盼蓝则相反，染成蓝色的是死细胞，不着色的是活细胞。除了形态学特征外，更重要的是根据细胞是否具有生活力，主要是细胞的繁殖能力来判断。

根据细胞死亡的特点不同,分为细胞坏死和细胞凋亡两种类型。

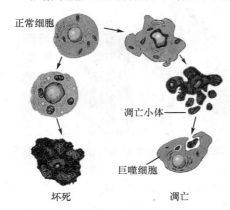

正常细胞

凋亡小体

巨噬细胞

坏死　　　　　　凋亡

图 6-10　细胞凋亡与细胞坏死比较

（1）细胞坏死是由于某些外界因素（如局部缺血、高热、物理化学损伤以及微生物的侵袭等）的作用使细胞受到侵害性损伤,引起细胞肿大、胀裂、胞内物质溢出,并由此引起周围组织发生炎症等一系列崩溃现象,造成细胞急速死亡。细胞死亡是细胞非正常、意外的死亡,是一种被动的过程。

（2）细胞凋亡是在生理或病理条件下由基因控制的自主有序的死亡,与细胞坏死不同,它不是被动的过程,而是一种主动的过程。由于多发生于生理条件下,又称生理性死亡;因按一定的程序进行,也称程序性细胞死亡。

由于细胞凋亡与细胞坏死是多细胞生物细胞的两种不同的死亡方式,故它们在形态、代谢、结局等方面有本质区别,见图 6-10 和表 6-1。

表 6-1　细胞凋亡与细胞坏死的主要特征比较

| 项目 | 细胞凋亡 | 细胞坏死 |
| --- | --- | --- |
| 细胞形态 | 皱缩 | 肿胀、溶解 |
| 细胞膜 | 完整、皱缩、内陷 | 通透性增加、破裂 |
| 细胞器 | 完整 | 受损 |
| 细胞核 | 浓缩、裂解 | 溶解 |
| 染色质 | 致密、边缘化 | 分解 |
| DNA | 裂解成 200bp 左右及其倍数的片段 | 不规则断裂、大小不一 |
| $Ca^{2+}$ 浓度 | 快速持续升高 | 内吞 |
| 大分子合成 | RNA 和蛋白质合成 | 无 |
| 结局 | 形成凋亡小体、无炎症反应、只影响单个细胞、组织结构不破坏 | 细胞崩解,引起炎症反应,涉及周边大量细胞、组织结构破坏 |

## （二）细胞凋亡的特征

**1. 细胞凋亡的形态学特征**　研究表明,细胞凋亡往往只涉及单个细胞,即使是一小部分细胞,细胞凋亡也不是同步发生的。在凋亡发生过程中,细胞在形态学上呈现以下变化:凋亡初期,细胞表面的特化结构如微绒毛消失,细胞间的连接结构也消失,细胞与相邻细胞脱离。同时,细胞质和染色质固缩,细胞皱缩,染色质向核边缘移动,致使染色质边缘化。一些依赖于钙、镁离子的核酸内切酶被激活,使染色质的 DNA 被酶解成长度为 200bp 左右及其倍数的片段;之后,核裂解为碎块,细胞膜内陷,将细胞自行分割为多个具有膜包围的、内含各种细胞成分的凋亡小体;最后凋亡小体很快被邻近的单核吞噬细胞或正常的上皮细胞识别、吞噬。细胞凋亡是单细胞的丢失,凋亡细胞不发生细胞膜、溶酶体等膜的破裂,因此不引起细胞内容物外溢,故不引起炎症反应和周围组织损伤。

**2. 细胞凋亡的生物化学特征**　细胞发生凋亡时,最早可测的生物化学变化是细胞内快速、持续的 $Ca^{2+}$ 浓度的升高。一般认为,细胞内 $Ca^{2+}$ 浓度快速、持续的升高,可使内源性核酸内切酶基因活化和表达,此酶可将 DNA 在核小体连接部位酶解,使 DNA 断裂成 200bp 及其整数倍的片段。另外,在细胞凋亡的生化过程中,涉及一系列的 RNA 和蛋白质等生物大分子的合成,说明这种细胞死亡有基因的激活及基因表达的参与,而细胞坏死无此特点。

## （三）细胞凋亡的生物学意义

生物体从受精卵开始,通过细胞分裂增加细胞的数量;通过细胞分化增加组织细胞的种类;

通过细胞凋亡维持组织细胞数量上的动态平衡,消灭威胁机体生存的细胞,使机体成为一个完善的个体。细胞凋亡的生物学意义主要表现在以下方面。

**1. 在胚胎发育、个体成熟过程中发挥作用**　生物在胚胎发育和机体成熟过程中,均有细胞凋亡的发生。例如,在两栖动物的个体成熟过程中,蝌蚪尾巴的消失是细胞受甲状腺素作用自然凋亡的结果;人的胚胎发育过程中同样有许多细胞凋亡的现象,生殖管道的发生就是一个很好的例证:人胚在第5~6周时为无性别时期,具有雌雄两套管道,一套为米勒管,发育为雌性生殖管道;另一套为沃尔夫管,发育成为雄性生殖管道。随着个体的发育,机体出现了性别分化,每一性别个体都要淘汰另一性别的一套生殖管道,这种淘汰过程就是通过细胞凋亡实现的。细胞凋亡在生物体的胚胎发育、个体成熟过程中,起到了消灭威胁机体生存细胞的作用。

**2. 保持成体器官的正常体积**　机体的各种器官中细胞的增殖与凋亡的数量总是处于平衡状态,使组织和器官不发生过分长大或萎缩。例如药物苯巴比妥具有刺激肝细胞分裂的能力,如给成体大鼠服用此药,可使肝长大,但是在停服之后,肝细胞随即大量死亡,1周左右肝恢复到原来的大小。此实验证明,肝可通过调节细胞分裂与凋亡的速率,保持其固定的大小。

**3. 清除衰老耗损的细胞**　机体内部不断产生的衰老、耗损的细胞一般通过细胞凋亡加以清除,使细胞能够得以更新,维持机体的稳定。如人的红细胞经过120天即衰老死亡,成体小鼠的肠上皮细胞经30天就要全部更新一次。

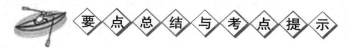

1. 细胞分化的概念、特点、影响因素及分化机制。
2. 全能细胞、细胞决定、奢侈基因、持家基因。
3. 细胞衰老的概念、特征及机制。
4. 细胞死亡的概念及标志、细胞凋亡的特征与生物学意义。

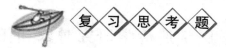

**一、选择题**

1. 某一动物细胞发现有机物分解缓慢,酶的催化效率低,出现该现象的原因是研究(　　)
   - A. 细胞正在分化
   - B. 细胞正在分裂
   - C. 细胞发生癌变
   - D. 细胞正在衰老

2. 下列关于细胞分裂、分化、衰老和死亡的叙述,正确的是(　　)
   - A. 细胞分化使各种细胞的遗传物质有所差异,导致细胞的形态和功能各不相同
   - B. 个体发育过程中细胞的分裂、分化和死亡对于生物体都是有积极意义的
   - C. 细胞分裂存在于个体发育整个生命过程中,细胞分化仅发生于胚胎发育阶段
   - D. 多细胞生物细胞的衰老与机体的衰老总是同步进行的

3. 在细胞分化过程中,遗传物质将(　　)
   - A. 发生改变
   - B. 部分改变
   - C. 不改变
   - D. 是随机的

4. 与人类和动植物的寿命直接相关的细胞变化是(　　)
   - A. 细胞增殖
   - B. 细胞分化
   - C. 细胞衰老
   - D. 细胞癌变

5. 下列不是细胞分化特点的是(　　)
   - A. 普遍性
   - B. 稳定性
   - C. 可逆性
   - D. 特异性

6. 胚胎发育过程中细胞潜能变化顺序是(　　)
   - A. 全能→多能→单能
   - B. 多能→全能→单能
   - C. 单能→多能→全能
   - D. 多能→单能→全能

**二、分析题**

1. 分析细胞衰老的特征。
2. 列举细胞分化的特征及影响因素。
3. 分析细胞凋亡的特征。

(张新明)

# 第七章

# 医学遗传学概述

　　遗传性疾病构成了人类疾病的一个重要组成部分,据资料显示:人类群体中 20% ~ 25% 的人患有不同种类、不同程度的遗传相关疾病,每个人平均是 4 ~ 8 种有害基因的携带者。许多严重危害人类健康的常见病、高发病,例如:恶性肿瘤、糖尿病、冠心病、动脉粥样硬化、高血压和精神分裂症等现在已被证实与遗传因素密切相关。事实上,个体的生长、发育过程一直受基因的表达调控,在此意义上说,一切疾病都受遗传因素的影响。医学遗传学是遗传学知识在医学领域中的应用,而医学遗传学的理论和实践又丰富和发展了遗传学。

## 第一节　医学遗传学的概念及研究范围

　　医学遗传学(medical genetics)是专门研究人类疾病和遗传的关系的科学,通过研究人类疾病的发生、发展与遗传因素的关系,提供诊断、预防和治疗遗传病、与遗传有关疾病的科学根据及手段,改善人类健康水平,提高人口素质。

### 一、医学遗传学研究对象和任务

　　医学遗传学的研究对象是人类,主要研究人类病理性状的遗传规律及其物质基础。医学遗传学的任务在于揭示各种遗传性疾病的遗传规律、发病机制、诊断和防治措施,其目的是为了降低人群中遗传病的发生率,提高人类的健康素质。因此,医学遗传学也可以说是一门由"遗传病"这一纽带把遗传学和医学结合起来的边缘学科。医学遗传学不仅与生物化学、微生物及免疫学、病理学、药理学等基础医学密切有关,而且已渗入各临床学科之中。

　　从医学科学的发展来看,未来的医学工作者应该具有利用医学遗传学原理研究遗传性疾病的发生机制,并具有从医学遗传学的角度探讨遗传性疾病的诊断、治疗和预防的基本思路和基本手段。未来的医学工作者应致力于把握所有疾病与遗传的关系,把着眼点从狭隘的遗传病扩展到针对绝大多数疾病的遗传学分析中来。在面向 21 世纪的医学发展中,医学遗传学是医学教育中不可缺少的一门学科,这并不仅仅是传授知识的需要,重要的是让学生能具备宏观的研究疾病的观点和方法,具备正确的思维方式,并指导其医学实践。

### 二、医学遗传学研究范围和分科

　　20 世纪 50 年代以来,随着细胞遗传学、生物化学、分子遗传学、免疫学等研究技术的飞速发展,大大推动了医学遗传学的研究。当前,人类性状与遗传、人类疾病与遗传等的研究已渗透到基础医学以及临床医学各学科。在分子、细胞、个体和群体等各个层次所进行的医学遗传学研究均已取得了丰硕的成果，从理论和实践上又丰富和发展了遗传学。随着其研究范围逐渐扩展，医学遗传学已成为一门由多个分支学科构成的综合性学科。根据不同的研究角度可将医学遗传学的研究范围分为以下几类见表7-1。

**表7-1　医学遗传学的分支学科**

| 分类方法 | 分支学科名称 | | 分类方法 | 分支学科名称 | |
|---|---|---|---|---|---|
| 从研究的技术层次分 | 医学细胞遗传学 | medical cytogenetics | 从与其他学科的结合情况分 | 肿瘤遗传学 | cancer genetics, oncogenetics |
| | 人类生化遗传学 | human biochemical genetics | | 药物遗传学 | pharmacogenetics |
| | 医学分子遗传学 | medical molecular genetics | | 免疫遗传学 | immunogenetics |
| | 分子细胞遗传学 | molecular cytogenetics | | 遗传毒理学 | genetic toxicology |
| | 人类基因组学 | human genomics | | 生态遗传学 | ecogenetics |
| | 后基因组学 | postgenomics | | 辐射遗传学 | radiation genetics |
| 从研究的对象和范围分 | 临床群体遗传学 | clinical population genetics | | 发育遗传学 | developmental genetics |
| | 体细胞遗传学 | somatic cell genetics | | 行为遗传学 | behavior genetics |
| | 基因工程 | genetic engineering | | 优生科学 | healthy birth science |

# 第二节　遗传性疾病概述

## 一、遗传病的概念和特征

因遗传因素而罹患的疾病称为遗传性疾病(genetic disorder)或简称遗传病(inherited disease)。遗传因素可以是生殖细胞或受精卵内遗传物质的结构和功能的改变，也可以是体细胞内遗传物质结构和功能的改变。根据定义，遗传病具有以下几方面特征。

**1. 遗传物质的改变**　这是遗传病不同于其他疾病的主要依据，是遗传病的根本属性。细胞内遗传物质的改变方式主要有基因突变和染色体畸变两大类。遗传物质的改变可以发生在生殖细胞或受精卵内，形成基因病和染色体病，也可以发生在体细胞内并传给子细胞，形成体细胞遗传病，如肿瘤。线粒体内基因的突变也被认为是细胞内遗传物质的改变，形成线粒体遗传病。

**2. 垂直传递**　在遗传病中，生殖细胞或受精卵的遗传物质发生改变可以传给下代，具有垂直传递的特征。因为，遗传病传递的并非是现成的疾病，而是遗传物质。但不是每个遗传病的家系中都可观察到垂直传递的现象，因为有的患者是首次突变产生的病例，是家系中的首例；有些遗传病特别是染色体异常的患者，由于活不到生育年龄或不育，以致观察不到垂直传递的现象；还有些类型的遗传病在系谱中表现为散发病例。在体细胞遗传物质突变基础上造成的体细胞遗传病，一般并不在上下代之间垂直传递。

**3. 终生性**　大多数遗传病目前尚不能改变异常的遗传物质基础，因此终生难以治愈。但积极的防治有可能防止发病或改善临床症状。

**4. 先天性**　临床上一般将婴儿出生就表现出来的疾病称为先天性疾病。大多数遗传病具有先天性的特征，说明遗传病的致病基因或染色体异常在出生前即已表达，如：多指、唇裂、脊柱裂、白化病以及唐氏综合征等。但不是所有的遗传病都是先天性的，有不少遗传病出生时毫无症状，要到一定年龄才发病，如肌营养不良症须到儿童期发病，Huntington舞蹈病一般发病于25～45岁，痛风好发于30～35岁。反过来理解，先天性疾病也不一定都是遗传病，如胎儿在宫内感染天花造成出生时脸上有瘢痕；母亲怀孕早期感染风疹病毒致使胎儿患有先天性心脏病；孕妇服用反应停引起胎儿先天畸形等,这些先天性疾病就不是遗传造成的。

**5. 家族性** 家族性疾病是指表现出家族聚集现象的疾病,即一个家庭中有 2 个以上成员罹患疾病。遗传病由于共同的致病基因继承而往往表现有发病的家族聚集性,如上述的 Huntington 舞蹈病常表现为在亲代与子代间代代相传。但不是所有的遗传病都表现为家族性,例如一些常染色体隐性遗传病,如白化病就看不到家族聚集现象而常常是散发病例。反过来理解,尽管大多数的遗传病表现有家族性,但家族性疾病并非都是遗传病。例如夜盲症是由于饮食中长期缺乏维生素 A 引起的。如果同一家庭饮食中长期缺乏维生素 A,则这个家庭中的若干成员就有可能出现夜盲症。这一类家族性疾病是由共同环境条件的影响而形成的,并不是出自遗传因素,如果在饮食中补充足够的维生素 A 后,全家病员的病情都可以得到改善。所以说,由于维生素 A 缺乏所引起的夜盲症,尽管表现有家族性,但它不是遗传病。

## 二、遗传病的分类

根据遗传物质的改变方式的不同,可将遗传病分为以下 5 类。

**1. 单基因病**(single gene disease) 是由单个基因突变所引起的疾病,呈孟德尔式遗传。目前,已认识的单基因病达 6000 种以上。根据致病基因是位于常染色体上还是 X 染色体或 Y 染色体上,是显性还是隐性,单基因遗传病又可分为以下几类:①常染色体显性遗传病;②常染色体隐性遗传病;③X 连锁显性遗传病;④ X 连锁隐性遗传病;⑤ Y 连锁遗传病。

**2. 多基因病**(polygenic disease) 是由多对微效基因和环境因素双重影响所引起的一类疾病,由于病因复杂又称为复杂性疾病(complex disease)。这类疾病都是一些常见病和高发病,它们的发病率一般高于 1/1000。多基因病有家族聚集现象,但没有单基因病那样明确的家系传递格局。

**3. 染色体病**(chromosome disease) 是由染色体的数目或结构异常而引起的一类疾病。由于染色体畸变往往涉及多个基因,所以常表现出复杂的临床综合征。除部分特殊的染色体结构畸变外,染色体病一般不在家系中传递。目前已知的染色体病有三百多种。新生儿中染色体病的发生率约为 7‰,在妊娠头 3 个月的自发流产中,染色体畸变约占一半以上。

**4. 线粒体遗传病**(mitochondrial genetic disease) 是由线粒体内的 DNA 突变所引起的疾病。线粒体中所含 DNA 是独立于细胞核染色体外的遗传物质,称线粒体基因组。由于在精子和卵子受精形成受精卵时,只有极其少量的精子细胞质参与,故线粒体的突变基因在绝大多数的情况下由卵子传递给后代,呈现为母系遗传(matrilinear inheritance)。已知人类有的神经系统疾病和神经肌肉疾患与线粒体 DNA 突变有关。

**5. 体细胞遗传病**(somatic cell genetic disease) 是由体细胞内遗传物质改变所产生的疾病。这类遗传病一般不向后代传递,但随着细胞分裂增殖,可产生具有同样遗传物质改变的子细胞。例如,各种肿瘤的发病都涉及特定组织细胞中的染色体或癌基因、抑癌基因的变化,故肿瘤属于体细胞遗传病。

# 第三节 医学遗传学研究的技术与方法

尽管医学遗传学是遗传学中的一个分支学科,但其研究方式和研究方法却与普通遗传学的常规方式显著不同,其根本原因是医学遗传学以人类的疾病为研究对象,毕竟与研究其他生物有完全不同的特点。经典遗传学家的常规实验手段就是设计和实施各种不同类型的杂交,然后再根据杂交后代的统计分析,来揭示各种遗传方式和遗传规律。但是对于普通遗传学研究的基本实验条件在研究人类遗传时都难以实现,这是因为:其一,人类的个体之间遗传背景差别往往较大,又不可能人为制造人类"无性繁殖系"和"纯系"作为实验材料;其二,不可能按照人为设计去对人类进行实验性婚配,显然那是违背人类法律和伦理道德的;其三,人类所生活的社会环境也不受遗传学家所控制和支配;其四,人类世代交替周期太长(约20年才一代),世代之间繁衍的后代数量太少(一个至十几个),难以满足统计上的数量要求。因此,我们翻开遗传学发展的历史就可知道,经典遗传学家们偏爱的研究对象是豌豆、玉米、果蝇、小鼠、线虫、红色链孢真菌和大肠埃希菌,而偏偏不是人类自己。正因如此,医学遗传学的研究相对起步较晚,但目前已逐渐形成了一整套有别于普通遗传学的研究方法,这些方法对于阐明人类自身病因不明的疾病的遗传基础具有重要的作用。其主要方法如下。

**1. 群体筛查法**　选定某一人群,采用简便、精确的方法对某种疾病进行普查。这种普查需在一般人群和特定人群(如患者亲属)中进行。通过患者亲属的发病率与群体发病率的比较,如果患者亲属的发病率高于一般人群,而且发病率还表现为一级亲属(父母、同胞、子女)大于二级亲属(祖父母、孙子女、叔舅姨姑、侄甥),二级亲属大于三级亲属(堂表兄妹、曾祖父母等),三级亲属大于一般人群,则表明遗传继承关系影响该病发生,可以认为该病有遗传基础。为了排除同一家庭成员的共同生活环境对发病的影响,可将血缘亲属与非血缘亲属加以比较,此时具有遗传基础的疾病血缘亲属发病率高于非血缘亲属。

**2. 系谱分析**　系谱分析是遗传病分析的常用方法。通常在初步确认一种病可能是遗传病后,对患者家族成员的发病情况进行全面调查,绘成系谱,根据系谱特征进行分析往往可以确定单基因病的遗传类型和方式。如果不具备单基因病的遗传特点,而比较患者一级亲属的发病率和一般群体的发病率,符合 Edward 公式 $f=\sqrt{p}$,则可认为这种病有多基因遗传基础。

**3. 双生儿分析法**　这是人类遗传学的一种特殊研究方法,双生可以分为两类:即单卵双生和双卵双生。单卵双生因为是一个受精卵分裂成两个胚胎而发育成的个体,所以他(她)们的遗传基础和遗传特征相同,性别一致,表型也极为相似;而双卵双生只不过是同时受孕的两个受精卵分别发育成的两个个体,所以他们的遗传基础和遗传特征像一般同胞一样,仅有某些相似。通过比较单卵双生儿和双卵双生儿某疾病发生的一致性,可以估计该疾病是否有遗传基础。如果单卵双生的发病一致性远高于双卵双生,则表明这种疾病与遗传有关;如果两者差异不显著,则表明这种疾病与遗传因素没有直接关系。例如,精神分裂症单卵双生儿发病的一致率为80%,双卵双生儿发病的一致率为13%,则可以认为精神分裂症的发生有遗传基础。因此人类遗传学利用对双生儿的调查,可有效地分析鉴别某种疾病或性状是否由遗传因素所决定,此外,对同卵双生儿在不同的哺养条件下的情况调查有助于分析判断遗传因素以及环境因素分别对某种表现型的形成起作用的大小。

**4. 染色体分析**　人类的遗传疾病中有一类是染色体病。染色体病是由染色体数目异常或结构异常所引起的,这些畸变都可以通过染色体检查来鉴别。对多发性畸形、体格或智力发育不全的患者、孕早期反复流产的妇女,经过染色体检查、核型分析,可以确认其是否存在染色体异常的病因。

**5. DNA 分析**　就目前的研究水平和技术手段而言,致病基因的定位与克隆是首要的任务,因为只有真正从基因组中彻底分离出致病基因,才能从根本上研究遗传病的病理基础,并找出相应的预防和治疗对策。随着对遗传病研究的不断深入,学者发现不同遗传病的遗传方式、发病率都有着巨大的差别,因此在致病基因的分离方法与策略上也有所区别。早期对遗传病的研究主要是所谓的功能克隆。然而迄今为止发现的六千多种单基因病绝大多数基因产物不明,这种策略在大多数情况下无法奏效,因此位置克隆的方法应运而生,或称逆向遗传学。随着人类基因组研究的日新月异,多态遗传标志的覆盖已经越来越密集,为遗传病致病基因的克隆提供了极大的方便,此时基因的定位成为致病基因克隆的关键。在缺乏任何遗传病相关 DNA 序列信息的情况下,应用最多的是定位方法是连锁分析。相对于单基因疾病致病基因的定位,多基因疾病相关基因的定位相当困难。目前一种不依赖于遗传模式的非参数连锁分析法被认为是多基因疾病的理想分析法，即患病同胞对法，其研究对象是各家系中的患病同胞对，并寻找共同出现概率超过 1/4 的遗传标志，则该标志本身或其周围存在疾病相关基因。由于多基因疾病致病因素的复杂性，易感基因的克隆只是揭示疾病发生机制的开端，其致病机制要通过基因之间及基因与环境之间相互作用的网络结构模式来研究。

**6. 种族差异比较**　种族是在繁殖上隔离的群体，也是在地理和文化上相对隔离的人群。各个种族的基因库（群体中包含的总的遗传信息）彼此不同。如果某种疾病在不同种族中的发病率、临床表现、发病年龄和性别、并发症有显著差异，则应考虑该病与遗传密切有关。例如中国人的鼻咽癌发病率在世界上居首位。在中国出生侨居美国的华侨鼻咽癌发病率比当地美国人高 34 倍。当然，不同种族生活的地理环境、气候条件、饮食习惯、社会经济状况等方面也各不相同，故在调查不同种族发病率及发病情况时，应严格排除这类环境因素的影响。

其他人类遗传病的研究方法还有疾病组分分析，伴随性状研究和动物模型等。医学遗传学研究虽起步较晚，但到 20 世纪 60～70 年代，在分子生物学技术兴起的促进下，医学遗传学研究迅猛发展，到 80 年代后来居上，已经跃升成为生命科学领域中的前沿学科和领头学科。随着人类基因组图谱绘制完成以及功能基因组计划的全面展开，所有基因都将被准确定位，基因在细胞水平的功能和整体水平的效应也可望逐步得到阐明，这就使得遗传病的病理机制研究更加方便快捷。可以毫不夸张地说，现在的医学遗传学研究成果和各种先进技术手段，正在有力地带动整个生命科学飞速发展。

目前，医学的发展正走向基因组医学时代。由基因组医学推动的临床医学研究，将从结构基因组，功能基因组和蛋白质组水平上认识疾病；从基因和环境相互作用水平上研究疾病；通过疾病基因组实现早期诊断、预防和治疗疾病；通过药物基因组、环境基因组深入到个体化医疗。新世纪的医学将是循证的、个体化的系统医学。系统生物学将成为新世纪医学发展的核心驱动力。基因芯片亦称微阵进入临床运用时，不仅可以进行高效的分子诊断，而且可以鉴定每个人基因组的表达格局，即解读基因组的生物学密码。临床医生可以根据每个人的生物学密码，制订个人特异的治疗方案；临床医生还可以根据每个人的生物学密码判断多基因复杂病的发病风险，通过改进生活方式防止发病，使医疗服务从治病走向防病。随着更多位点的致病基因和易感基因被揭示，基于靶点的药物设计和筛选必将加快药物发现、发展的过程，而体细胞基因治疗将可能成为临床疾病的常规疗法。我们还应该充分重视基于遗传和环境流行病学的公共卫生事业，因为它强调的是预防，会影响到一大群人，甚至整个社会。

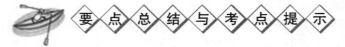

1. 医学遗传学的概念及其研究范围。
2. 遗传病的概念及其特征。
3. 医学遗传学研究的常用技术和方法。

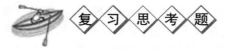

分析题

1. 遗传病与先天性疾病、家族性疾病有什么区别？
2. 试从遗传病对人类的危害角度，讨论遗传、环境

与优生的关系。

3. 分析医学遗传学的发展趋势。

（贲亚琍）

# 第八章

# 遗传的分子基础

自从 20 世纪初孟德尔遗传定律被重新发现开始,人们便开始对孟德尔所提出的"遗传因子"的本质进行了大量探索。1902 年美国生物学家萨顿和鲍维里通过观察认为孟德尔"遗传因子"与配子形成和受精过程中的染色体行为具有平行性,并预测"遗传因子"位于染色体上。随后,遗传学家摩尔根(T. H. Morgan)通过长期严谨的果蝇杂交实验,确定了基因位于染色体上,使遗传学获得了巨大地发展。直到 1944,艾弗里对肺炎双球菌体外转化实验进行了深入研究,并最终证实了遗传的物质基础是染色体上的 DNA。1953 年,沃森和克里克提出 DNA 的双螺旋结构模型,揭示了 DNA 的分子组成和结构特点,为揭示基因的本质并研究其功能奠定了基础。大量事实证明,生命的遗传信息储存于 DNA 分子的序列中,是遗传和变异的物质基础,DNA 通过指导蛋白质合成来控制细胞代谢、生长、增殖和分化,保证了生命的延续。随着科学研究的深入,人们对遗传的本质及其信息传递过程有更深入的了解,为阐明疾病发生的机制并通过遗传学手段来治疗和预防疾病奠定基础。

## 第一节 核酸和蛋白质

### 一、核 酸

核酸广泛存在于所有生物体内,是细胞中重要的生物大分子,也是染色体的重要组成部分。核酸作为生物体遗传信息的携带者和传递者,决定了生物物种的遗传和变异,并与生物体的生长、发育和繁殖密切相关。

#### (一)核酸的化学组成

不同的核酸,其化学组成不同。根据核酸的化学组成不同可以分为脱氧核糖核酸(DNA)和核糖核酸(RNA)。其中 DNA 是储存、复制和传递遗传信息的主要物质基础,而 RNA 则在蛋白质合成过程中发挥重要作用。

核酸是由核苷酸单体聚合而成的大分子化合物,其中组成 DNA 的单体称为脱氧核糖核酸,组成 RNA 的单体称为核糖核酸。每分子核酸分别由一分子戊糖、一分子磷酸和一分子含氮碱基组成(图 8-1)。DNA 和 RNA 的区别主要在于组成其戊糖和含氮碱基不同,其中 DNA 中含有的是脱氧核糖(deoxyribose),RNA 含有的是核糖(ribose)。核酸中的含氮碱基分为两大类,即嘌呤和嘧啶,嘌呤包括腺嘌呤(adenine,A)和鸟嘌呤(guanine,G),这两种嘌呤同时存在于 DNA 和 RNA 中;而嘧啶则包括胞嘧啶(cytosine,C)、胸腺嘧啶(thymine,T)和尿嘧啶(uracil,U),其中

DNA 和 RNA 中都含有 C,而 U 只存在于 RNA 中,T 只存在于 DNA 中,从而分别形成四种脱氧核糖核酸和核糖核酸。DNA 中的四种脱氧核糖核酸分别是:腺嘌呤脱氧核酸(dAMP)、鸟嘌呤脱氧核酸(dGMP),胞嘧啶脱氧核酸(dCMP)和胸腺嘧啶脱氧核酸(dTMP);RNA 中的四种核糖核酸分别是:腺嘌呤核酸(AMP)、鸟嘌呤核酸(GMP),胞嘧啶核酸(CMP)和尿嘧啶核酸(UMP)。

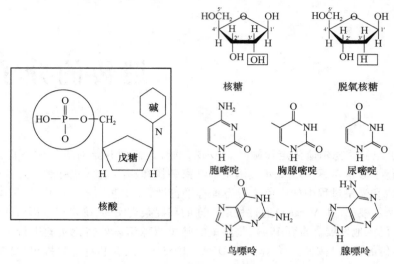

图 8-1　核酸分子的结构及组成成分

每个核苷酸中的戊糖的 1′碳位通过糖苷键与含氮碱基连接形成核苷,核糖核苷的核糖有 3 个自由的羟基,脱氧核糖核苷的脱氧核糖只有 2 个自由羟基,一般生物体的核苷中只有戊糖的 5′碳位羟基与磷酸形成酯键。生物体内游离存在的核苷酸都是 5′-核苷酸,其中又以 5′-三磷酸腺苷酸(5′-ATP)含量最多。

> **临床联系** ▶▶
>
> 　　5′-腺苷三磷酸(ATP)是细胞的储能物质,是机体内进行各种生理、生化活动所需能量的直接供给者。医疗上,ATP 用于治疗肌肉萎缩、肌无力、耳鸣、急慢性肝炎,肾炎,并与辅酶 A、细胞色素 C 配伍用于危重患者的急救等。5′-胞苷三磷酸(CTP)在体内参与磷脂类的生物合成。磷脂类是神经组织的重要成分,临床上,CTP 用于治疗脑外伤,神经损伤所致的意识障碍。

### （二）核酸的分子结构

核酸是由大量单核苷酸通过 3′,5′磷酸二酯键重复相连接形成的多聚核苷酸链。连接的方式为:一个核苷酸的戊糖 3′碳位的羟基与另一个核苷酸戊糖 5′碳位的磷酸形成 3′,5′磷酸二酯键,从而将核苷酸聚合成长链结构,在核酸的两端分别形成一个 3′末端和一个 5′末端。

**1. DNA 的结构和功能**

（1）DNA 的结构

1）DNA 一级结构:脱氧核苷酸通过 3′,5′磷酸二酯键连接而成的多聚脱氧核苷酸链称为 DNA 的一级结构。DNA 的序列通常用碱基的符号来表示,虽然组成 DNA 的脱氧核苷酸只有四种,但通过不同的组合方式能形成丰富的 DNA 分子,所以不同 DNA 的差异主要取决脱氧核苷酸的数量及排列顺序。

2）DNA 二级结构:DNA 的二级结构是指在多聚脱氧核苷酸链的基础上通过分子之间的相互作用力而形成的空间结构。1953 年,沃森和克里克(J. D. Watson 和 F. H. C. Crick)依据 X 射线衍射数据和 Chargaff 法则等 DNA 研究工作,建立了一个 DNA 分子的三维模型,称为 DNA 双螺旋结构模型(图 8-2)。

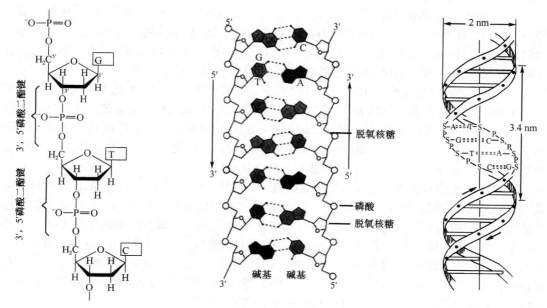

图 8-2 DNA 双螺旋结构模型

双螺旋结构的特点如下:①DNA 分子由两条反向平行的脱氧核苷酸链组成,两条链围绕同一中心轴缠绕,形成一个右手的双螺旋。其中一条链的方向是 3′→5′,另一条链的方向是 5′→3′。②多聚核苷酸链中交替排列的脱氧核糖和带负电荷的磷酸基团位于外侧,构成双螺旋的基本骨架,糖环平面与双螺旋中心轴平行。两条链上的嘌呤碱基与嘧啶碱基堆积在双螺旋的内部,碱基平面与双螺旋中心轴垂直。③两条脱氧核苷酸链之间严格按照碱基互补原则进行连接,其中一条链上的碱基通过氢键与另一条链上的碱基有规律的配对,即 G 与 C 配对,形成三个氢键(G ≡ C),A 与 T 配对,形成两个氢键(A = T)。④双螺旋的平均直径为 2nm,相邻碱基对的距离为 0.34nm,每一个螺旋含有 10 个碱基对,其螺距为 3.4nm。由于碱基对的堆积和戊糖-磷酸骨架的扭转,导致螺旋的表面形成两条不等宽的凹陷,宽而深的部分叫大沟;窄而浅的部分称之小沟。具有特定功能的蛋白质(酶)能够识别它们并调节 DNA 双螺旋结构上的遗传信息。

DNA 双链之间的相互作用力保证了双螺旋结构的稳定,其中主要包括疏水相互作用、碱基堆积力、氢键和静电排斥力等。

3)DNA 三级结构:DNA 分子在二级结构的基础上能够通过扭曲和折叠形成特定的构象,称为 DNA 的三级结构,包括依靠自身分子作用形成的折叠和螺旋以及相互作用形成的聚合体等,其中超螺旋就是 DNA 三级结构的主要形式。

(2)DNA 的功能:主要包括储存遗传信息,自我复制以及基因的表达等。

1)储存遗传信息:DNA 中碱基的组成决定了生物体的遗传信息,虽然组成 DNA 的碱基只有 4 种,但是其数量和顺序的变化决定了 DNA 分子的多样性和复杂性。如某一段 DNA 含有 20 个碱基对,则碱基就有 $4^{20}$ 种不同的排列方式,这预示着 DNA 分子能够储存极为丰富的遗传信息,形成多样的生命形式,而且生命的遗传和变异也是通过核苷酸数量和排列顺序的维持和变化来实现的。

2)DNA 的复制:DNA 复制是指在细胞分裂的间期,DNA 双链以亲代 DNA 分子为模板合成子代 DNA 链的过程。通过 DNA 复制,细胞把其中的遗传信息传递给子细胞,从而保证遗传物质的连续性和相对稳定性。DNA 的复制有两个特点,即半保留复制和半不连续复制。

DNA 复制时,首先在解旋酶的作用下局部解旋,然后分别以两条链为模板,以脱氧核苷酸为原料,在 DNA 聚合酶作用下,按碱基互补配对原则合成子链,每条子链与其所对应的母链相互盘绕成双螺旋,形成新的 DNA 分子。这样,在新合成的两条子代 DNA 链中,只有一条链是新合成的,而另外一条链来自亲代 DNA,这种复制方式称为半保留复制。

另外,在 DNA 复制过程中,DNA 聚合酶方向只能是按照 5′→3′方向催化 DNA 合成,当以 3′→5′链为模板时,新合成的 DNA 按 5′→3′方向连续复制,合成较快,称为前导链;当以 5′→3′为模板时,不能按 5′→3′方向连续合成,只能先按 5′→3′合成若干冈崎片段,然后在 DNA 连接酶的作用下将这些片段连接起来,这条链的复制较慢,称为后随链。因此,在 DNA 复制时,一条链的复制是连续的,一条链的复制是不连续的,故称为不连续复制。

**2. RNA 的结构和功能** 绝大多数生物的遗传信息都是以 DNA 的形式存储,但也有部分生物(如 RNA 病毒)是以 RNA 的形式存在。RNA 最主要的作用是作为 DNA 和蛋白质之间的信息载体,将 DNA 中的遗传信息转变成具有特定功能的蛋白质,从而实现相应的功能。RNA 分子是由多个核糖核苷酸通过 3′、5′磷酸二酯键连接而成的长链结构,一般以单链形式存在,也可通过自身的折叠形成局部双链。RNA 的碱基配对方式与 DNA 相似,其中 A 与 U 配对,G 与 C 配对。根据结构和功能的不同,可以将 RNA 分为三种类型:转运 RNA(transfer RNA,tRNA),核糖体 RNA(ribosomal RNA,rRNA),信使 RNA(messenger RNA,mRNA)。

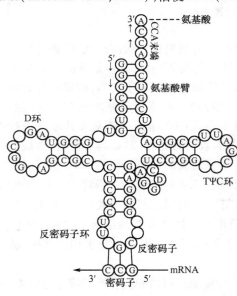

图 8-3 tRNA 二级结构

tRNA 的分子较小,主要作用是转运活化了的氨基酸,参与蛋白质的生物合成。tRNA 分子通过部分碱基通过配对折叠成"三叶草"形的结构(图 8-3),包括 3 个环:即 D 环(二氢尿嘧啶环),反密码子环和 TΨC 环(假尿嘧啶核苷-胸腺尿嘧啶核糖核苷环);4 个臂:即 D 臂(与 D 环连接的臂)、反密码子臂(与反密码环连接)、TΨC 臂(与 TΨC 环连接)和氨基酸接受臂,另外在反密码子臂与 TΨC 臂之间有一个可变区。其中氨基酸接受臂位于 tRNA 分子的顶端,其 3′末端含固定顺序的碱基 CCA,可以连接活化的氨基酸;反密码子环与氨基酸接受臂相对应,其中有 3 个碱基与 mRNA 上的密码子相互补,称为反密码子,反密码子对密码子的配对保证了 tRNA 对 mRNA 中密码子的识别。在 tRNA"三叶草"二级结构的基础上,tRNA 折叠形成空间构型呈"倒 L"的三级结构,反密码环和氨基酸臂分别位于倒 L 的两端(图 8-4)。

tRNA 的主要作用是在蛋白质合成过程中,将氨基酸转运到核糖体的特定位置上,在 mRNA 的指导下合成蛋白质。tRNA 在转运氨基酸时具有严格的选择性,即一种 RNA 只能识别和转运一种氨基酸。

mRNA 是单链结构,与 DNA 中的序列相对应,传递其中储存的遗传信息。mRNA 作为蛋白质合成的模板,决定了肽链的氨基酸排列顺序。mRNA 主要存在于生物的细胞质及某些细胞器(如线粒体和叶绿体)中。

rRNA 是细胞中含量最多的 RNA,约占 RNA 总量的 80% 以上,rRNA 的分子量较大,结构复杂,与蛋白质结合构成核糖体的骨架。核糖体是蛋白质的合成场所,所以 rRNA 作为核糖体的重要组分参与蛋白质的生物合成。

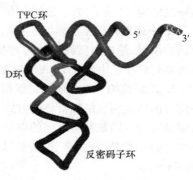

图 8-4　tRNA 三级结构

# 二、蛋　白　质

生命的遗传信息储存在 DNA 中,然后通过 RNA 传递给蛋白质,从而实现各种生命活动。蛋白质是构成生命的最基本物质之一,它是由一条或数条多肽链折叠而成的生物大分子,在生命活动过程中起着各种生命功能执行者的作用。

## (一)蛋白质的化学组成

蛋白质主要由 C、H、O、N 组成,还可能含有 P、S、Fe 等,其中 N 的含量基本保持在 16% 左右。组成蛋白质的基本单位是氨基酸,氨基酸通过脱水缩合形成肽链,然后再进一步折叠形成蛋白质;蛋白质的氨基酸序列是由相应 DNA 的脱氧核苷酸序列所决定的。自然界中的蛋白质通常由二十多种氨基酸组成,这些氨基酸通过种类、数量和排列顺序的改变形成不同的蛋白质。

氨基酸都有着共同的结构骨架,每个氨基酸分子在第一位碳原子($\alpha$-碳原子)上连接有一个氨基(—NH$_2$),一个羧基(—COOH),一个氢原子(—H)和一条侧链(—R),氨基酸的差别主要在侧链(简称 R 基)的不同。氨基酸是一种两性电解质,根据侧链极性的不同可以将其分为四类:带负电荷的酸性氨基酸、带正电荷的碱性氨基酸、不带电荷的中性极性氨基酸和不带电荷的中性非极性氨基酸。

在蛋白质分子中,一个氨基酸的羧基与另一个氨基酸的氨基通过脱水缩合形成共价键(—CO—NH—),称为肽键(图 8-5)。不同数量的氨基酸通过肽键连接起来,形成肽链,在肽链两端分别形成自由的 $\alpha$-氨基或 $\alpha$-羧基,称为氨基末端(N-末端)或羧基末端(C-末端)。最简单的肽由两个氨基酸组成,称为二肽,由多个氨基酸依次缩合而成的肽链称为多肽,多肽是由核糖体合成。多肽链中的氨基酸由于形成肽键时脱水,称为氨基酸残基。在蛋白质中,某些氨基酸残基还可以被翻译后修饰而发生化学结构的变化,从而对蛋白质进行激活或调控。

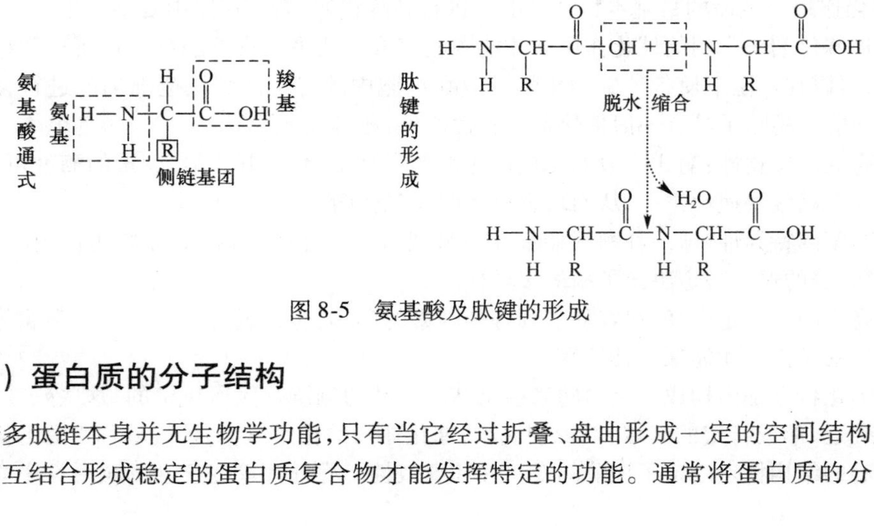

图 8-5　氨基酸及肽键的形成

## (二)蛋白质的分子结构

单个多肽链本身并无生物学功能,只有当它经过折叠、盘曲形成一定的空间结构并与其他多肽链相互结合形成稳定的蛋白质复合物才能发挥特定的功能。通常将蛋白质的分子结构分为一级结构、二级结构、三级结构和四级结构。

**1. 一级结构**　蛋白质的一级结构是指多肽链中氨基酸残基的数量、种类、排列顺序以及二硫键的位置,是蛋白质高级结构的基础。蛋白质的一级结构是通过肽键来维持的,其氨基酸残基的排列顺序是由相应 DNA 中碱基的序列决定的。

**2. 二级结构**　蛋白质的二级结构是指某一段多肽链在一级结构的基础上通过相互作用沿一定方向形成的盘绕和折叠的方式。维持蛋白质二级结构的主要作用力是主链分子间的氢键,氢键是通过不同氨基酸之间的羰基氧($C\!=\!\!O$)和酰胺氢($N\!-\!H$)相互作用形成的。蛋白质二级结构包括 α-螺旋、β-折叠、β-转角以及无规则卷曲等,其中常见的有 α-螺旋(α-helix)和 β-折叠(β-sheet)。

α-螺旋:是由多肽链中相临近的氨基酸残基之间通过氢键自发形成的,多肽链主链围绕中心轴形成右手螺旋,氢键的方向与螺旋长轴基本平行,侧链位于双螺旋外侧,螺旋每隔 3.6 个氨基酸残基上升一圈,螺距为 0.54nm。

β-折叠:是由两条以上肽链或一条肽链内的若干肽段平行排列,通过链间的氢键交联而成。β-折叠中的氢键与肽链基本垂直,各肽键平面折叠成锯齿状结构,侧链 R 基团交错位于锯齿状结构上下方。

**3. 三级结构**　蛋白质的三级结构是指在二级结构基础上进一步卷曲折叠形成特定空间构象的球状分子结构。蛋白质的三级结构是靠链间,特别是其侧链间的相互作用而使其保持稳定的,这些作用力包括疏水键、氢键、二硫键、范德华力和离子键。疏水键是其中最主要的作用力。

**4. 四级结构**　是指具有两条或者两条以上多肽链的蛋白质,其三级结构之间通过次级键相互作用而形成的空间结构。其中每个三级结构称为蛋白质的亚基,亚基之间以非共价键相连接。一般单个的亚基并不具备生物活性,只有当所有的亚基组合到一起形成完整的空间结构才能使蛋白质具备特定的功能。

## （三）蛋白质的功能

蛋白质结构的复杂性决定它在生命活动中的重要性,蛋白质在细胞中发挥多种多样的功能,涵盖了细胞生命活动的各个方面。

**1. 结构支持和保护功能**　蛋白质是构成细胞的主要成分,在生物组织中起机械支持作用,给生物结构以强度及保护,如骨、结缔组织以及具有覆盖保护功能的毛发、皮肤、指甲等组织主要是由胶原、角蛋白、弹性蛋白等组成。

**2. 催化作用**　生命的最基本特征是能够进行新陈代谢,新陈代谢中复杂的生化反应几乎都需要在生物催化剂——酶的催化作用下才能顺利完成。几乎所有的酶都是由蛋白质构成,通过酶的作用,可以在常温下使各种生物化学反应在细胞中的特定区域快速准确的进行,从而保证机体正常功能。酶除了具有一般催化剂的特性之外,还具以下特征。

（1）高效的催化性:酶比一般的无机催化剂效率高出 $10^7 \sim 10^{13}$ 倍,少量的酶就可以催化体内的生化反应高效快速地进行,从而保证机体的新陈代谢。

（2）高度的特异性:即一种酶只能催化一种或者一类化学反应,这种被酶作用的物质称为该酶的底物,酶的这一特定决定了酶的多样性。

（3）高度的不稳定性:酶很容易受到各种因素的影响,包括温度、酸碱度、重金属等,所以酶需要在适当的条件下才能保持其活性。

酶的催化特点是由构成酶蛋白的某些氨基酸残基的侧链基团所决定的,这些残基通过空间折叠相互接近,形成特定的区域,以识别底物,催化体内的化学反应,该区域称为酶的活性中心。酶活性中心的结构特点决定了该酶的专一性和高效性。另外环境变化会影响活性中心的构象,造成酶的不稳定性。

**3. 传递和运输功能** 在生命活动过程中的信各种息需要通过蛋白质进行传递,而许多物质的运输也是由各种专一的蛋白质来完成的。如神经纤维蛋白起到传导神经兴奋的作用,血红蛋白是转运氧气和二氧化碳的工具。

**4. 运动功能** 某些蛋白质通过构象的改变实现收缩的能力,从而产生运动。如肌肉的收缩主要是由肌动蛋白和肌球蛋白来完成,细菌中鞭毛蛋白的收缩引起鞭毛的摆动,细胞的有丝分裂和减数分裂则是通过微管蛋白等实现的。

**5. 免疫和防御功能** 生物体拥有的大部分自我保护手段是靠蛋白质来执行的。如免疫反应中的抗体即是一类高度专一的蛋白质,能够抵御外来有害物质的侵袭。另外溶菌酶、干扰素等,也担负着防御和保护功能。

**6. 调节功能** 蛋白质通过激素、受体和一些调节因子等调节生命活动,如内分泌系统产生的激素蛋白,在代谢调节,生长发育等生命过程中起着重要的作用。

除此之外,蛋白质还具有营养和储存、能量供给、信息传递以及修复等功能。

> **临床联系** ▶▶
>
> 许多纯蛋白质制剂是有效的药物,例如胰岛素、人丙种球蛋白和一些酶制剂等。在临床检验方面,测定有关酶的活力和某些蛋白质的变化可以作为一些疾病临床诊断的指标,例如乳酸脱氢酶同工酶的鉴定可以用作心肌梗死的指标,甲胎蛋白的升高可以作为早期肝癌病变的指标等。

# 第二节 基　因

## 一、基因的概念和分类

### （一）基因的概念

基因是遗传学中最基本、最重要的概念,随着遗传学的发展,人们对基因的认识不断地深化。基因的最初概念是由遗传学之父孟德尔提出,他认为生物性状的遗传是通过"遗传因子"控制的。1909 年,丹麦学者约翰森提出了"基因"（gene）,代替了孟德尔的"遗传因子"。1910 年摩尔根通过果蝇遗传实验证明了基因呈线性排列在染色体上,从而将特定基因同染色体联系起来了,并与 1926 年系统地提出基因是一个具有决定性状、重组和突变功能"三位一体"的结构单位。

1941 年比德尔和塔特姆提出"一个基因一个酶"假说,认为一个基因仅参与一个酶的生成,并决定该酶的特异性和表型,从而将蛋白质合成与基因功能联系起来。1944 年艾弗里等对肺炎双球菌的体外转化实验进行了深入研究,证明了转化因子是 DNA,即 DNA 就是基因的物质基础。

随着分子遗传学的发展,人们对基因精细结构的认识越来越清晰。1953 年沃森和克里克提出了 DNA 双螺旋模型,从而明确了 DNA 的分子结构。1955 年,本泽尔在分子水平研究了基因内部的精细结构,提出了顺反子(cistron)概念,认为一个顺反子决定一条多肽链,其内部含有多个突变子和重组子。随后克里克提出"中心法则"和三联遗传密码学说,描述了遗传信息在生物大分子之间的传递基本规律,从而将基因的分子的结构与功能有机地统一起来。

20 世纪 50 年代初,麦克林托克在玉米的控制因子的研究中首次发现某些遗传因子可以转移位置,并超越时代地提出了"移动的控制基因学说"。在此启发下,1961 分子生物学家雅各布和莫诺通过乳糖代谢来研究基因的作用,提出了操纵子模型学说,从而揭示了基因调控在乳糖利用中所起的作用,阐明了原核生物中基因表达的调控问题。直到 20 世纪 60 年代末,人们才陆续发现麦克林托克所提出的基因转移现象,并将这些可转移位置的成分称为跳跃基因(又称为转座子),转座子的发现,证明了基因组并不是一个静态的集合,而是一个不断在改变自身构成的动态有机体。70 年代后期发现绝大多数真核生物基因都是不连续的,中间被一些不编码序列所隔开,故称为断裂基因。在噬菌体中还发现了重叠基因,即两个基因序列可能部分重叠。1985 年 Gilbert 提出基因是一个转录单位。

现代分子生物学的研究表明,基因是 DNA 分子中具有特定遗传效应的一段核苷酸序列,是遗传信息的最小功能单位。基因是一个化学实体,是遗传信息传递、表达和性状分化发育的依据。基因是可分的,也是可移动的遗传因子,一切环境因子都通过基因来影响生物的遗传性。

### (二)基因的分类

基因本身在结构和功能上均存在差异,根据基因结构上的差异,人们发现真核生物的基因是断裂的,而原核生物基因是连续的甚至是重叠的。根据基因的功能差异,我们将基因分为下面几种。

**1. 编码蛋白质的基因** 该基因先转录成 mRNA,再翻译成多肽链,从而形成蛋白质或具有催化功能的酶。这类基因包括结构基因和调节基因。结构基因是指能决定蛋白质或酶分子结构的基因,调节基因是指某些可产生调节蛋白(阻遏蛋白或者激活蛋白),从而对结构基因的表达进行调节的基因。

**2. 编码 RNA 的基因** 该基因只转录产生相应的 RNA,而不翻译成多肽链。这类基因包括 rRNA 基因和 tRNA 基因,与蛋白质合成密切相关。

此外,还有一些其他功能的 DNA 序列,例如启动子与操纵基因,其中前者是转录起始时 RNA 聚合酶与 DNA 结合的部位,后者是调节蛋白与 DNA 结合的部位。它们都是不转录的 DNA 区段,但关系到结构基因的调节。

### (三)基因组

基因组是生物体内遗传信息的集合,是指一个物种单倍体上所携带的全部遗传信息。人类基因组包括核基因组和线粒体基因组,核基因组是指每个体细胞中父源或者母源的整套 DNA,即每个体细胞中含有两套核染色体。根据人类核基因组中的序列重复出现的情况可以分为单一序列和重复序列。

单一序列是指基因组里只有一个拷贝或者少数拷贝的 DNA 序列。

重复序列是指在基因组中重复出现的 DNA 序列。根据 DNA 序列在基因组中的重复频率,可将其分以下三类。

**1. 轻度重复序列** 一般指一个基因组内有 2～10 份拷贝的 DNA 序列。

**2. 中度重复序列** 一般指十几份到几百份拷贝的 DNA 序列,通常是非编码序列。这类重复序列往往构成序列家族,分散在基因组中。

**3. 高度重复序列** 一个基因组中有上千份甚至几百万份拷贝的序列。如 rRNA 基因和某些 tRNA 基因,不同生物基因组中重复序列所占比例有很大差别。

## 二、真核生物基因的结构

基因是具有特定遗传效应的 DNA 片段,在遗传学上通常将能编码蛋白质的基因称为结构基因,真核生物与原核生物的结构基因存在着较大差异:原核生物往往只有一个 DNA 分子,包含的基因较少,而且编码蛋白质的基因的核苷酸序列是连续的,甚至可能发生部分重叠;真核生物的基因较多,其核苷酸编码序列是不连续的,编码区被若干非编码区隔开,形成编码区和非编码区镶嵌排列的形式,这种结构称为断裂基因。断裂基因主要由编码区和侧翼序列所组成(图8-6)。

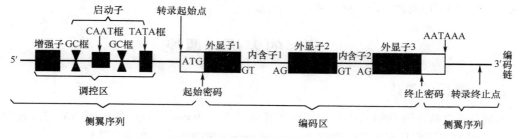

图 8-6　真核生物基因结构示意图

## (一) 编码区

编码区包括外显子和内含子,其中外显子(exon)是结构基因内具有编码功能的 DNA 序列,指导多肽链合成,参与蛋白质的翻译。相邻的外显子之间由非编码序列隔开,称为内含子(intron)。外显子和内含子均可以被转录为 mRNA,但内含子在 mRNA 成熟过程中被剪切,所以内含子只能被转录而不能翻译。

不同的基因所含内含子和外显子的数量和长度各不相同,一般基因越大,外显子越多。结构基因中的内含子和外显子交替排列,总是以外显子起始,并以外显子结束,因此每个结构基因总是含有 N 个内含子和N+1 个外显子。在每个外显子和内含子的交界处,都含有一段高度保守的共有序列,其中每个内含子 5′末端以 GT 开始,3′末端以 AG 结束,这种连接方式称为 GT-AG 法则,是真核生物中普遍存在的基因表达时剪切内含子以及拼接外显子的信号。

## (二) 侧翼序列

每个结构基因的第一个外显子的 5′端和最后一个外显子的 3′端外侧分别含有一段不转录的 DNA 序列,称为侧翼序列(flanking sequence)。侧翼序列含有基因调控顺序,包括启动子、增强子和终止子,它们对该基因的表达有重要影响。

**1. 启动子**　启动子(promoter)一般位于结构基因 5′端的基因转录起始点上游,是基因内与 RNA 聚合酶结合的 DNA 序列,主要用于启动 RNA 的转录。启动子包括三种重要的结构序列,即 TATA 框、CAAT 框和 GC 框。

(1) TATA 框(TATA box):该框位于基因转录起始点上游约-25 ～ -30bp 处,其一致序列为 5′TATAA(T)AA(T)3′。TATA 框是 RNA 聚合酶的重要结合位点,能够使酶准确地识别转录的起始点并开始转录。

(2) CAAT 框(CAAT box):该框位于转录起始点上游约-70 ～ -80bp 处,其一致顺序为 5′GGC(T)CAATCT3′,可能也是 RNA 聚合酶的一个结合处,控制着转录起始的频率,提高转录效率。

(3) GC 框(GC box):有两个拷贝,位于 CAAT 框的两侧,由 5′GGCGGG3′组成,是一个转录调节区,有激活转录、控制转录效率的功能。

**2. 增强子**　增强子(enhancer)位于启动子上游或者下游,其自身不能启动基因的转录,但能够增强启动子的转录活性。增强子能够特异性的与调节蛋白结合,从而与启动子上的结合蛋白或者 RNA 聚合酶相互作用,增强转录活性。

增强子的位置不固定,可以在基因的任何位置,并且其功能与其所处位置和序列方向无关,可以是 3′→5′方向,也可以是 5′→3′方向。

**3. 终止子** 终止子(terminator)是位于结构基因 3′末端起终止转录作用的 DNA 序列,由特定的 5′AATAAA3′序列和一段反向重复序列组成。

# 三、基因的表达与调控

## (一) 基因的表达

基因表达是指基因 DNA 序列中的遗传信息通过转录(transcription)产生 mRNA,再经过翻译(translation)最终形成具有生物活性的蛋白质,进而决定生物体特定性状的过程。

基因表达是基因信息传递的过程,该过程包括两个步骤:首先 DNA 中的线性脱氧核苷酸序列按照碱基互补配对的原则被转录为 RNA 的线性核苷酸序列,然后 RNA 以三联体密码子的形式被翻译成由相应氨基酸组成的多肽链。这种 DNA→RNA→蛋白质的信息传递原则是中心法则的主要组成内容。中心法则是生物体内遗传信息传递的途径,该法则除了 DNA 到蛋白质的传递方向之外,还包括 DNA 的自我复制,RNA 逆转录形成 DNA,以及 RNA 的自我复制过程。基因表达主要包括两个过程,即转录过程和翻译过程。在原核生物中,转录和翻译两个过程在细胞中是同时进行的;在真核生物中,结构基因先在细胞核中进行转录,然后在细胞质中完成翻译过程。

**1. 转录** 转录是指以 DNA 双链中的一条链为模板,以四种三磷酸核苷酸(ATP\CTP\GTP\UTP)为原料,在 RNA 聚合酶作用下按照碱基互补配对原则合成 RNA 的过程。在转录过程中,DNA 模板被转录的方向是从 3′端向 5′端,与之对应的 RNA 链的合成方向是从 5′端向 3′端。DNA 的两条链中,只有一条链中的信息可以被转录为 RNA,另一条在转录时作为互补配对的参照模板。其中作为 RNA 转录模板的 DNA 链称为模板链(或反义链),其序列与被转录的 DNA 序列相互补;而与 RNA 序列相一致的链称为编码链(或有义链),其序列与被转录的 DNA 序列相一致,只是 DNA 中的 T 被 RNA 中的 U 所代替。

通过转录能够产生三种 RNA,即 rRNA 、mRNA、tRNA,其中只有 mRNA 能够翻译成蛋白质,而 rRNA 和 tRNA 则参与蛋白质合成过程。DNA 在转录为 mRNA 的过程中要先形成初始产物,称为核内异质 RNA(hnRNA),然后经过带帽、加尾、剪接等一系列的加工成为合成蛋白质多肽链的模板。

(1)带帽(capping):是指在 hnRNA 分子的 5′端连接上一个 7-甲基鸟苷酸($m^7GTP$)帽子结构的过程。帽子结构保护 mRNA 末端不受核酸外切酶的作用,还可以作为核糖体识别 mRNA 的信号,有利于 mRNA 从细胞核转移到细胞质。此外,帽子结构也有利于促进 hnRNA 的剪接反应。

(2)加尾(tailing):是指在 hnRNA 的 3′端通过腺苷酸聚合酶的作用下形成多聚腺苷酸尾(poly A)。Poly A 可以促进 mRNA 向细胞质转移,维持 mRNA 的稳定性,并有利于 mRNA 与核糖体的识别,促进蛋白质的翻译。

(3)剪接(splicing):由 DNA 直接形成的 hnRNA 包括基因编码区中的内含子和外显子,在相关酶的作用下,按照 GU-AG 法则将其中的内含子序列切除,然后将剩余下来的外显子按顺序连接起来形成精简的 RNA 分子。

hnRNA 在核内经过带帽、加尾、剪接过程后成为成熟的 mRNA,然后转运至细胞质中作为多肽链合成的模板参与蛋白质的翻译。

**2. 翻译** 翻译是指遗传信息由 mRNA 的碱基序列转译为多肽链氨基酸顺序的过程,此过程在细胞质中进行,以 mRNA 为模板,tRNA 为氨基酸转运载体,在多种酶类和辅助因子的共同作用下,在核糖体上将氨基酸装配成多肽链。

(1)遗传密码:mRNA 作为蛋白质生物合成的模板,以核苷酸序列的形式指导多肽链氨基酸序列的合成,从 mRNA 5′端第一个被翻译的核苷酸开始到最后一个核苷酸为止,每三个核苷酸对应一个氨基酸,称为遗传密码子(genetic codon)。核糖体在读码过程中,按照 5′端到 3′端方向,由起始密码子开始,以终止密码子结束,在此过程中,每个密码子按顺序识别,中间既不重叠也不间隔(表 8-1)。

**表 8-1 遗传密码**

| 第一位碱基 | 第二位碱基 | | | | 第三位碱基 |
|---|---|---|---|---|---|
| | U | C | A | G | |
| U | UUU (Phe/F)苯丙氨酸 | UCU (Ser/S)丝氨酸 | UAU (Tyr/Y)酪氨酸 | UGU (Cys/C)半胱氨酸 | U |
| | UUC (Phe/F)苯丙氨酸 | UCC (Ser/S)丝氨酸 | UAC (Tyr/Y)酪氨酸 | UGC (Cys/C)半胱氨酸 | C |
| | UUA (Leu/L)亮氨酸 | UCA (Ser/S)丝氨酸 | UAA 终止密码 | UGA 终止 | A |
| | UUG (Leu/L)亮氨酸 | UCG (Ser/S)丝氨酸 | UAG 终止密码 | UGG (Trp/W)色氨酸 | G |
| C | CUU (Leu/L)亮氨酸 | CCU (Pro/P)脯氨酸 | CAU (His/H)组氨酸 | CGU (Arg/R)精氨酸 | U |
| | CUC (Leu/L)亮氨酸 | CCC (Pro/P)脯氨酸 | CAC (His/H)组氨酸 | CGC (Arg/R)精氨酸 | C |
| | CUA (Leu/L)亮氨酸 | CCA (Pro/P)脯氨酸 | CAA (Gln/Q)谷氨酰胺 | CGA (Arg/R)精氨酸 | A |
| | CUG (Leu/L)亮氨酸 | CCG (Pro/P)脯氨酸 | CAG (Gln/Q)谷氨酰胺 | CGG (Arg/R)精氨酸 | G |
| A | AUU (Ile/I)异亮氨酸 | ACU (Thr/T)苏氨酸 | AAU (Asn/N)天冬酰胺 | AGU (Ser/S)丝氨酸 | U |
| | AUC (Ile/I)异亮氨酸 | ACC (Thr/T)苏氨酸 | AAC (Asn/N)天冬酰胺 | AGC (Ser/S)丝氨酸 | C |
| | AUA (Ile/I)异亮氨酸 | ACA (Thr/T)苏氨酸 | AAA (Lys/K)赖氨酸 | AGA (Arg/R)精氨酸 | A |
| | AUG (Met/M)甲硫氨酸 起始密码 | ACG (Thr/T)苏氨酸 | AAG (Lys/K)赖氨酸 | AGG (Arg/R)精氨酸 | G |
| G | GUU (Val/V)缬氨酸 | GCU (Ala/A)丙氨酸 | GAU (Asp/D)天冬氨酸 | GGU (Gly/G)甘氨酸 | U |
| | GUC (Val/V)缬氨酸 | GCC (Ala/A)丙氨酸 | GAC (Asp/D)天冬氨酸 | GGC (Gly/G)甘氨酸 | C |
| | GUA (Val/V)缬氨酸 | GCA (Ala/A)丙氨酸 | GAA (Glu/E)谷氨酸 | GGA (Gly/G)甘氨酸 | A |
| | GUG (Val/V)缬氨酸 | GCG (Ala/A)丙氨酸 | GAG (Glu/E)谷氨酸 | GGG (Gly/G)甘氨酸 | G |

四种碱基按照三联体的方式组合,能产生 64 种遗传密码,其中 AUG 编码甲硫氨酸(原核生物中为甲酰甲硫氨酸),作为唯一的起始密码引领 mRNA 的翻译,而 UAA、UAG、UGA 三个密码子不编码任何氨基酸,作为翻译的终止信号,遗传密码具有以下特点。

1)方向性:密码子及其组成碱基的排列具有方向性,翻译时的阅读方向只能是 5′→3′,遗传密码的方向性决定了多肽链氨基酸的排列顺序从 N 端到 C 端。

2)连续性:从起始密码子开始,mRNA 序列上的各密码子是连续排列的,中间没有间隔,每个密码子只读一次,不重叠阅读。

3)简并性:指一个氨基酸具有两个或两个以上的密码子,一般简并的密码子区别主要在第三个碱基。在所有密码子中,除甲硫氨酸和色氨酸只有一个密码子外,其他氨基酸均有两个以上密码子。密码子简并性提高了 mRNA 抗突变的能力,减少了碱基突变对蛋白质序列的影响。

4)通用性:蛋白质生物合成的整套密码,从原核生物到人类都通用。但已发现少数例外,如动物细胞的线粒体、植物细胞的叶绿体。

（2）翻译过程：蛋白质的翻译需要核蛋白体大小亚基、mRNA、起始 tRNA 和起始因子共同参与。在肽链合成过程中，氨基酸需要进行活化，活化氨基酸通过酯键连接到 tRNA 的 3′端 CCA 序列中最末端的腺苷酸上，形成氨基酰 tRNA，然后被携带到核糖体上，参与氨基酸缩合成肽的过程。

蛋白质的合成过程可分为三个阶段：起始、延伸和终止。

1）起始：在蛋白质生物合成的启动阶段，核蛋白体的大亚基、小亚基，mRNA 与具有启动作用的氨基酰 tRNA 共同构成启动复合体。这一过程需要一些称为启动因子的蛋白质以及 GTP 与 $Mg^{2+}$ 的参与。核糖体的小亚基在启动因子的作用下先识别 mRNA 上的起始密码子并与之结合，然后具有起始作用的氨基酰 tRNA 通过反密码子（UAC）识别 mRNA 上的起始密码（AUG）并相互配对，最后再与大亚基结合，从而形成稳定的起始复合体。真核细胞和原核细胞中的参与起始复合物形成的起始因子不同，核糖体的大小不同，而且形成的翻译起始复合物也略有不同，原核细胞中形成的是甲酰甲硫氨酰-tRNA，而真核细胞中形成的是甲硫氨酰-tRNA。核糖体有两个位点，一个为 P 位（给位），一个为 A 位（受位），起始复合物形成后，P 位点由甲硫氨酰-tRNA（或甲酰甲硫氨酸-tRNA）占据而 A 位留空，准备接受第二位氨酰-tRNA 的进入。

2）延伸：在肽链延长阶段，根据 mRNA 上的密码子，tRNA 将新的氨基酸运至核蛋白体受位，形成肽键。同时，核蛋白体从 mRNA 的 5′端向 3′端不断移位推进翻译过程。肽链延长阶段需要数种称为延长因子的蛋白质、GTP 与某些无机离子的参与。肽链的延长包括进位、成肽和移位三个步骤。①进位：核糖体上与 mRNA 下一个密码子相对应的氨基酰 tRNA 进入核蛋白体的 A 位，该步骤需要 GTP、$Mg^{2+}$ 和肽链延长因子（EFTu、EFTs）的参与。②成肽：在转肽酶的催化下，将 P 位上的 tRNA 所携带的甲硫氨酰基（原核细胞为甲酰甲硫氨酰基）或肽酰基转移到 A 位上的氨基酰 tRNA 上，与其所携带的 α-氨基缩合形成肽键。A 位上已失去甲酰甲硫氨酰或肽酰基的 tRNA 从核蛋白上释放，在 A 位点形成多肽。③移位：在转肽酶的作用下，核糖体沿着 mRNA 按照 5′→3′的方向移动一个密码子，同时肽酰基 tRNA 从 A 位移到 P 位，使 A 位点空置，准备接收与下一个密码子相对应的氨基酰 tRNA。此步骤还需 GTP 和 $Mg^{2+}$ 参与。重复以上循环过程，从而使多肽链不断延长。

3）终止：核蛋白体沿 mRNA 链滑动，使多肽链不断延长，直到终止信号进入受位，此时即转入终止阶段。该过程需要起终止作用的蛋白质终止因子（RF）的参与，RF 首先识别终止密码，进入核糖体的受位。然后使转肽酶变为水解酶，导致多肽链与 tRNA 之间的酯键被水解，并从核糖体以及 tRNA 上释放。最后通过水解 GTP 提供能量，使核蛋白体与 mRNA 分离，RF 脱落，大、小亚基解离。

核糖体在合成多肽链的时候，是由多个核糖体同时结合在一条 mRNA 上形成多聚核糖体，按照不同的进度进行翻译，从而提高多肽链的合成速度和 mRNA 的利用率。

从核糖体释放的多肽链需要经过进一步的加工修饰才能形成具有生物活性的蛋白质，这一过程包括肽链的切断、部分氨基酸的修饰羟基化、磷酸化等。

## （二）基因表达的调控

基因表达是生物体基因组中的基因经过转录和翻译，产生具有特定活性的蛋白质分子，进而决定生物体特定性状的过程，该过程受到严密、精确的调控。基因组含有生物体全部遗传信息，但这些遗传信息并非同时全部表达出来，不同的组织、细胞发育的不同时期，基因表达的种类和强度各不相同，决定着细胞的不同形态和功能，从而使生物体能适应环境变化改变自身的基因表达以利生存。

基因表达调控可以发生在基因表达的不同阶段，其中 mRNA 转录的起始是基因表达调控的关键控制点。

**1. 原核生物基因表达的调控** 原核生物结构简单,DNA 含量较少,环境因素对原核生物基因的表达起着重要作用,基因可以根据环境的变化通过诱导或阻遏相应蛋白质的合成来适应。由于原核生物的转录与翻译的过程是同步进行的,所以避免了不必要的蛋白质的合成,提高了对环境变化的响应速度。

多数原核生物的基因按功能相关性串连排列组成一个转录调控单位-操纵子,操纵子机制在原核生物基因调控中具有普遍的意义。其中乳糖操纵子较为典型,该模型揭示了细菌对乳糖的利用机制,是原核生物基因调控的模式之一。

乳糖操纵子(1actose operon)的组成包括三个结构基因 lac Z、lac Y、lac A,分别编码 β-半乳糖苷酶、半乳糖苷透性酶和半乳糖苷乙酰转移酶,此外还有一个操纵基因(O)、一个启动子(P)和一个调节基因(I)。结构基因能产生相应的结构蛋白(酶);操纵基因位于结构基因和启动子之间,本身不能转录成 mRNA,但能够控制结构基因的转录速度;调节基因编码相应的阻遏蛋白,抑制启动子复合物的形成,使操纵子受阻遏而处于转录失活状态。在启动子 P 上游还有一个分解代谢物基因激活蛋白(CAP)结合位点。P、O 和 CAP 结合位点共同构成 Lac 操纵子的调控区,调节三个酶的编码基因,实现基因产物的协调表达。

没有乳糖存在时,I 基因编码的阻遏蛋白结合于操纵序列 O 处,阻止 RNA 聚合酶与启动子 P 结合,使乳糖操纵子处于阻遏状态,不能转录形成分解乳糖的三种酶的 mRNA;有乳糖存在时,乳糖在透性酶的作用下进入细胞,经过细胞中少量存在的 β-半乳糖苷酶作用形成异乳糖,异乳糖作为诱导剂与阻遏蛋白结合,导致其构象发生变化,不能结合于 O,此时 RNA 聚合酶能够与 P 结合,对分解乳糖的三种酶进行转录和翻译。合成的酶提高异乳糖的产量,从而加速对乳糖的分解。乳糖操纵子的这种调控机制是可诱导的负调控(图 8-7)。

乳糖操纵子还受到 CAP 正调节的作用,CAP 的通用名称是分解代谢基因激活蛋白,在其分子内有 DNA 结合区及cAMP 结合位点,可以与启动子上游的CAP 结合位点相互作用,当大肠埃希菌的碳源以葡萄糖转变为乳糖时,cAMP 浓度升高,与 CAP 结合,使 CAP 发生变构,从而结合于乳糖操纵子启动序列附近的 CAP 结合位点,增强 RNA 聚合酶的转录活性,促进结构基因转录,实现对乳糖操纵子的正调控。而当有葡萄糖存在时,cAMP 浓度降低,cAMP 与 CAP 结合受阻,使 CAP 不能结合于启动子上的

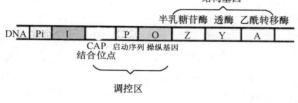

A. 乳糖操纵子结构

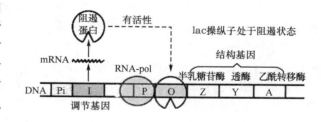

B. 无乳糖存在时

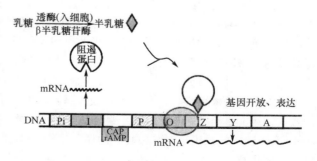

C. 有乳糖存在时

图 8-7 乳糖操纵子调控模型

相应位点,导致乳糖操纵子活性降低。

所以,对乳糖操纵子来说,CAP 是正性调节因素,乳糖阻遏蛋白是负性调节因素,两种调节机制根据存在的碳源性质及水平协调调节结构基因的表达,使原核细胞能适应环境的变化,最有效地利用环境能提供的能源底物。

**2. 真核生物基因表达的调控** 真核生物的基因组比原核生物大得多,结构复杂,含有许多重复序列,基因组的大部分序列不编码蛋白质,蛋白质的编码基因绝大多数是不连续的。真核生物基因表达的调控最明显的特征是能够在特定的时间和特定的细胞中激活特定的基因,从而使生物保持正常的生理功能并实现有序的发育过程。同原核生物一样,转录依然是真核生物基因表达调控的主要环节。但真核基因转录发生在细胞核(线粒体基因发生在线粒体内),翻译则多在胞浆,两个过程是分开的,因此其调控更加复杂性,转录后的调控也更重要。

真核生物基本上是采取逐个基因调控表达的形式。可以在 DNA 水平、转录水平、转录后水平、翻译水平以及翻译后水平等多种不同层次进行调控。

(1) DNA 水平的调控:真核基因组 DNA 绝大部分都在细胞核内与组蛋白等结合成染色质,染色质的结构、组蛋白的结构状态都影响转录,所以在 DNA 水平的调控主要是通过改变 DNA 序列和染色质结构等来影响基因的表达。其中主要的方式包括 DNA 甲基化、染色体的活化以及组蛋白调节。

DNA 的甲基化是真核基因调控的方式之一,通常情况下,DNA 甲基化与基因表达呈负相关,甲基化程度高,则基因的表达相应下降,而去甲基化则能够使基因的表达增强。

常染色质由于在特定区域解旋,从而与 RNA 聚合酶结合,进行转录。异染色则由于其固缩状态,无法启动转录过程。所以,真核生物可以改变染色体某一区域的异染色质化的程度控制基因的表达。

组蛋白与 DNA 结合与解离是基因表达调控的重要机制之一。组蛋白在真核基因的表达过程中起到非特异性阻遏蛋白的作用,与 DNA 结合后,能够抑制基因的表达;而其乙酰化后,对DNA 的亲和力下降,从而促进基因转录的启动。

(2) 转录水平的调控:转录水平的调控是真核生物最主要的调节方式,主要涉及顺式作用元件、反式作用因子和 RNA 聚合酶三个方面。

基因周围能与特异性转录因子结合而影响转录的核酸序列称为顺式作用元件,主要包括启动子、增强子以及沉默子等。

真核生物的启动子单靠 RNA 聚合酶难以启动转录,需要多种蛋白质因子的参与。真核启动子一般包括转录起始点及其上游若干的 DNA 序列元件。启动子元件主要包括核心启动子元件和上游启动子元件,其中核心启动子元件是指 RNA 聚合酶起始转录所必需的 DNA 序列,包括转录起始点及其上游的 TATA 盒,该元件只能确定转录起始位点并产生基础水平的转录。上游启动子元件包括 CAAT 盒、GC 盒等,这些元件改变转录效率。

增强子主要能够远距离增强启动子的作用而使同一条 DNA 链上相应基因的转录速率得到提高,增强子作用的距离较远,并且其增强作用与其自身的方向没有关系。沉默子是某些基因含有的一种负性调节元件,当其结合特异蛋白因子时,对基因转录起阻遏作用。

真核生物的 RNA 聚合酶本身不能起始转录,必须有许多转录因子特异地结合于基因上游的顺式作用元件后才能激活 RNA 聚合酶,启动转录,这些转录因子称为反式作用因子(trans-acting factor)。转录因子对基因转录的调节比较复杂,它不仅与 DNA 靶序列相互作用,而且转录因子之间也相互作用,从而形成调控网络。转录因子在功能上主要分为三个区域:DNA 结合域、转录激活域以及连接区,其中 DNA 结合域包括螺旋-转角-螺旋结构、锌指蛋白结构、亮氨酸拉链结构和螺旋-环-螺旋结构四种形式。

（3）转录后调节：转录后水平的调控一般是指对转录产物进行的一系列处理的过程,该过程主要包括 mRNA 前体的加工,mRNA 在核孔中的运输和在细胞质内的定位,RNA 编辑,mRNA 的稳定性等多个重要环节。

（4）翻译水平的调节：真核生物的翻译过程在细胞质中进行,所以受细胞质中各种调节机制的影响。其中最为重要的几个方面是:mRNA 的结构和稳定性,翻译起始的调节和参与翻译的相关因子的作用等。mRNA 翻译起始的调控是翻译水平调控的一个重要途径,主要包括阻遏蛋白的调控、翻译起始因子的功能调控、起始密码子上游非编码区对翻译的调控作用等几个方面。

（5）翻译后水平的调控：新合成的多肽链需要经过进一步地加工才能成为功能和结构完整的蛋白质分子。例如多数新合成的酶都是以酶原的形式存在,没有活性或者活性较低,经剪切并与相关的辅酶因子相结合,才能成为功能完备的酶。某些蛋白必须经过如磷酸化和糖基化等化学修饰之后才具有相应的功能。

在真核细胞中,蛋白质分子的功能与其细胞内的定位密切相关,由核糖体合成的蛋白质,必须被运送到特定的部位才能发挥功能。真核细胞中存在多种信号分子指导蛋白质进入各相应的细胞器中。例如线粒体滞留信号、核定位信号等。

# 第三节　基因突变

生物的遗传物质在各种生命活动以及世代传递的过程中,在保持基因组的结构组成以及功能稳定的基础上,能够自发或者受环境诱发而发生改变,这种遗传物质的变化引起的表型改变称为突变(mutation)。突变能够导致生物的变异和进化,但同时生物体内也存在相应的修复机制,能够及时修复基因的突变,从而保证基因遗传的相对稳定。

## 一、基因突变的概念

广义的突变包括染色体畸变和基因突变。基因突变是指基因组 DNA 分子在结构上发生碱基组成或序列的改变,这种改变包括碱基对的增添、缺失或替换,又称为点突变。基因突变在生物界普遍存在,突变可发生在生殖细胞,也可发生在体细胞。生殖细胞中的突变基因可通过有性生殖遗传给后代,从而使后代的遗传性状发生相应改变。体细胞突变一般不会传递给子代,但可传递给由突变细胞分裂所形成的子细胞,在局部形成突变细胞群而成为病变甚至癌变的基础。

## 二、基因突变的特性

基因突变在自然界中普遍存在,但无论是自发突变还是诱发突变,都具有共同的特点。

### （一）随机性

随机性是指基因突变的发生在时间上、不同的个体上、不同细胞和基因上都是随机性。人工诱变虽然有一定的目的性,但所造成的突变后果都具有随机性。

### （二）可重复性

对于任何一个基因位点来说,突变总以一定的频率反复发生。同一生物的不同个体均能发生相似的突变,且突变频率基本一致。

### （三）多向性

多向性是同一基因座上的基因可独立发生多次不同的突变而形成不同的碱基组成,从而产生多个复等位基因,进而导致同一遗传性状的不同差异。

### (四)可逆性

基因的可逆性是指基因发生突变后能够再次发生突变,从而恢复第一次突变前的基因组成。

### (五)少利多害性

基因组是一个稳定的体系,如果发生突变则会打破这一平衡,所以基因的突变大部分是有害的。人类绝大多数遗传病是由生殖细胞(受精卵)的基因突变造成的,而体细胞突变会造成肿瘤的发生。基因突变并非全部有害,有些突变并不影响基因的功能,这种突变称为中性突变。另外还有少数的基因突变对生物体是有益的,能够提高生物的适应能力。

### (六)稀有性

在自然界中基因的自发突变非常稀有,突变率是很低的。

## 三、基因突变的诱发因素

根据基因突变发生的原因,将突变分为自发突变和诱发突变。自发突变是基因在自然条件下发生的突变,这种突变是由于环境的自然作用或者 DNA 在复制、转录或修复过程中的错误配对所引起的。诱发突变是指人为地利用各种诱变因素而导致的基因突变。在机体内外环境中,能诱发基因突变的各种因素大致可以分为物理因素、化学因素和生物因素三大类。

### (一)物理因素

物理因素主要包括紫外线、电离辐射和电磁波等。紫外线是引起基因突变的重要诱变剂,在紫外线的照射下,细胞内 DNA 中相邻的嘧啶类碱基结合成二聚体,导致 DNA 在复制或转录时发生错误配对,从而引起新合成的 DNA 或 RNA 链的碱基发生改变。电离辐射的诱变作用是射线(X-射线、$\gamma$-射线和中子等)能量被 DNA 分子吸收后发生电离,导致 DNA 链和染色体的断裂,从而引起 DNA 突变和染色体结构畸变。

### (二)化学因素

碱基修饰剂是能改变 DNA 中碱基结构的物质,包括羟胺类化合物、亚硝酸类化合物以及烷化剂。其中羟胺类化合物可使胞嘧啶的化学成分发生改变,错误地与腺嘌呤互补,最终导致 C-G 碱基对突变成 T-A。亚硝酸类化合物可以使碱基脱去氨基($-NH_2$)而产生结构改变。烷化剂(如氯乙烯、氮芥等)则可将烷基引入多核苷酸链中,从而导致错误配。

碱基类似物可以取代某些碱基,通过改变碱基配对关系而引起突变。例如 5-溴尿嘧啶(5-BU)的化学结构与胸腺嘧啶类似,能与 A 和 G 分别配对,当 5-BU 取代 T 以后,如果与 G 配对,就导致原来的 A-T 碱基对突变成 G-C。

芳香族化合物主要指吖啶类和焦宁类等扁平分子构型的芳香族化合物,这类化合物可以嵌入 DNA 的核苷酸序列中,导致碱基插入或丢失的移码突变。

### (三)生物因素

生物因素主要包括各种病毒、细菌以及真菌。病毒如麻疹、风疹、疱疹病毒等都是诱发突变的明显因素。在病毒诱发的染色体畸变中,单体断裂是主要的。目前对病毒引起 DNA 突变的机制还不很清楚,其中 RNA 病毒有可能是通过反转录酶合成病毒 DNA,再插入到宿主细胞的 DNA 序列中,从而引起突变。真菌和细菌主要是通过所产生的毒素或代谢产物来诱发基因突变,例如黄曲霉菌所产生的黄曲霉素是为大家熟知的具有致突变作用的物质,能够导致癌症的发生。

# 四、基因突变的分子机制

在分子水平上,基因突变的本质是在内外环境中诱变剂的作用下,导致 DNA 分子中的碱基种类和排列顺序发生改变,从而改变其遗传效应的过程。按照突变类型的不同可以分为两大类:静态突变和动态突变。

## （一）静态突变

静态突变是指在一定条件下生物各代中以相对稳定的频率发生的基因突变,其突变率一般保持在 $10^{-6}$ 左右。静态突变可分为点突变和片段突变。

**1. 点突变**　点突变(point mutation)是 DNA 链中一个或一对碱基发生改变而造成的突变。它包括碱基替换和移码突变两种形式。

（1）碱基替换:是指组成 DNA 的某个碱基被其他碱基所替代。根据碱基替换方式的不同可分为转换和颠换,转换是一种嘌呤被另一种嘌呤所替换(或嘧啶被嘧啶代替);颠换是一种嘌呤被一种嘧啶所替换(或嘧啶被嘌呤代替)。

碱基替换所产生的效应取决于其所影响的对象,如果受影响的是密码子,则会产生同义突变、无义突变、错义突变和终止密码突变等遗传学效应;如果是非密码子区域,则产生几种不同的遗传学效果,如无明显的遗传学效应、调控序列的改变影响基因表达的调控、外显子-内含子接头处的改变影响 mRNA 的剪接。

1）同义突变:碱基被替换后,突变前后的密码子所编码的氨基酸种类保持不变,因此并不产生突变效应。例如密码子 GCA、GCG、GCC 和 GCU 均编码丙氨酸,它们的第三碱基发生突变并不影响多肽链的结构组成。

2）无义突变:编码某种氨基酸的密码子经过碱基替换后,变成不编码任何氨基酸的终止密码(UAA、UAG 或 UGA),从而使多肽链合成提前终止,不能形成完整的多肽链,使相应的蛋白质丧失生物学功能。

> **临床联系 ≫**
>
> 　　正常血红蛋白 β 珠蛋白基因的 145 位密码子为 TAT,编码酪氨酸,当其突变为 TAA,所对应的 mRNA 为终止密码子 UAA,这样就造成了翻译提前结束,产生缩短的 β 珠蛋白链而形成异常血红蛋白 Hb Mckees Rock。

3）错义突变:是指经碱基替换以后,编码原氨基酸的密码子突变成编码其他氨基酸的密码子,从而使多肽链的氨基酸种类发生改变,产生异常的蛋白质分子。例如 DNA 序列中的 TCA 突变为 GCA,造成 mRNA 由 UCA 突变为 GCA,从而导致蛋白质由丝氨酸转变成苯丙氨酸,最终影响蛋白质的结构和活性。

4）终止密码突变:是 DNA 分子中的终止密码突变为编码氨基酸的密码子,从而使多肽链的合成在原密码子处得以持续,形成比原多肽链更长的多肽链。例如 DNA 中的 TTA 突变为 TGA 后,密码子由 UUA 突变为 UGA,从而使原来的终止密码变成编码亮氨酸的密码子,这样就造成原多肽链的延长。

（2）移码突变:是指由于 DNA 链中插入(或缺失)一个或几个碱基对,从而使插入(或缺失)

点以后发生错位,后面的三联体密码组合发生改变,最终导致其编码的多肽链上的氨基酸种类和序列发生改变。

插入或缺失的碱基对数目和方式不同,对其后的密码组合的改变的影响程度不同。若在某一位点插入或缺失的是一个或两个碱基对,将引起该位点之后的整个密码组合及其排列顺序的改变;若在某一位点插入或缺失三个碱基对,对其后的密码组合的影响相对较小,在插入或缺失位点正好位于两个相邻三联体密码之间的情况下,只会使 DNA 链上多或少一个密码,而插入或缺失位点位于一个三联体密码的内部时,也最多能引起该位点前后各一个密码的改变,其他的氨基酸序列并不发生变化。

> **临床联系** ▶▶
>
> 异常血红蛋白 HbW 是由 α 珠蛋白基因的第 138 号密码子 CCT 中的 C 缺失,造成该突变点后的编码全部改变,最终导致 α 链从第 138 号氨基酸以后的序列不同于正常,而且没有终止于原来的第 141 号密码子,而是延伸至第 147 号密码子。

移码突变可由吖啶橙、原黄素等碱基类似物造成的,这类物质能够插入 DNA 分子的碱基之间,影响 DNA 的复制和转录,从而造成基因突变。

总之,由碱基替换引起氨基酸序列的改变,将导致蛋白质活性和功能不同程度的丧失,一般来说,性质相似的氨基酸替换对蛋白质功能的影响较小;而不同性质的氨基酸的相互替换则可能强烈地影响蛋白质的功能。在自发突变中,移码突变占比例很大,由于移码突变引起整条多肽链的氨基酸种类及序列的变化,因而移码突变的后果往往是严重的,通常是导致一条或几条多肽链丧失活性或根本不能合成,进而严重影响细胞或机体的正常生命活动。

**2. 片段突变**  片段突变指 DNA 链中某一段的碱基序列发生改变,包括 DNA 片段的缺失、重复或重排。

(1)缺失:是指 DNA 在复制或损伤后修复时,某一片段没有被复制或修复造成的。其原因是复制或修复时,DNA 聚合酶带着已合成的片段,从模板链上脱落,再跳后一定距离,又回到模板链上继续复制。于是,被跳过的片段的碱基序列就在新链中出现缺失。

(2)重复:是指已复制完的某一片段,又再次复制,其结果使新链出现这一片段的重复序列。原因是 DNA 聚合酶带着新链脱落后,又返回到已复制的模板片段上再度复制。

(3)重排:是指 DNA 链发生多处断裂,片段的两端颠倒重接或几个片段重接的序列与原先序列不同。

## (二)动态突变

动态突变(dynamic mutation)是指在基因组中串联重复的三核苷酸序列随着世代的传递而拷贝数逐代累加的突变方式。大部分单基因遗传病是由点突变引起的,并在各世代中保持相对稳定的状态。但某些单基因遗传病是由于脱氧三核酸动态突变引起的,而且这种重复扩增所重复的拷贝数可随世代的递增而呈现累加效应,由这类突变所引起的疾病也统称为三核酸重复扩增疾病(trinucleotide repeat expansion diseases,TREDs)。

> **临床联系** ▶▶
>
> 亨廷顿病是由于 huntington 基因 5′端 CAG 重复序列的拷贝数增加所导致的,在正常人群中(CAG)n 拷贝数在 9 ~ 34,而患者(CAG)n 拷贝数增加到 36 ~ 120。脆性 X 染色体综合征是常见的 X 连锁的智力低下,该疾病患者的 X 染色体 q27.3 有脆性部位(不稳定部位)。序列分析表明,此部位存在达 60 ~ 200 个的(CGG)n 重复拷贝数,而正常人仅为 6 ~ 60 个,这种动态的突变造成相关基因的异常表达,从而导致疾病的发生。此外,重复序列的长短决定了患者表型的差异,(CGG)n 越长,症状越严重。目前已经发现十余种有这种动态突变引起的遗传病,如脊髓延髓肌萎缩症、强制性肌营养不良等。

在动态突变与疾病相关的研究中,发现扩增的重复序列是不稳定地传递给下一代,往往倾向于增加几个重复拷贝;而且与遗传病的遗传早现(anticipation)现象有关,即重复拷贝数越多,病情越严重,发病年龄越小。

# 五、基因突变的后果

生物的性状是由 DNA 决定的,从 DNA 到表型是一个复杂的过程,涉及 DNA 的复制、mRNA 的转录和蛋白质的翻译,只有 DNA 分子中的核苷酸序列保持相对的稳定性,才能保证基因决定的蛋白质(酶)的稳定性。由于基因表达的复杂性,导致基因突变引起的表型改变比较复杂。

一些基因突变对机体不产生或者产生极小的影响。当基因发生点突变后,如果发生的是同义突变,则不会影响蛋白质的氨基酸组成,机体不受突变的影响。如果发生的是错义突变,氨基酸被替换,但如果突变前后的氨基酸组成不影响蛋白质或者酶的活性的话,这种突变对机体的功能无影响或者影响很小,这些不会造成蛋白质功能变化的突变称为中性突变。

基因突变还能够造成正常人体生物化学组成的遗传学差异,这样差异一般对人体并无影响。例如血清蛋白类型、ABO 血型、HLA 类型以及各种同工酶型,这些同源蛋白可以存在于同一机体或不同机体中,可以导致生物进化和生物多样性。但在某种情况下也会发生严重后果,例如不同血型间输血,不同 HLA 型间的同种器官移植产生排异反应等。

在少数情况下,基因突变能够产生有利于机体生存的积极效应。例如,人血红蛋白 HbS 突变基因杂合子比正常的 HbA 纯合子更能抗恶性疟疾,有利于个体生存。

基因突变容易引起遗传性疾病的发生,导致个体生育能力降低和寿命缩短,这包括分子病及遗传性酶病。据估计,正常人的基因座位处于杂合状态的约占18%,一个健康人至少带有 5~6 个处于杂合状态的有害突变,这些突变如果形成纯合体则会产生有害后果。如果突变发生在体细胞,则会造成突变个体患病,而如果是生殖细胞基因突变,则会传递给后代。另外,基因突变能够影响个体的遗传易感性,严重的基因突变还可能造成自然流产、死胎或者出生后夭折等严重后果。

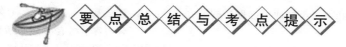

1. 核酸的化学组成和分类,DNA 的分子结构(双螺旋模型)及功能。
2. 蛋白质的分子结构与功能。
3. 基因的概念与分类,断裂基因的结构组成。
4. 基因转录及转录后加工,遗传密码与基因翻译过程。
5. 原核基因调控的乳糖操纵子模型。
6. 基因突变的概念、特点、分子机制及后果。

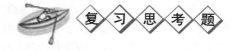

**一、选择题**

1. 核细胞结构基因的侧翼序列指的是(　　)
   A. 外显子与内含子接头
   B. 启动子、内含子、终止子
   C. 启动子、增强子、终止子
   D. 非编码区
2. 基因表达时,遗传信息的基本流动方向是(　　)
   )
   A. RNA→DNA→蛋白质
   B. hnRNA→mRNA→蛋白质
   C. DNA→mRNA→蛋白质
   D. DNA→tRNA→蛋白质
3. 断裂基因转录的过程是(　　)
   A. 基因→mRNA→剪接、戴帽、加尾→hnRNA

B. 基因→hnRNA→剪接、戴帽→mRNA

C. 基因→hnRNA→剪接、戴帽、加尾→mRNA

D. 基因→mRNA

4. 遗传密码中的4种碱基一般是指( )

A. AUCG
B. ACUG

C. AUTG
D. ATCG

5. 密码表中的遗传密码是以下列何种分子的5′→3′方向的碱基三联体表示( )

A. DNA
B. RNA

C. tRNA
D. mRNA

6. 脱氧核糖核酸分子中的碱基互补配对原则为( )

A. A-U,G-C
B. A-G,T-C

C. A-T,C-G
D. A-U,T-C

7. DNA复制过程中,5′→3′亲链作模板时,子链的合成方式为( )

A. 3′→5′连续合成子链(B)

B. 5′→3′合成若干冈崎片段,然后由DNA连接酶连接这些冈崎片段,形成完整子链

C. 5′→3′连续合成子链

D. 3′→5′合成若干冈崎片段,然后由DNA连接酶连接这些冈崎片段,形成完整子链

8. 结构基因序列中的增强子的作用特点为( )

A. 有明显的方向性,从5′→3′方向

B. 有明显的方向性,从3′→5′方向

C. 只能在转录基因的上游发生作用

D. 无方向性

9. 由脱氧核苷酸串联重复扩增而引起疾病的突变为( )

A. 移码突变
B. 动态突变

C. 片段突变
D. 转换

10. 染色体结构畸变属于( )

A. 移码突变
B. 动态突变

C. 片段突变
D. 颠换

11. 由于突变使编码氨基酸的密码子形成终止密码,此突变为( )

A. 错义突变
B. 无义突变

C. 终止密码突变
D. 移码突变

12. 不改变碱基所编码氨基酸的突变为( )

A. 同义突变
B. 错义突变

C. 无义突变
D. 终止密码突变

13. 属于颠换的碱基替换为( )

A. G和T
B. A和G

C. T和C
D. C和U

14. 翻译是以( )为模板指导蛋白质合成的过程。蛋白质合成是在细胞质内的核糖体上进行的

A. cDNA
B. hnRNA

C. mRNA
D. rRNA

15. 遗传信息是由DNA分子中的( )决定的。

A. 脱氧核糖
B. 磷酸

C. 核糖
D. 碱基

16. 断裂基因中编码肽链的序列为( )

A. 内含子
B. 外显子

C. 增强子
D. 启动子

17. 下列不属于遗传密码特性的是( )

A. 通用性
B. 兼并性

C. 可变性
D. 方向性

18. 大肠埃希菌乳糖操纵子中能调节操纵基因活性的物质是( )

A. 乳糖
B. 半乳糖苷酶

C. 半乳糖透膜酶
D. 阻遏蛋白

19. 下列不属于基因突变特性的为( )

A. 随机性
B. 普遍性

C. 可逆性
D. 稀有性

20. 人类的结构基因为( )

A. 连续基因
B. 有外显子组成

C. 有内含子组成
D. 断裂基因

21. 以下哪一项不是酶的特性( )

A. 高效性
B. 专一性

C. 通用性
D. 不稳定性

22. 连接核苷酸碱基之间的键主要是( )

A. 范德华力
B. 疏水键

C. 肽键
D. 氢键

二、分析题

1. 分析DNA双螺旋的结构特点。

2. 为什么称真核生物的基因为断裂基因?

3. 分析基因表达的过程和真核基因调控的途径。

4. 讨论基因点突变及其后果。

(周　伟)

# 第九章

# 单基因遗传与单基因遗传病

2002 年,调查人员在安徽西北的怀远县发现一遗传病家族。患者男,34 岁。在 18～19 岁时发病,早期走路不稳,手颤,持物不稳,面部肌肉有时抽搐,但思维正常,后期不能行走,瘫卧床上。主要症状表现在婚后,且随年纪增大而进行性加重。临床未能确诊,其父母非近亲婚配。家系调查,四代中均有患者,其曾祖母和祖父发病,且祖父兄弟四人中三人患病,其大祖父以及大祖父的长子和长孙发病,四祖父也发病,女性病况较男性轻。从调查情况看,该病应该是遗传病,这个病是如何发病的,有何规律,是否可以治愈？ 在这一章里,我们将详细谈论。

## 第一节 单基因遗传的基本定律

单基因遗传是指某种性状或疾病的遗传受一对等位基因控制,这种遗传方式符合孟德尔定律,故又称孟德尔遗传(Mendelelian inheritance)。人类有很多性状和疾病遵循单基因遗传规律向下一代传递。生物学三个重要遗传规律——分离定律,自由组合定律,连锁互换定律,是我们分析单基因遗传的基础。

## 一、受单基因控制遗传的人类性状

孟德尔以豌豆做实验材料总结了两个遗传学基本规律,分析对象是具有典型差异的相对性状。性状(character)是指生物具有的形态、功能和生化的特征。所谓相对性状,即指同一物种中的同一性状在不同个体之间的不同表现形式。在遗传学上把相对性状在杂合子中能表现出来的性状称显性性状(dominant character)。杂合子中不表现的性状称隐性性状(recessive character)。在我们人类身上也有许多相对性状,这些相对性状遗传也遵循遗传的基本规律,表9-1 中就列举了一些常见的人类相对性状:

### 表9-1 人类部分相对性状

| 性状 | 显性 | 隐性 | 性状 | 显性 | 隐性 |
| --- | --- | --- | --- | --- | --- |
| 耳垂 | 与脸颊分离 | 紧贴脸颊 | 眼睑 | 双眼皮 | 单眼皮 |
| 卷舌 | 能卷舌 | 平舌 | 惯用手 | 惯用右手 | 惯用左手 |
| 美人尖 | 有 | 无 | 睫毛 | 长睫毛 | 短睫毛 |
| 拇指弯曲 | 挺直 | 拇指向指背弯曲 | 耳垢 | 湿耳垢 | 干耳垢 |
| 食指长短 | 较无名指长 | 较无名指短 | 发旋 | 顺时针发旋 | 逆时针发旋 |
| 双手嵌合 | 右手拇指在上 | 左手拇指在上 | 酒窝 | 有酒窝 | 无酒窝 |

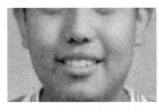
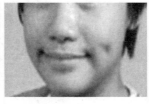

图 9-1　人无酒窝（左）和有酒窝（右）

## （一）人脸的性状

**1. 有酒窝和无酒窝**　酒窝，又称面靥、笑靥，是指面部皮肤上的小凹陷，多在笑时出现，酒窝的原理是颊脂垫的局部稀薄（受遗传影响），造成皮肤与颊肌粘连，当颊肌收缩时皮肤形成凹陷，形成酒窝（图 9-1）。有酒窝为显性性状，无酒窝为隐性性状。

**2. 有美人尖和无美人尖**　人的额头正中发际线向下凸一尖，称美人尖。因为古代美女额头正中的头发往往都会往下伸长一点，形成"M"形发际，所以俗称"美人尖"。美人尖不是每个人都有，有美人尖和无美人尖是一对相对性状。

## （二）人手的性状

**1. 食指比无名指短和食指比无名指长**　女性和男性在这一对性状的表现有一些不同，男性通常有两种表型：食指与无名指等长、食指比无名指短；女性的两种表型：食指比无名指长、食指与无名指等长。实际调查显示，男性食指与无名指等长（或女性食指长）是显性性状，男性食指短（或女性食指与无名指等长）是隐性性状，而且控制这对性状的基因在 X 染色体上，属性连锁遗传（图 9-2）。

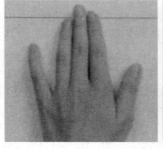
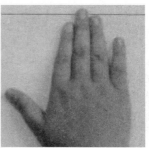

图 9-2　食指比无名指长（左）和食指比无名指短（右）

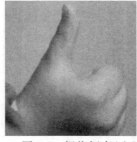
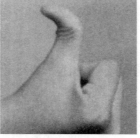

图 9-3　拇指挺直（左）和拇指向指背弯曲（右）

**2. 人惯用左手和惯用右手**　手的惯用由单基因决定，惯用左手为显性性状，惯用右手为隐性性状，后天的训练可以使手的惯用性发生改变。

**3. 拇指伸直和拇指弯曲**　人的拇指在竖起伸直时，有一部分人拇指可以向指背弯曲，该性状为隐性性状，不能弯曲为显性性状（图 9-3）。

## （三）人眼的性状

**1. 单眼皮和双眼皮**　单眼皮、双眼皮的产生与人上眼睑中一条提上睑肌有关系，双眼皮的形成是由于这条提上睑肌有纤维延伸至皮下，肌肉收缩时，造成附该处皮肤的退缩，构成皮肤皱襞，即双重睑，俗称双眼皮；单眼皮则缺少这种附着于皮肤上的提上睑肌纤维，因此没有皱襞。实际调查显示，双眼皮是显性性状，单眼皮是隐性性状。而且个体的表现差异较大，这一特征随着年纪的增长而发生变化（图 9-4）。

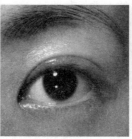
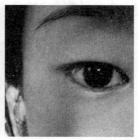

图 9-4　双眼皮（左）和单眼皮（右）

**2. 眼色** 眼色的不同是由于虹膜折光率不同而造成的,有黑色,褐色,黄色,蓝色和绿色之分,眼色是由基因决定的,学者们认为虹膜色素的形成可能是多基因参与,但是一个主基因在起作用,所以眼色的遗传表现出单基因遗传的一些特性。一般说来,黑色、褐色为显性,蓝色、灰色为隐性。

**3. 眼的形状** 在整个人类群体中,眼睛有各种形状。眼的形状与眼窝的性状、与眼皮的生长的方式有关,眼窝的形状和眼皮的生长方式都是由遗传决定的。眼睛的形状既有种族的特征,也有个体的差异。正常情况下,水平对斜眼(内角圆外角尖而且稍高)是显性,蒙古人种眼由于一个皮肤褶盖在眼的内角,造成了斜的外形;长睫毛对短睫毛是显性。

**4. 近视** 是指远处来的平行光线在视网膜前成像,视远物不清,近处的光线可在视网膜上成像,视近处物体清楚,近视有高度近视和一般近视之分。高度近视一般是指视力在-0.6屈光度以上(600度近视镜)的近视,他是隐性基因决定的,为常染色体隐性遗传。而一般近视是由多基因基础的,其中环境因素有重要作用。

**5. 色盲** 全色盲因不能辨别三原色(红黄蓝),故也不能辨别其他眼色,看整个世界都是灰色的,视力低于0.1,全色盲的人十分罕见,是常染色体隐性遗传。红绿色盲为 X 连锁隐性遗传。

## (四)耳的遗传

**1. 耳的形状** "招风耳"是由于耳郭舟状窝和耳轮过于向前下方倾斜使耳郭与头部所成的角度比正常人的大,致耳郭突起于头部两侧,这种耳形多见与染色体异常的个体(如 18p-综合征),也见于少数正常人。

**2. 耳垂** 有的人有耳垂,有的人没有耳垂。无耳垂是受隐形基因控制,为常染色体隐性遗传。长耳对短耳是显性。

**3. 干耳垢对湿耳垢** 人体耳道的分泌物——耳垢的干湿状态由基因决定,并与体臭相关。其中湿耳垢为显性基因控制。

## (五)鼻子的性状

多数学者认为鼻子的形态是有 3~4 个基因决定的。鼻梁、鼻孔、鼻根分别由一对基因控制,其中有一个主基因,所以表现单基因遗传的特点,如弓形鼻对直鼻为显性,宽鼻孔对窄鼻孔为显性等。

## (六)人体其他的性状

**1. 舌** 有的人可以把舌头卷成槽状,有的人不能,卷舌是显性性状,平舌是隐性性状。舌有味觉功能。苯硫脲(PTC)是一种极苦的化学药品,在浓度极低的情况下能尝出苦味者称味尝者;不能尝出苦味者称味盲。在我国味盲占 10%。PTC 尝味能力的遗传属于不完全显性遗传。

**2. 头发** 头发的颜色是单基因决定的,黑发对红发是显性。后天的白发可能是环境因素和衰老所致。白发症的白发是一种隐性遗传病。人的发式也具有单基因遗传的特点,如卷发对直发是显性。发旋的方向也是单基因遗传性状,顺时针发旋为显性性状,逆时针发旋为隐性性状。

# 二、遗传定律的基本内容

科学遗传学的创始人,奥地利学者孟德尔选用适于做遗传研究的材料——豌豆(严格的自花授粉,不易串种,品种多,性状差异显著)进行杂交试验。经过近 10 年的努力,发现了遗传学上的两个基本定律:分离定律和自由组合定律。继孟德尔后,摩尔根利用果蝇进行杂交实验,又发现了连锁和互换律,也称为摩尔根定律。这三个遗传的基本规律是遗传学的理论基础。

**1. 分离定律** 分离定律(law of segregation)是指生物个体上的每一个相对性状的发育受同

源染色体上相同基因座的一对等位基因(孟德尔称遗传因子)控制,生物在形成生殖细胞时,等位基因或同对基因彼此分离,分别进入不同的生殖细胞中。

孟德尔用 8 年时间,进行了大量杂交试验,并且对试验结果进行了科学的分析,提出了以下假设对其试验结果进行分析:

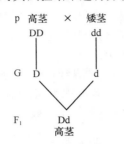

图 9-5 纯种豌豆杂交结果分析

(1) 生物性状的遗传由遗传因子(gene)决定(遗传因子后来被称为基因)。控制显性性状的基因叫显性基因,习惯上用大写字母表示,例如高茎用 D 表示,控制隐性性状的基因称为隐性基因,习惯上用小写字母表示,例如矮茎用 d 表示。

利用纯种高茎豌豆和纯种矮茎豌豆杂交,子一代全部是高茎豌豆,所以高茎是显性性状,矮茎是隐性性状。其杂交子代称为杂交子一代($F_1$)(图 9-5)。

(2) 在生物的体细胞内,基因是成对存在的,因此,在纯种高茎豌豆的体细胞内含有一对决定高茎性状的显性基因 DD,在纯种矮茎豌豆的体细胞内含有一对决定矮茎性状的隐性基因 dd。这样的一对基因称为等位基因,等位基因(allele)是位于一对同源染色体的特定基因座上控制某一相对性状的不同形式的基因,他们影响同一类表型,但产生不同的表型效应。

(3) 在生物的生殖细胞(以 G 表示)中,由于减数分裂,基因是成单存在,生殖细胞中只含有单个基因 D 或单个基因 d,所以杂交后的子一代的体细胞中含有等位基因 Dd。

(4) 基因具有独立性,当显性基因和隐性基因经杂交同存于一个细胞中时,由于显性基因的作用,隐形基因控制的性状不能表现出来,所以 $F_1$ 表现显性性状。由于 D(高茎)对 d(矮茎)是显性,故 $F_1$ 植株全部为高茎豌豆。

当子一代自交,进行减数分裂时,其成对的遗传因子 D 和 d 又得彼此分离,最终产生了两种不同类型的配子。一种是含有显性基因 D 的配子,另一种是含有隐性基因 d 的配子,而且两种配子在数量上相等,各占 1/2。因此,上述两种雌雄配子的结合便产生了三种组合:DD、Dd 和 dd,它们之间的比接近于 1：2：1,而在性状表现上则接近于 3(高)：1(矮)(图 9-6)。

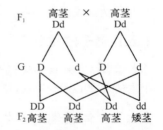

图 9-6 杂种豌豆自交结果分析

在遗传学上把一个个体的基因组成称为基因型(genotype)。在一定条件下由基因型控制发育所形成的性状称为表现型(phenotype),简称表型。一对基因彼此相同(如 AA 或 aa)的个体,称纯合子(homozygote)。一对基因彼此不同(如 Aa)的个体,称杂合体(heterozygote)。杂合子表现出来的性状为显性性状(dominant character),杂合子没有表现出来的性状为隐性性状(recessive character)。基因型为 AA 的个体由一对相同的显性基因组成,称显性纯合体。基因型为 aa 的个体由一对相同的隐性基因组成,称隐性纯合体。

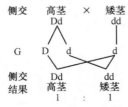

图 9-7 豌豆测交结果分析

孟德尔在试验中还用测交的方法检验自己的假设,测交是让杂种子一代与隐性亲本类型杂交,用来测定 $F_1$ 的基因型的方法。按照孟德尔对分离现象的解释,杂种子一代 $F_1$(Dd)一定会产生带有 D 和 d 的两种配子,并且两者的数目相等;而隐性类型(dd)只能产生一种带有隐性基因 d 的配子,所以,测交产生的后代应当一半是高茎(Dd)的,一半是矮茎(dd)的,即两种性状之比为 1：1。实验结果符合预先设想。对其他几对相对性状的测交试验,也无一例外地得到了近似于 1：1 的分离比(图 9-7)。

分离定律实质是:减数分裂中同源染色体的分离是分离定律的细胞学基础。

分离定律的发现为遗传学的发展奠定了基础,随着研究的深入,人们发现,分离定律同样适用于其他生物相对性状的遗传,人类有许多性状是相对性状,适用于分离定律的遗传。

**临床联系** >>

　　凡是属于一对等位基因控制的人的性状,都可以用分离定律分析其遗传规律。两个杂合体有酒窝个体婚配,杂合体个体 Dd 可以产生两种生殖细胞 D、d,这两种生殖细胞可以两两组合成四种类型的子代个体,有两种表现型,比例为 3∶1;有三种基因型组合:DD、Dd 和 dd,比例为 1∶2∶1。

**2. 自由组合律**　自由组合律(law of independent assortment)是指生物在形成生殖细胞时,位于同源染色体上的等位基因彼此分离,非同源染色体上的 2 对或 2 对以上的基因自由组合,分别形成不同基因型的生殖细胞。

孟德尔认为在两对相对性状的杂交试验时,需要分析两对基因的遗传,在同对基因形成配子彼此分离时,不同对的基因在形成配子时自由组合。

他选取了具有两对相对性状差异的纯合体作为亲本进行杂交,一个亲本结黄色圆形的种子(简称黄色圆粒),另一亲本结绿色皱形的种子(简称绿色皱粒),无论是正交还是反交,所得到的 F₁ 全都是黄色圆形种子。由此可知,豌豆的黄色对绿色是显性,圆粒对皱粒是显性,所以 F₁ 的豌豆呈现黄色圆粒性状(图9-8)。

孟德尔假设,豌豆种子黄色是有基因 Y 控制,绿色是 y 控制;豌豆种子圆形有基因 R 控制,皱缩有基因 y 控制。杂交子一代的豌豆基因组成为 YyRr。基因型 YyRr 的豌豆可以形成 YR、Yr、yR、yr 四种配子,四种配子彼此组合可以形成 16 种受精卵,发育成四种表现型的豌豆黄色圆粒、黄色皱粒、绿色圆粒、绿色皱粒,比例为 9∶3∶3∶1。

实验结果,在 F₂ 中出现了明显的形状分离和自由组合现象。在共计得到的 556 粒 F₂ 种子中,有四种不同的表现类型,分别是黄圆(315 粒)、黄皱(101 粒)、绿圆(108 粒)、绿皱(30 粒)符合比例 9∶3∶3∶1。

把 F₁ 杂种与双隐性亲本进行测交,由于双隐性亲本只能产生一种含有两个隐性基因的配子(yr),结果组合出的子代品种也为四种,黄圆、黄皱、绿圆、绿皱,比例为 1∶1∶1∶1。实验结果也证明孟德尔的分析是正确的(图 9-9)。

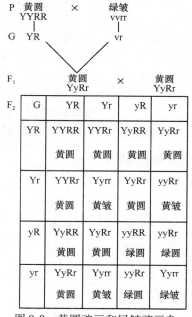

图 9-8　黄圆豌豆和绿皱豌豆杂交试验结果分析

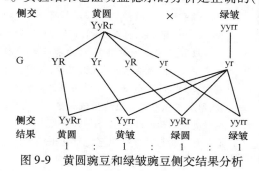

图 9-9　黄圆豌豆和绿皱豌豆侧交结果分析

自由组合规律的实质:具有两对(或更多对)相对性状的亲本进行杂交,在 F₁ 产生配子时,在等位基因分离的同时,非同源染色体上的非等位基因表现为自由组合,这就是自由组合规律的实质。也就是说,一对等位基因与另一对等位基因的分离与组合互不干扰,各自独立地分配到配子中。在形成配子的减数分裂中,非同源染色体的随机组合是自由组合定律的细胞学基础。

**临床联系 ▶▶**

　　一个体为有耳垂和能卷舌,另一个体为无耳垂和平舌,他们都是纯合体,他们婚配结果可以用自由组合定律来分析。有耳垂为显性性状,由显性基因 Y 控制;无耳垂为隐性性状,由 y 基因控制;卷舌为显性性状,由 R 基因控制,平舌为隐性性状,由 r 基因控制。他们均为纯合体,基因型分别为YYRR、yyrr。其所产生的生殖细胞分别为 YR、yr。其子女基因型为YyRr,可以形成 YR、Yr、yR、yr 四种生殖细胞。两个有耳垂卷舌YyRr的个体婚配,其子女可以形成 16 中类型组合,出现四种表现型,分别是有耳垂卷舌、有耳垂平舌、无耳垂卷舌、无耳垂平舌,比例为 9：3：3：1。

　　**3. 连锁与互换**　　孟德尔遗传的两个基本定律在得到科学界的公认以后,美国的遗传学家摩尔根和他的同事们用果蝇做试验材料,进行了大量的遗传学的研究工作,不仅证实了基因的分离定律和自由组合定律是正确的,而且揭示出了遗传的第三个基本定律——基因的连锁和交换定律。

　　连锁与互换律(low of linkage and crossing over)是指位于一条染色体上不同基因,彼此间互相连锁构成一个连锁群(linkage group),完整进入子细胞时称为完全连锁(complete linkage);但位于同一染色体上的基因并非永远连锁在一起,在减数分裂形成配子时任何一对同源染色体之间在一定位点可发生互换(crossing over)。由于互换引起基因重组,导致一些基因不能总与另一些基因连锁在一起向后代传递,这种现象称为不完全连锁(incomplete linkage)。理论上二倍体生物所具有的连锁群数目,应该与细胞中单倍体染色体数目相当。

　　互换率:同一连锁群内的各对基因之间可以发生互换,通常用互换率表示,也称为重组率。互换率是指 2 对基因之间发生交换的频率,可由以下公式求得:

$$互换率 = 重组合类型数/(重组合类型数 + 亲组合类型数) \times 100\%$$

　　基因的连锁和互换为基因的定位提供了基础,同源染色体上两对基因的距离越远,发生互换

**临床联系 ▶▶**

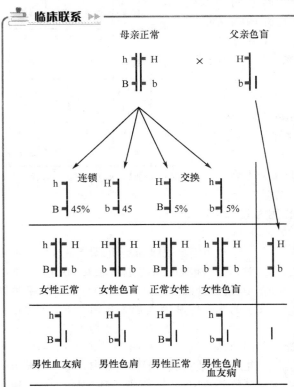

　　红绿色盲和甲型血友病都是 X 连锁隐性遗传病,其致病基因都在 X 染色体上,这两个基因的交换律为 5%。用 b 表示红绿色盲基因,B 表示正常色觉基因;h 表示甲型血友病致病基因,H 表示正常基因。现有一家庭,父亲为色盲患者,母亲为正常,但是为甲型血友病基因和红绿色盲基因的携带者,并且其携带的致病基因不在同一条 X 染色体上;父亲为色盲患者,他的色盲基因 b 和血友病正常基因位于同一条 X 染色体上。这个家庭子女发病情况可以用图9-10 的不完全连锁方式分析。

　　母亲形成生殖细胞时,多数情况下,hB 和 Hb 保持连锁关系,形成 hB,Hb 两种类型的生殖细胞,是亲代具有的类型,称为亲组合;少数情况下由于同源染色体的交叉互换,基因发生重组,形成 HB,hb 新的连锁关系,称为重组合,形成四种不同类型的生殖细胞,父亲只有两种类型的精子,结果是下一代女儿可能出现四种类型的基因组成,儿子也可能出现四种类型的基因组成(图9-10)。

图 9-10　血友病基因与红绿色盲基因的不完全连锁遗传

的可能性越大,互换率也就越高;反之,发生互换的机会就越小,互换率就越低。所以互换率反映了 2 个基因在同一个染色体上的相对位置。基因在染色体上的距离可以用图距单位来衡量,一般以厘摩(cM)来表示,1cM＝1% 互换率。根据互换率的大小,可以推测同源染色体上的非等位基因间的相对位置及排列次序,用这种方法绘制成的图形称为基因的连锁图。

减数分裂中,同源染色体的联会和非姐妹染色单体的交叉互换是连锁与互换定律的细胞学基础。当研究两对相对性状的遗传,并且控制这两对相对性状的基因位于同一对同源染色体上时,就应该用连锁与互换定律来分析。

遗传的三个基本遗传规律可以应用于人类正常性状或疾病的遗传分析,学习和运用遗传的基本规律可以推测某些遗传病的遗传情况,从而有效地开展遗传病的咨询和防治工作,降低遗传病的发病率。

# 第二节 单基因遗传病

单基因遗传是指某种性状或疾病的遗传受一对等位基因控制,这种遗传方式符合孟德尔定律,故又称孟德尔遗传(Mendelelian inheritance)。人类有很多性状符合单基因遗传方式,例如有耳垂对无耳垂为显性、卷发对直发为显性。单基因遗传病(monogenic disease)简称单基因病(single-gene disorder),是指主要受一对等位基因控制而发生的遗传病,其传递方式遵从孟德尔定律。人类单基因遗传分为核基因遗传和线粒体遗传两类。核基因遗传又分为:常染色体显性、常染色体隐性、X 连锁显性、X 连锁隐性和 Y 连锁遗传病等 5 种类型。

在线人类孟德尔遗传(OMIM),网址 http://www. ncbi. nlm. nih. gov/sites/entrez? db＝OMIM,是人类基因和遗传病表型的数据库,截至 2009 年底 OMIM 记载的单基因遗传总条目为 19 831 个,其中常染色体遗传条目 18 586 个,X 连锁遗传 1123 个,Y 连锁遗传 59 个,线粒体遗传 63 个。该网站的主要特点是有二十多个相关链接和强大的搜索功能。如当搜索 phenylketonuria(苯丙酮尿症)时,搜索结果主要有 OMIM 编号、疾病或基因名称、临床特征、生化特征、遗传方式、分子遗传学、致病机制、诊断、治疗、等位变异型和参考文献等内容。

# 一、系谱与系谱分析

经典的孟德尔遗传分析主要是通过杂交试验统计不同亲代杂交产生的不同性状后代的数目来进行分析和判断。研究人类性状和疾病的遗传规律不能采用杂交试验的方法,只能对具有某种性状的家系成员的性状分布进行观察,通过对该性状在家系后代的分离或传递方式来进行分析,这种方法称系谱分析(pedigree analysis)。所谓系谱(pedigree)是指从先证者(proband)或索引病例(index case)开始,追溯调查其家族各个成员的亲缘关系和某种遗传病的发病(或某种性状分布)情况等资料,用特定的系谱符号按一定方式绘制而成的图解(常用系谱绘制符号见图9-11)。

绘制系谱时应从先证者入手,先证者是指该家族中第一个就诊或被发现的患病成员,然后调查其直系、旁系各世代成员的数目及患该病情况,再按照通用的格式和符号将这些资料绘制成系谱图。系谱分析时应注意以下几点:①主诉的完整性:对家族中各成员的发病情况,不能只凭患者或亲属的口述,应进行亲自检查,以求准确无误;②调查的人数越多越好;而且完整的系谱最少应有三代以上有关患者及家庭的情况;③注意患者的发病年龄、病情、死亡(包括婴儿死亡)原因和近亲婚配情况等。

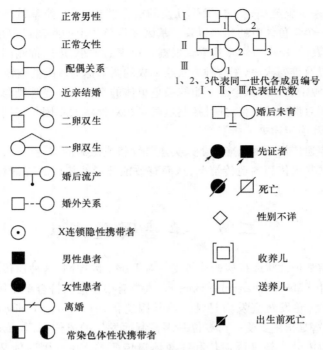

图 9-11 系谱中的常用符号

## 二、常染色体显性遗传病

如果控制一种形状或遗传病的基因位于 1～22 号染色体上,且这个基因是显性基因,这种遗传方式称为常染色体显性遗传(autosomal dominant,AD)。由常染色体上显性致病基因引起的疾病称常染色体显性遗传病。人群中常染色体显性遗传病的发病率约为 0.9%,目前已经被认识的有 4458 种,较为常见的如家族性高胆固醇血症 Ia 型、Huntington 病和神经纤维瘤等(表9-2)。

表 9-2　一些常见且重要的常染色体显性遗传病(性状)

| 疾病 | 致病基因 | 基因定位 | Phenotype MIM number |
|---|---|---|---|
| 家族性结肠息肉 | APC | 5q21-q22 | #175100 |
| 齿质形成不全 | DGI1 | 4q21.3 | #125490 |
| 软骨发育不全 | FGFR3 | 4p16.3 | #100800 |
| 马方综合征 | MBN1 | 15q21.1 | #154700 |
| 多指(趾)(轴后 AI 型) | PAPA1 | 7p13 | #174200 |
| 肌强直性营养不良 | DMPK | 19q13.1-q13.3 | #160900 |
| 脊髓小脑性共济失调 I 型 | ATXN1 | 6p23 | #164400 |
| 视网膜母细胞瘤 | RB1 | 13q14.1-q14.2 | #180200 |

在遗传学分析中,决定显性性状的基因用大写英文字母表示,隐性基因用小写英文字母表示。假设用 A 代表决定某种隐性疾病的基因,用 a 代表决定某种隐性疾病的基因,在完全显性

的情况下,患者的基因型为 AA 或 Aa;正常人的基因型为 aa。

人类的致病基因最早是由正常(野生)基因突变而来,所以其频率很低,大多介于 0.001 和 0.01 之间,因此,对于 AD 遗传病来说,患者基因型大都是杂合的,显性纯合体患者在人群中出现的概率很小。

对于 AD 遗传来说,杂合体 Aa 表现出来的性状应该为显性,但由于内外环境因素的复杂影响,杂合体实际上却有多种不同的复杂表现。根据杂合体表型的不同,AD 遗传又可分为完全显性、不完全显性、共显性、不规则显性和延迟显性等 5 种类型。

## (一) 完全显性

在 AD 遗传中,如杂合体(Aa)的表型与显性纯合体(AA)的表型完全相同,称为完全显性(complete dominance)。即在杂合体 Aa 中,显性基因 A 的作用完全表现出来,而隐性基因 a 的作用完全被掩盖,从而使杂合体表现出与显性纯合体完全相同的性状或疾病。短指(趾)畸形 A I 型、齿质形成不全和并指 I 型等属于完全显性遗传病。

图 9-12 是常染色体显性遗传病系谱,如果用 A 代表显性的致病基因,a 代表正常的隐性等位基因,则带有显性致病基因的基因型为 AA 或 Aa,对于这两种基因型来说,其表型完全相同。在临床上见到的常染色体显性遗传病患者的基因型大多为杂合体,这是由于致病基因是很稀有的,其基因频率一般在 0.01 ~ 0.001,显性纯合体患者在人群中出现的概率很小,而杂合体患者出现的频率却是致病基因频率的 2 倍,所以患者常为杂合体。因此,在系谱分析中,常染色体显性遗传病患者一般作为杂合体来看待。

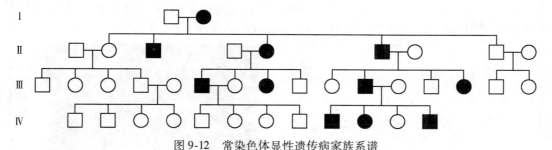

图 9-12　常染色体显性遗传病家族系谱

常染色体显性遗传的系谱具有如下特点:

(1)连续传递,系谱中可看到每代均有患者出现,呈现出一种垂直传递的方式。

(2)患者双亲中常有一方是患者,但绝大多数为杂合体。

(3)系谱中男女患病机会均等。由于致病基因位于常染色体上,所以性状的遗传与性别无关。

(4)患者的每一个子女都有 1/2 的发病风险。

(5)双亲无病时,子女一般不会患病,除非新发生的基因突变。

根据常染色体完全显性遗传的特点,在临床上可以对此类遗传病的再发风险进行估计,如夫妇双方一方为杂合体患者(图 9-13),那么他们的子女患该病的风险为 50% ;

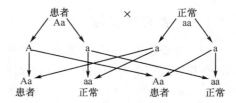

图 9-13　AD 患者与正常人婚配时致病基因传递图解

如夫妻双方皆为杂合体患者时,他们的子女患该病的风险为 75% ,如夫妻一方为纯合体患者时,他们的子女患该病的风险为 100% 。

　　家族性结肠息肉是一种常染色体显性遗传性疾病,全结肠与直肠均可有多发性腺瘤,多数腺瘤有蒂,乳头状较少见,息肉数从 100 个左右到数千个不等,自黄豆大小至直径数厘米,常密集排列,有时成串,其组织结构与一般腺瘤无异。本病患者早期大多数可无症状,最早的症状为腹泻,也可有腹绞痛、贫血、体重减轻和肠梗阻。常在青春期或青年期发病,好发年龄为 20 ~ 40 岁。

## (二) 不完全显性

　　在 AD 遗传中,杂合体的隐性基因也有一定程度的表达,使杂合体的表型介于显性纯合体与隐性纯合体的表型之间,称为不完全显性 ( incomplete dominance ) 或半显性遗传 ( semidominance )。这种遗传方式中,显性纯合患者病重,杂合患者病轻。以这种方式遗传的性状和疾病有:PTC 尝味能力、软骨发育不全和家族性高胆固醇血症等。

　　这类遗传病杂合体(Aa)患者之间婚配时,子代中 1/2 为杂合体(Aa)患者,1/4 为正常人(aa),1/4 为显性纯合体(AA)患者(图 9-14)。后代中纯合体患者、杂合体患者和正常人的表型比为 1:2:1,而完全显性遗传在这种婚配,子代中患者与表现正常个体的表型比为 3:1。

　　软骨发育不全(achondroplasia,ACH)(MIM #100800)是由于软骨母细胞的生长及成熟发生异常,导致软骨内成骨障碍而造成。该病是一种常见的侏儒畸形,致病基因(FGFR3)定位于 4p16.3,约 80% 为新发突变所致。显性纯合体患者病情严重,表现为严重骨骼畸形,胸廓小而呼吸窘迫及脑积水,多于胎儿或新生儿期死亡。杂合体患者表现为四肢较短,下肢弯曲,躯干近于正常,垂手不过髋关节,手指粗短并呈车轮状张开,站立时腰椎前突致腹部隆起,臀部后突,头大,前额和下颌突出(图 9-14)。

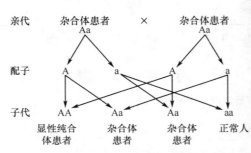
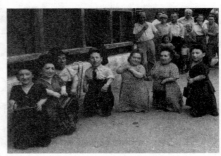

图 9-14　软骨发育不全患者之间婚配图解及患者图片

## (三) 共显性遗传

　　位于常染色体上的等位基因,有些彼此之间没有显性和隐性的区别,在杂合状态时两种基因的作用都能完全表达出来,各自独立地产生基因产物,形成相应表型,这种遗传方式称为共显性遗传(codominant inheritance)。ABO 血型系统、MN 血型系统和人类白细胞抗原(HLA)系统的遗传方式都是典型的共显性遗传。

　　ABO 血型(MIM#110300)的遗传由一组复等位基因(multiple allele)所决定的。在一个群体中当一个基因座上的等位基因数目有 3 个或 3 个以上时称为复等位基因,但对于每个个体而言,只有一对同源基因座,故只能拥有一组复等位基因中的两个相同的或不同的等位基因。ABO 血型的基因定位于 9q34 上,由 $I^A$、$I^B$ 和 i 三种复等位基因组成,其中 $I^A$、$I^B$ 对 i 为显性,$I^A$、

$I^B$ 之间表现为共显性。由于 $I^A$ 基因编码 α-N-乙酰半乳糖胺转移酶决定了红细胞表面的 A 抗原，$I^B$ 基因编码 α-D-半乳糖转移酶决定了红细胞表面的 B 抗原，所以基因型 $I^A I^A$ 和 $I^A i$ 的个体红细胞膜上都有 A 抗原，表现为 A 型；基因型 $I^B I^B$ 和 $I^B i$ 的个体红细胞膜上都有 B 抗原，表现为 B 型；基因型 $I^A I^B$ 的个体由于 $I^A$ 和 $I^B$ 之间为共显性，结果这两种基因都完全得到了表达，红细胞膜上同时具有 A 和 B 两种抗原，表现为 AB 型；基因型 ii 的个体不产生抗原，表现为 O 型。ABO 血型系统共有 6 种基因型和 4 种血型，根据分离律，已知双亲血型，就可以推出子女中可能出现的血型和一般不可能出现的血型(表 9-3)。

表 9-3　双亲和子女之间 ABO 血型遗传的关系

| 双亲的血型 | 子女可能出现血型 | 子女不可能出现血型 | 双亲的血型 | 子女可能出现血型 | 子女不可能出现血型 |
| --- | --- | --- | --- | --- | --- |
| A×A | A,O | B,AB | B×O | B,O | A,AB |
| A×O | A,O | B,AB | B×AB | A,B,AB | O |
| A×B | A,B,AB,O | — | AB×O | A,B | AB,O |
| A×AB | A,B,AB | O | AB×AB | A,B,AB | O |
| B×B | B,O | A,AB | O×O | O | A,B,AB |

## （四）不规则显性

在一些 AD 遗传的疾病中，杂合体的显性基因由于某种原因不表现出相应的显性性状，或即使表现显性性状，但表现(病情)程度不同，使显性性状的传递不规则，称为不规则显性(irregular dominance)遗传。

在不规则显性遗传中，用外显率和表现度来衡量显性基因在杂合状态下是否表达及表达的程度。所谓外显率(penetrance)是指在具有某一显性基因(在杂合状态下)或纯合隐性基因的群体中，这些基因能够表达相应表型的个体所占总群体的百分率。例如在调查某一成年多囊肾群体后，推测该群体中携带有多囊肾致病基因的个体数为 60 人，而实际多囊肾的患者为 58 人，因此，该群体中多囊肾的外显率为 $58/60×100\% = 96.67\%$。外显率如果为 100% 时，称为完全外显，低于 100% 时称为不完全外显(incomplete penetrance)或外显不全。不完全外显的同胞或子女的再发风险为 1/2×外显率。

图 9-15 是一个不规则显性遗传的多指症系谱，先证者 $III_2$ 是多指患者，他的长子 $IV_1$ 也是多指患者，其余两个子女($IV_2$、$IV_3$)表型正常，由此表明先证者 $III_2$ 是杂合体患者，其致病基因可能来自于其父母或是由于基因突变造成。系谱中容易引起错误判断的是 $III_2$ 的父亲($II_3$)和母亲($II_4$)均表现正常，这不符合显性遗传病的基本特点，但因 $III_2$ 的哥哥($II_2$)和父亲($I_1$)也是多指。由此判断，$III_2$ 的致病基因是由 $II_3$ 传递而来，即 $II_3$ 属于携带有显性致病基因但未发病的个体。虽然 $II_3$ 由于内外环境因素的影响，显性的多指基因未得到表达，但是仍可以将该致病基因

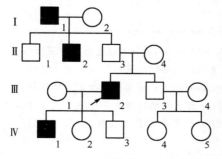
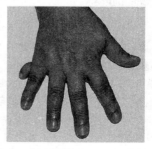

图 9-15　一个多指症患者的系谱

传给后代,这样使该病的系谱中出现了多指症状隔代传递的不规则现象。

显性致病基因在杂合状态下除了外显率的差异外,还有表现度的不同。外显率是说明致病基因表达或不表达、有多少致病基因表达出来的问题。表现度(expressivity)则是指在不同遗传背景和环境因素的影响下,相同基因型个体在性状和疾病的表现程度上产生的差异。在不同家系之间,甚至在同一家系的不同患者之间,都存在较大的表型差异。临床可用轻度、中度和重度来描述。

🔬 **临床联系** ▶▶

图 9-16 为一例马方综合征(Marfan syndrome,MFS)(MIM #154700)家系,MFS 是一种最常见的遗传性结缔组织疾病,以骨骼、眼及心血管三大系统的缺陷为主要特征,因累及骨骼使手指(趾)细长,又称为蜘蛛指(趾)(arachnodactyly)。该家系中最严重的患者是先证者的大舅(II$_1$)既有严重的先天性心脏病,又有骨骼畸形和晶状体移位,26 岁时突然病逝。其二舅(II$_2$)表现为骨骼畸形、晶状体移位、心脏病症状,并突然死亡。先证者III$_1$和其母亲II$_3$临床表现只有骨骼畸形和晶状体移位。

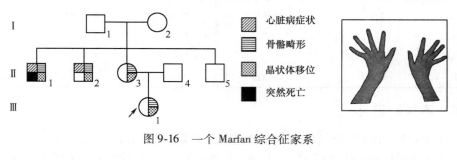

图 9-16 一个 Marfan 综合征家系

不同个体所具有的不同的遗传背景和生物体的内外环境对基因表达所产生的影响,被认为是引起不规则显性的重要原因。遗传背景的影响主要是指细胞内存在的其他基因对主基因的修饰影响,这些基因称为修饰基因(modifier gene),修饰基因可增强或削弱主基因的作用,使主基因所决定的性状不能表达完全,使致病基因失去显性特点而不外显,结果使显性遗传的规律表现为不规则。此外,各种影响性状发育的环境因素也是一种修饰因子,可给主基因的表达带来不同的影响,起到一定的修饰作用。

人类遗传病中有很多表现为不规则显性,如成骨发育不全、颅缝早闭综合征中的 Crouzon 综合征和 Jackson-Weiss 综合征等。

## (五) 延迟显性

在 AD 遗传中,携带有显性致病基因的杂合体,有的在出生后并不立即表现出来相应的症状,而是到个体发育到一定年龄后,致病基因控制的症状才表现出来,这种显性遗传方式称为延迟显性(delayed dominance)。

🔬 **临床联系** ▶▶

Huntington 病(Huntington disease,HD)(MIM #143100)是一种延迟显性的遗传病,在该病杂合体的发育早期,致病基因并不表达,多在中年发病,平均发病年龄在 30~50 岁。早至 2 岁,晚至 80 岁均可发病,不过 10 岁前和 70 岁后发病者少见。该病主要的临床表现为进行性加重的持续性非自主运动(不能控制的舞蹈样运动)、精神异常和智力障碍;并且随年龄的增大而加剧。对于该病的发生,年龄是一个重要的修饰因素,此病的外显率随着年龄的升高而呈上升趋势,表现为典型的延迟显性遗传。患者在 1、20、30、40、50、60 和 80 岁时其外显率分别为 0、10%、27%、40%、75%、94% 和 100%。

亨廷顿病(Huntington disease,HD)外显率很高,多数患者起病缓慢隐匿,待症状明显后才来就诊。HD 患者的临床特征为进行性加重的舞蹈样不自主运动、精神异常和痴呆三联征,首发症状为舞蹈样动作。HD 的致病基因(*HTT/IT*15)(MIM #613004)位于 4p16.3,基因长 210 kb,编码约 3 144 个氨基酸残基组成的多肽,命名为亨廷顿(Huntington, HTT)。该基因外显子 1 的起始密码子下游 17 个密码子处有一段不间断的(CAG)n 三核苷酸重复突变,CAG 编码谷氨酰胺,因此 Huntington 的 N 端有一个多聚谷氨酰胺。在正常人群中其拷贝数为 9~36,而 HD 患者的此拷贝大于 37,最多可达 100 以上。(CAG)n 突变由男性传递给后代时明显增多而致病的现象与动态突变和遗传印迹有关。

除 Huntington 病以外,许多疾病的遗传也都有延迟显性的现象,如遗传性痉挛性共济失调症、家族性结肠息肉综合征、成年型多囊肾、视网膜母细胞瘤、腓骨肌萎缩症、视网膜色素变性 AD 型和遗传性出血性毛细血管扩张症等。

# 三、常染色体隐性遗传病

如果控制一种性状或遗传病的基因位于 1~22 号常染色体上,且这个基因是隐性基因,这种遗传方式称为常染色体隐性(autosomal recessive,AR)遗传。由常染色体上隐性致病基因引起的疾病称常染色体隐性遗传病。常见且重要的常染色体隐性遗传病有白化病、胰腺囊性纤维化、先天性聋哑(AR型)、苯丙酮尿症、镰状细胞贫血、家族性黑矇性痴呆、胱氨酸尿症和高度近视等(表 9-4)。

表 9-4　一些常见且重要的常染色体隐性遗传病

| 疾病 | 致病基因 | 基因定位 | Phenotype MIM number |
|---|---|---|---|
| 尿黑酸尿症 | *HGD* | 3q21-q32 | #203500 |
| 血色素沉积症 | *HFE* | 6p21.3 | #235200 |
| 半乳糖血症 | *GACT* | 9p13 | #230400 |
| 镰形红细胞贫血 | *HBB* | 11p15.5 | #603903 |
| 眼皮肤白化病 I 型 | *TYR* | 11q14-q21 | #203100 |
| 苯丙酮尿症 | *PAH* | 12q24.1 | #261600 |
| 肝豆状核变性 | *ATP7B* | 13q14.3-q21.3 | #277900 |

## (一)常染色体隐性遗传病的特征

在 AR 遗传病中,假设致病基因为 a,相应的显性基因为 A,AA 和 Aa 的个体都是正常个体,aa 个体则是患者。当个体处于杂合状态时,由于有显性基因(A)的存在,致病基因(a)的作用不能表现,所以杂合子不发病。这种表型正常但带有致病基因的杂合子被称为携带者(carrier)。AR 遗传病只有在基因处于隐性纯合状态(aa)时才能表现出来,其所带的两个致病基因有双亲各提供一个,因此,因此临床上所见到的 AR 遗传病患者,往往其父母都是携带者。

### 临床联系 ▶▶

Tay-Sachs 病(MIM #272800)也称家族性黑矇性痴呆、氨基己糖酶 A 缺乏症、GM₂ 神经节苷脂贮积症变异型 B,是一种常染色体隐性遗传病,由 Tay(1881)和 Sachs(1896)先后报告,多见与 Ashkenazi 犹太人中,很少发生于其他种族。患者出生是往往正常,3~6 个月后开始发病,表现为重度精神运动发育障碍,主要症状有癫痫、瘫痪、痴呆和失明。一般到 2~3 岁以内死亡。

Tay-Sachs 病的致病基因 HEXA 定位于 15q23-q24,编码 529 个氨基酸残基,相对分子质量约 60 000 的氨基己糖苷酶 A(hexosaminidase A)α 亚基。Tay-Sachs 病为溶酶体贮积症的一种类型,患者由于 HEXA 基因突变,酶活性丧失无法降解神经节苷脂,代谢底物堆积所致。

以 a 表示常染色体隐性病的致病基因、A 表示正常基因,当一对夫妇均为携带者时,他们子女中基因型有 AA、Aa 和 aa 三种,分离比为 1∶2∶1。由于基因型 Aa 与 AA 的表型均为正常,所以子代中有 3/4 的个体表现正常,1/4 表现为患者,表型正常的个体与患者呈 3∶1 的分离比。也可以说,他们每生育一次,都有 1/4 的机会生出该病患儿(图 9-17)。他们表型正常的子女中基因型是 Aa 的可能性为 2/3,即在患者双亲表型正常的情况下,患者表型正常的同胞是携带者的概率为 2/3。

图 9-18 是一个常染色体隐性的系谱,先证者Ⅳ₁ 的父母Ⅲ₂ 和Ⅲ₃ 的表型都正常,都确定是携带者,基因型为 Aa;同理因Ⅱ₄ 是患者,Ⅰ₁ 和Ⅰ₂ 也都是肯定携带者,Ⅱ₁ 和Ⅱ₃ 也都是肯定携带者;Ⅳ₂ 表型正常,但她的基因型可能是 AA 或 Aa,而是 Aa 的可能性为 2/3。

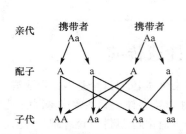

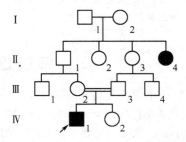

图 9-17　AR 携带者与携带者婚配致病基因传递图解　　图 9-18　常染色体隐性遗传病的典型系谱

从图 9-17 中可总结出 AR 遗传的系谱特征:

(1)患者常常是散发的,系谱中往往见不到连续传递,有时系谱中只有先证者一个患者。

(2)患者的双亲表型往往正常,但都是致病基因的携带者。

(3)男女发病机会均等,由于致病基因位于常染色体上,所以性状的遗传与性别无关。

(4)患者同胞中约有 1/4 发病,患者的正常同胞中有 2/3 为携带者;患者的子女一般不发病,但都是肯定携带者。

(5)近亲婚配(consanguineous marriage)时,子代中发病风险比随机婚配明显增高。

## (二) AR 遗传病分析中的两个问题

**1. 近亲结婚和亲缘系数**　事实上,一些发病率极低的遗传病仅见于近亲结婚所生的子女中。通常将 3~4 代内有共同祖先的个体称为近亲(close relatives)。近亲结婚(consanguineous marriage)是指在前几代(3~4 代)中有共同祖先的两个个体之间的婚配。近亲结婚后代发病风险较高的原因在于近婚双方容易从共同的祖先继承到相同的隐性致病基因,这些相同基因在传递给下一代时,得到基因纯合的概率比随机婚配高,故表现为发病风险增高。

对于具有共同祖先的个体之间的亲缘关系用亲缘系数来衡量。亲缘系数(coefficient of relationship)是指具有共同祖先的两个个体在同一个基因座位上具有相同等位基因的概率。近亲婚配时,夫妇双方有一定的血缘关系,即在一定程度上有相同的遗传基础。如父亲的基因型为 Aa,他将 A 或 a 传递给子女的可能性各为 1/2。同理可知,母亲的任何一对基因的其中一个传给子女的可能性也是 1/2。另外,父亲将自身任何一对基因中的某一个同时传给两个子女的可能性是 1/2×1/2=1/4,母亲将自身任何一对基因中的某一个同时传两个子女的可能性也是 1/2×1/2=1/4,这样可推知:两个同胞从同一个亲本那里得到相同基因的总概率为 1/4+1/4=1/2,即为同胞间的亲缘系数。

按照亲缘系数的远近,一个家系中的亲属可分为一级亲属、二级亲属和三级亲属等。

一级亲属指亲子关系和同胞关系,其亲缘系数为 1/2;即他们之间基因相同的可能性为 1/2。

二级亲属包括一个个体的祖父母、外祖父母、双亲的同胞、同胞的子女、和子女的子女等,他们之间的亲缘系数为1/4,即他们之间基因相同的可能性为1/4。

三级亲属是泛指亲缘系数为1/8,即基因相同的可能性为1/8的近亲之间的关系。

亲缘系数可用于近亲结婚中AR遗传病发病风险的计算。如一种AR遗传病的携带者频率为1/50,一个人若随机婚配时,其子女的发病风险为1/50×1/50×1/4 =1/10 000,如某人与表兄弟姐妹(三级亲属)婚配,其子女发病风险为1/50×1/8×1/4 =1/1600,比随机婚配子女的发病风险高约6.25倍。一种AR遗传病在群体中的发病率越低,近亲婚配后代的发病相对风险就越高。

图9-19为一个苯丙酮尿症系谱,已知苯丙酮尿症人群中的携带者概率是1/65,问Ⅲ$_2$和Ⅲ$_3$(近亲婚配)及Ⅲ$_4$和Ⅲ$_5$(随机婚配)两对夫妇生下患儿的可能性各是多少? 在进行单基因病的发病风险估算时,首先要根据系谱中已有的患者,推算有关的其他个体的相关基因型的可能性。苯丙酮尿症是一种AR遗传病,父母双方必须同为携带者(杂合子)才可能生出该AR遗传病的患儿。因此计算Ⅲ$_2$和Ⅲ$_3$及Ⅲ$_4$和Ⅲ$_5$后代的苯丙酮尿症发病风险时,首先要考虑每对夫妇同时是携带者的可能性各有多大。

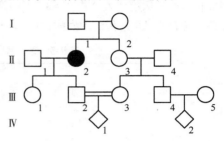

图9-19　1例苯丙酮尿症系谱

以a代表隐性致病基因,在Ⅲ$_2$和Ⅲ$_3$婚配情况下,由于Ⅱ$_2$是患者,Ⅱ$_2$的基因型应是aa。Ⅲ$_2$的表型正常,Ⅱ$_2$与Ⅲ$_2$之间是亲子关系,Ⅱ$_2$的两个隐性基因必有一个传递给Ⅲ$_2$,故Ⅲ$_2$的基因型可以推断出是Aa,是肯定的携带者(即携带者的概率为1)。Ⅱ$_3$的双亲表型正常,Ⅱ$_3$与Ⅱ$_2$是同胞且Ⅱ$_3$的表型正常,在这种情况下Ⅱ$_3$是携带者的概率为2/3。Ⅱ$_3$与Ⅲ$_3$的亲缘系数是1/2,故Ⅲ$_3$是携带者(Aa)的可能性为2/3×1/2 =1/3。Ⅲ$_2$和Ⅲ$_3$同是携带者的总概率为1/3×1 =1/3,当Ⅲ$_2$和Ⅲ$_3$同是携带者时其子女患病风险为1/4,所以Ⅲ$_2$和Ⅲ$_3$这对表兄妹近亲结婚后下一代苯丙酮尿症的再发风险为1/3×1/4 =1/12。

Ⅲ$_4$和Ⅲ$_5$这对夫妇属于非近婚的婚配方式,由于Ⅲ$_4$的家系中已有患者的出现,很多情况下这样的夫妇会到医院去进行遗传咨询。Ⅲ$_4$和Ⅱ$_3$是一级亲属,Ⅱ$_3$是携带者的概率为2/3,估Ⅲ$_4$是携带者的概率为2/3×1/2 =1/3。Ⅲ$_5$与Ⅲ$_4$无血缘关系,她是携带者的概率就是人群中携带者的概率(1/65),那么Ⅲ$_4$和Ⅲ$_5$这两对夫妇同是携带者的总概率即为 1/3×1/65 =1/195,Ⅲ$_4$和Ⅲ$_5$的下一代苯丙酮尿症的再发风险为1/4×1/195 =1/780。这个风险比Ⅲ$_3$与其表哥Ⅲ$_2$近亲结婚后代的再发风险(1/12)低65倍,由此可以看出近亲结婚的危害是巨大的。

**2. 选择偏倚与校正**　在实际观察中,AR病患者的同胞中的发病比例往往高于1/4,造成此现象的原因是观察样本的选择发生了偏倚。选择偏倚(selection deviation)是样本量过低造成的,另外,漏检是造成发病比例偏高的重要原因之一。漏检经常发生在两隐性致病基因携带者婚配的小家系中无患儿出生的情况下,当2个隐性致病基因携带者婚配只生有一个孩子,若孩子正常,就不会被检出,造成漏检,该部分统计数据的流失将造成患者发病率的增高;若孩子患病,且又被检测到,则该夫妇的子女发病率会被计为100%。

漏检带来的影响的大小可以应用简单的概率运算求得。根据概率运算规律:2个独立的事件同时发生的概率等于各自概率的乘积。如两隐性致病基因携带者夫妇生有2个孩子,已知孩子发病与不发病属于2个独立的事件,2个孩子都正常的概率将为$(3/4)^2 =$ 9/16(56%)的数据漏检;若该夫妇生有3个孩子,3个孩子都正常的概率将为$(3/4)^3 =$ 27/64(42%)的数据漏检。因此临床观察到的家系中患病儿童的比率就会增高,不符合1/4的预期比例。

因此在计算AR遗传病患者同胞的发病比例时,必须进行较正。常用的方法是Weinberg先

证者法,其校正公式为:

$$C = \frac{\sum a(r-1)}{\sum a(s-1)}$$

公式中的 $C$ 为校正比例,$a$ 为先证者人数,$r$ 为同胞中的受累人数,$s$ 为同胞人数。

表9-5 为 11 个苯丙酮尿症(PKU)患者同胞中的发病比例,在总共 23 名同胞中有患者 14 人,发病比例为 14/23 = 0.6087,大大高于期望值 1/4(0.25)。如按校正公式进行校正,先列表 9-5 如下,然后将表中的数值代入公式:$C = 3/12 = 0.25$,校正后的数据表明,观察到的 PKU 患者同胞中的发病比例完全符合 AR 遗传病的发病比例,即 1/4。

**表 9-5 苯丙酮尿症 Weinberg 先证者法校正表**

| s | r | a | a(r−1) | a(s−1) |
|---|---|---|--------|--------|
| 1 | 1 | 1 | 0 | 0 |
| 1 | 1 | 1 | 0 | 0 |
| 1 | 1 | 1 | 0 | 0 |
| 1 | 1 | 1 | 0 | 0 |
| 2 | 1 | 1 | 0 | 1 |
| 2 | 1 | 1 | 0 | 1 |
| 2 | 2 | 1 | 1 | 1 |
| 3 | 1 | 1 | 0 | 2 |
| 3 | 1 | 1 | 0 | 2 |
| 3 | 2 | 1 | 1 | 2 |
| 4 | 2 | 1 | 1 | 3 |
| Σ 23 | 14 | 11 | 3 | 12 |

# 四、X 连锁显性遗传

控制一种性状或疾病的基因位于性染色体上,那么该基因的传递就与性别相关,其遗传方式称为性连锁遗传(sex-linked inheritance),又称为伴性遗传。性连锁遗传按照传递基因所在性染色体的不同可分为 X 连锁遗传(X-linked inheritance,XL)和 Y 连锁遗传(Y-linked inheritance,YL)。X 连锁遗传又根据基因显隐性的不同分为 X 连锁显性遗传和 X 连锁隐性遗传两种。

控制一种性状或疾病的基因位于 X 染色体上,其性质又是显性的,这种遗传方式称为 X 连锁显性(X-linked dominant,XD)遗传,符合此种遗传方式的疾病称为 X 连锁显性遗传病。目前所知的 XD 遗传病有几十种,如抗维生素 D 佝偻病、遗传性肾炎、色素失调症和口面指综合征I型等(表9-6)。

**表 9-6 一些常见且重要的 X 连锁显性遗传病**

| 疾病 | 致病基因 | 基因定位 | Phenotype MIM number |
|------|---------|---------|----------------------|
| 鸟氨酸氨甲酰转移酶缺乏症 | *OTC* | XP21.1 | #311250 |
| 小眼畸形 | *HCCS* | XP22 | #309801 |
| 口面指综合征 | *OFD1* | XP22.3-22.2 | #311200 |
| Alport 综合征 | *COL4A5* | Xq22.3 | #301050 |
| 色素失调症 | *IKBKG* | Xq28 | #308300 |

正常男性的核型中有一条 X 染色体,一条 Y 染色体,男性的 X 染色体一定是从母方遗传下

来,将来只能遗传给女儿;所以,在 X 连锁遗传中,男性的致病基因只能从母亲传来,将来传给女儿,不存在从男性向男性的传递,称为交叉遗传(criss-cross inheritance)。在 XD 遗传中,由于致病基因的是显性基因,只要在任何一条 X 染色体上携带有一个致病基因都将产生相应的疾病。由于女性有 2 条 X 染色体,因此在 XD 遗传中,女性的发病率约等于男性发病率的 2 倍。男性只有一条 X 染色体,其 X 染色体上的基因不是成对存在的,在 Y 染色体缺少相对应的等位基因,故又称半合子。但在病理表现上,男性患者病情往往较女性患者为重,其原因是女性患者往往是杂合子,有一正常基因的存在,而男性患者仅仅具有一个致病基因。

> **临床联系** ▶▶
>
> 　　低磷酸盐血症性佝偻病(hypophosphatemic rickets)又称抗维生素 D 性佝偻病(vitamin D-resistant rickets),是一种以低磷酸盐血症导致骨发育障碍为特征的遗传性骨病。患者由于 PHEX 基因(OMIM #307800)(定位于 Xp22.2-p22.1)突变,导致调节磷代谢的膜蛋白异常,肾小管对磷酸盐再吸收障碍,钙的吸收不良而影响骨质钙化,形成佝偻病。
>
> 　　患儿多于 1 岁左右下肢开始负重后发病,最先出现的症状为 O 形或 X 形腿,严重的有进行性骨骼发育畸形和身材矮小。女性患者的病情较男性患者轻,少数只有低磷酸盐血症,而无佝偻病的骨骼变化,这可能是女性患者多为杂合子,其中正常 X 染色体的基因还发挥一定的作用。患者服用常规剂量的维生素 D 无效,只有大剂量维生素 D 和磷的补充才能见效,因此称为抗维生素 D 佝偻病。
>
> 　　低磷酸盐血症致病基因 PHEX 定位于 Xp22.2-p22.1,于 1997 年被克隆。PHEX 由 18 个外显子,编码 149 个氨基酸残基,86 500a 的蛋白质,属于 II 型膜整合的锌依赖性内肽酶家族。点突变和缺失是导致发病的主要原因。

　　如以 $X^D$ 表示 X 连锁显性遗传病的致病基因,$X^d$ 表示相应的正常基因,$X^D X^D$、$X^D X^d$ 为女性患者,但是 $X^D X^D$ 个体在人群中的频率极低,所以女患者大部分为 $X^D X^d$;$X^d X^d$ 为女性正常,$X^D Y$ 为男性患者 、$X^d Y$ 为男性正常。男性半合子患者($X^D Y$)与正常女性($X^d X^d$)间的婚配致病基因传递规律(图 9-20),由于交叉遗传,男性患者的致病基因一定传给女儿,而不会传给儿子。男性患者的女儿都将是患者,儿子全部正常。所以从图 9-21 系谱中也可见 $I_1$ 和 $III_2$ 两个男性患者的女儿都是患者,儿子全部正常;故临床上针对 XD 中这种婚配形式进行遗传咨询时,选择生男孩是正确的决策。

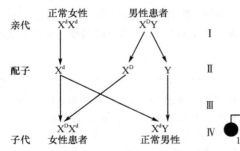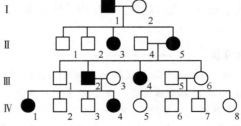

图 9-20　XD 男性患者与正常女性婚配
　　　　致病基因传递图解

图 9-21　一个抗维生素 D 佝偻病系谱

　　女性杂合子患者($X^D X^d$)与正常男性($X^d Y$)之间的婚配致病基因传递规律见图 9-22,类似于 AD 遗传,子女中各有 1/2 的患病风险。

　　图 9-22 的抗维生素 D 佝偻病的系谱反映了 XD 遗传病系谱的特点:

　　(1)系谱中常可看到连续传递的现象,这一点与常染色体显性遗传一致。

　　(2)患者双亲中,必有一方是本病患者;双亲无病,则来源于新生突变。

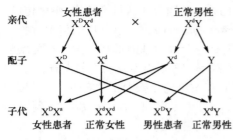

图 9-22　XD 女性患者与正常男性
婚配致病基因传递图解

（3）系谱中女性患者多于男性患者（约是男性的 2 倍），前者病情往往较后者轻；

（4）由于交叉遗传，男性患者后代中，女儿都发病，儿子都正常；男性患者的母亲也一定是患者；女性患者（杂合子）后代中，子女将各有 1/2 可能发病。

# 五、X 连锁隐性遗传

控制一种性状或疾病的基因位于 X 染色体上，并且是隐性基因，这种遗传方式称为 X 连锁隐性（X-linked recessive，XR）遗传，由 X 染色体上隐性致病基因引起的疾病称为 XR 遗传病。大部分的 X 连锁遗传病都属于 XR 遗传病，如红绿色盲、血友病 A、假肥大型肌营养不良、肾性尿崩症和自毁容貌综合征等（表 9-7）。

表 9-7　一些常见且重要的 X 连锁隐性遗传病

| 疾病 | 致病基因 | 基因定位 | Phenotype MIM number |
| --- | --- | --- | --- |
| Wiskort-Aldrich 综合征 | CYBB | XP11. 23-p11. 22 | #301000 |
| 慢性肉芽肿 | CGD | XP21. 1 | #306400 |
| 眼白化病 I 型 | GPR143 | XP22. 3 | #300500 |
| 鱼鳞病 | STS | XP22. 32 | #308100 |
| 血友病 B | F9 | Xq26 | #306900 |
| 黏多糖贮积症 II 型 | IDS | Xq28 | #309900 |
| Fabry 病 | GLA | Xq22 | #301500 |

如用 $X^d$ 代表 X 连锁隐性遗传病的致病基因，$X^D$ 代表相应的正常等位基因。在 XR 遗传中，患者的基因型有两种：$X^dX^d$（女性患者）、$X^dY$（男性患者）。女性杂合子（$X^DX^d$）携带有隐性致病基因，但表型正常。$X^DY$ 为男性正常，$X^DX^D$ 为女性正常。由于在 XR 遗传中，男性具有一个隐性致病基因即可致病，所以，男性的患病率即为致病基因的频率。而女性必须在两条 X 染色体上都有隐性致病基因时才会患病，即女性的患病率为致病基因频率的平方，即男性患病率的平方。所以在 XR 遗传病中男性患者远多于女性患者。群体中男性发病率为 a，致病基因（$X^d$）的频率 $q = a$，女性红绿色盲（$X^dX^d$）的发病率 $q^2 = a^2$。

## 临床联系 ▶▶

血友病 A（hemophilia A）（MIM #306700）又称甲型血友病、抗血友病球蛋白（AHG）缺乏症、第 Ⅷ 因子缺乏症、经典型血友病。血友病 A 发病年龄多在儿童期，患者轻微外伤后出血不止。皮肤出血往往为缓慢持续地渗血，可形成皮下血肿；关节、肌肉出血常累及关节血肿，以踝、膝、肘关节多见，可导致跛行，不经治疗者往往造成关节永久性畸形；严重者可因颅内出血而致死。男性发生率较高（1/6 000），约占血友病总数的 85%。

研究表明，凝血因子 Ⅷ 是一个复合分子，由 3 种成分构成：抗血友病球蛋白（AHG）（Ⅷ AHG）；Ⅷ 因子相关抗原（Ⅷ Agn）；促血小板黏附血管因子（Ⅷ VWF）。

血友病 A 是一种 XR 遗传病，是因 AHG 遗传性缺乏所致，其基因定位于 Xq28，基因全长超过 186kb，几乎占 X 染色体的 0.1%，有 26 个外显子和 25 个内含子组成。编码 2 351 个氨基酸残基组成的凝血因子 Ⅷ，参与凝血过程。AHG 基因的突变具有高度遗传异质性，涉及缺失、插入、核酸取代和移码。近来发现约 40% 血友病 A 的患者是由于 AHG 基因第 22 内含子的倒位所致病。

图 9-23 为一血友病 A 的系谱。这是历史上一个著名的血友病 A 家系,其第一代的致病基因携带者为 19 世纪英国的维多利亚女王,致病基因通过联姻传到多个国家的皇室成员,因此血友病 A 又被尊称为"皇室病"。

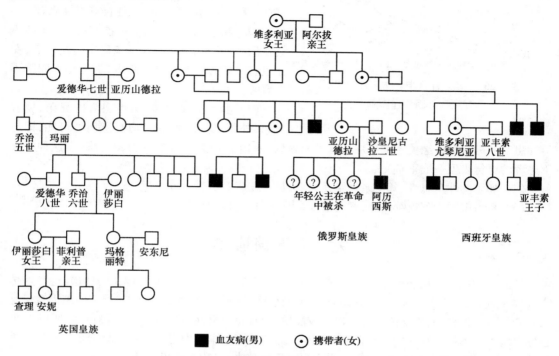

图 9-23　英国的维多利亚女王血友病 A 家系谱

若 X 连锁隐性遗传病女性携带者与正常男性婚配(图 9-24),其后代中女儿将全都正常,但有 1/2 为携带者;儿子中将有 1/2 为正常,1/2 为患者。

当正常女性与 X 连锁隐性遗传病男性患者婚配时,其后代中女儿都表现正常,但由于父亲 X 染色体上的致病基因一定会传递给女儿,因此她们全是致病基因的携带者,并且可能再将致病基因传递给下一代;同时由于交叉遗传现象,XR 中不存在致病基因从男性向男性的传递,所以儿子不会带有致病基因,表现全部正常(图 9-25)。

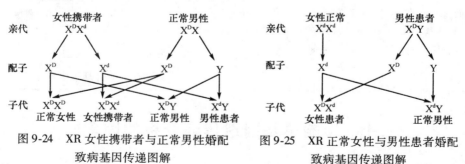

图 9-24　XR 女性携带者与正常男性婚配　　　图 9-25　XR 正常女性与男性患者婚配
　　　　致病基因传递图解　　　　　　　　　　　　　致病基因传递图解

当 X 连锁隐性遗传病女性携带者与 X 连锁隐性遗传病男性患者婚配时,其后代中女儿将有 1/2 为携带者,1/2 为患者;儿子中将有 1/2 正常,1/2 为患者(图 9-26)。如 X 连锁隐性遗传病女性者与正常男性婚配时,其后代儿子全部是患者,女儿全部是携带者。

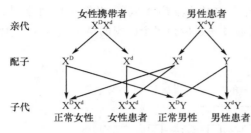

图 9-26　XR 女性携带者与男性患者婚
配致病基因传递图解

综上可看出 X 连锁隐性遗传系谱的特点如下：

（1）系谱中男性患者远多于女性患者，特别是在一些发病率低的疾病往往仅有男性患者。

（2）双亲无病时，儿子可能发病，女儿则不会发病；儿子如果发病，其母亲肯定是携带者，女儿也有 1/2 的可能性是携带者，男性患者同胞再发风险为 1/2。

（3）由于交叉遗传，男性患者的兄弟、姨表兄弟、外甥、舅父、外孙等均有患病的可能，即与男性患者的母亲有血缘关系的男性都有可能患病（有时表现为患者的外祖父发病，在这种情况下患者的舅舅表型一般正常）。

（4）如果女性是患者，其父亲一定是患者，母亲是肯定携带者或患者。

（5）系谱中看不到连续传递，常为散发，出现隔代遗传的现象。

# 六、Y 连锁遗传

控制一种性状或疾病的基因位于 Y 染色体上，该基因随 Y 染色体的传递而传递，这种遗传方式称 Y 连锁遗传（Y-linked inheritance）。Y 染色体是一条很小的染色体，其携带的基因数量是人类染色体中最少的，Y 染色体的传递比较简单，而且每个男性也只有一个 Y 染色体，所以 Y 染色体上基因是不成对存在的，具有 Y 染色体连锁基因的个体均为男性，这些基因随 Y 染色体进行传递，表现为男性向男性的传递，系谱中仅有男性患者，又称为全男性遗传。

目前已经知道的 Y 连锁遗传的性状或遗传病比较少，在 Y 染色体上基因研究已定位的 H-Y 抗原基因，外耳道多毛基因和睾丸决定基因等。

> **临床联系** ▶▶
>
> 图 9-27 是 1 例外耳道多毛症（hairy ears）（MIM #425500）系谱，系谱中全部男性均有此症状，患者外耳道中长有一丛 2～3cm 长，伸出耳孔之外的黑色硬毛，系谱中见不到女性患者，出现典型的全男性遗传现象。目前在 Y 染色体上定位的基因只有 59 个，主要有睾丸决定因子（SRY）、无精子症、Y 连锁耳聋、Y 连锁视网膜色素变性和外耳道多毛症基因（HEY）等。
>
>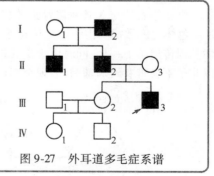
>
> 图 9-27　外耳道多毛症系谱

# 七、影响单基因遗传病分析的因素

在分析单基因病的遗传方式的过程中，人们发现由于遗传背景或环境等因素的影响，某些突变基因的传递存在不符合孟德尔遗传的例外情况。非孟德尔遗传（non-Mendelian inheritance）是指与经典遗传学说相悖的遗传现象，主要包括遗传印记、线粒体遗传、嵌合遗传现象、动态突变疾病及表观遗传疾病等。非孟德尔遗传方式在人类疾病的遗传中所占比例不大，是对孟德尔遗传学的补充，丰富和深化了遗传学理论，提供了理解疾病遗传与调控的新途径。了解这些例外情况,将有助于辩证地认识和解决临床上遇到的单基因病的问题。

**1. 基因多效性**　基因的多效性(pleiotropy)是指一个基因可以决定或影响多个性状。生物个体发育过程中,许多生理生化过程都是相互联系,互相依赖的。基因的作用是通过控制新陈代谢一系列生化反应而影响到个体发育的方式,从而决定性状的形成。因此,一个基因的改变可能影响到其他生化过程的正常进行,从而引起其他性状发生改变。如半乳糖血症患者既有智力低下等神经系统异常,还具有黄疸、腹水、肝硬化等消化系统症状,甚至还可出现白内障。造成这种多效性的原因,并不是基因真正地具有多重效应,而是基因产物在机体内复杂代谢的结果。一方面是基因产物(蛋白质或酶)直接或间接控制和影响了不同组织和器官的代谢功能,即所谓的初级效应,上述的半乳糖血症即属此例;另一方面是在基因初级效应的基础上通过连锁反应引起的一系列次级效应。再如镰状细胞贫血是由于存在异常血红蛋白(HbS)引起红细胞镰变,进而使血液黏滞度增加、局部血流停滞、各组织器官的血管梗死、组织坏死等,导致各种临床表现,如溶血、腹痛、脾大、头颅骨骼异常等,这些临床表现都是初级效应(镰变)后的次级效应。

**2. 变异性**　变异性(variability)是临床遗传学的三原则之一,主要表现为以下几方面。

(1) 新突变:基因变异(突变)是导致遗传病的根本原因,大部分的遗传病新患者都源自于新的基因突变,如约 1/3 的 DMD 患者源自于新发突变,80%～90% 的软骨发育不全患者为新发突变引起,100% 的 Ⅱ 型成骨不全和 100% 的早老症患者也源自于新发突变。

(2) 同一基因中不同位点的突变可导致一种以上的疾病:如 PAX3 基因(MIM #606597)突变主要是导致各型 Waardenburg 综合征(MIM #193500)等,但该基因的天胺 47 赖突变则引起颅面-耳聋-手综合征(OMIM 122880);RET 基因(MIM #164760)的不同突变可分别导致甲状腺髓质瘤、Hirschsprung 病、多发性内分泌瘤 2A 型和多发性内分泌瘤 2B 型。

(3) 同一基因可产生显性或隐性突变:同一基因的不同突变可引起显性或隐性遗传病,如骨骼肌氯离子通道-1 基因(CLCN1)的甘 230 谷突变引起 Thomsen 型先天性肌强直,表现为 AD 遗传,而苯丙 413 半胱突变引起 Becker 型先天性肌强直,表现为 AR 遗传。此外胶原蛋白Ⅶ型基因(COL7A1)和生长激素-1 基因(GH-1)等的不同突变皆可产生显性或隐性遗传病。

(4) 同一基因的独特变异可导致临床表型上的差别:即表现度(expressivity),指一种致病基因的表达或外显的程度,如 MFS 的每个家系都有自己独特的基因变异(突变),同一变异在临床表型上表现为高度表型异质性。

**3. 遗传异质性**　遗传异质性(genetic heterogeneity)是指表型相同的个体,具有不同基因型或不同的遗传基础。一种性状可以由多个不同的基因控制,由于遗传基础不同,其遗传方式、发病年龄、病情严重程度及复发风险等可能不同。如先天性聋哑存在明显的遗传异质性,大部分的非综合征性耳聋(占遗传性耳聋的 70%)为单基因病,按遗传方式分为 AD、AR、XL 和线粒体遗传,分别占遗传性耳聋的 20%、80%、1% 和<1%。目前已定位的非综合征性遗传性耳聋基因位点有一百多个,其中三十多个已被克隆,包括 16 个 AD 遗传基因,18 个 AR 遗传基因,2 个 XR 遗传基因,5 个既表现为 AD 遗传又表现为 AR 遗传基因。因此,常可见 2 个都有家族史的先天性聋哑患者婚配后生出不聋哑的孩子,就是由于父母的聋哑基因不在同一基因座位。如 aaBB×AAbb→AaBb。

引起遗传异质性的原因主要有下面几种。

(1) 基因型模拟:基因型不同而表型相同称为基因型模拟(genocopy)。如上述的非综合征性耳聋,另外如糖原贮积病(glycogenosis)目前至少已区分出 11 种类型,分别由糖原降解过程中 11 种不同的酶或激酶的缺乏而引起。

(2) 等位基因异质性:同一基因座位上相同基因的不同突变可引起不同疾病的现象称为等位基因异质性(allelic heterogeneity)。如同是 β-珠蛋白基因突变,有的突变导致镰状细胞贫血,

有的可导致 β-地中海贫血。

（3）座位异质性：不同基因座上的突变引起同一种遗传病的现象称为座位异质性（locus heterogeneity）。如位于 16 号染色体上的 *PDK*1 基因和位于 4 号染色体上的 *PDK*2 基因的突变均可导致成年型多囊肾的发生。*PDK*1 和 *PDK*2 基因编码的跨膜蛋白参与细胞间的信号转导，突变均可造成信号通路受阻，引发疾病。

（4）表型模拟：在个体发育过程中，由于环境因素的作用，使个体所产生的表型与某一特定基因所产生的表型相似或相同的现象，称为表型模拟（phenocopy），也称为拟表型。如妊娠前 3 个月中，母亲感染风疹病毒可造成先天性聋哑。在这种情况下，风疹病毒对发育中的胚胎细胞的影响类似于致病基因的作用，使其表型发生了改变。

**4. 遗传印记**　越来越多的研究显示一个个体来自双亲的某些同源染色体或等位基因存在着功能上差异，因此它们发生相同的改变时，所形成的表型却不同，这种不同于孟德尔定律的现象称之为遗传印记（genetic imprinting）或亲代印记（parental imprinting）。由于遗传印记效应，一些单基因遗传病的表现度和外显率也会突变基因亲代来源的影响。

临床上，有很多遗传印记例子，如 Huntington 病的致病基因如是从母亲传来，则子女的发病年龄与母亲的发病年龄相同且病情较轻；如致病基因是从父亲传来，则子女的发病年龄要比父亲的发病年龄提前且病情较重。其他疾病如脊髓小脑性共济失调、强直性肌萎缩和多发性神经纤维瘤等也存在有相似的印记效应。遗传印记可能是由于在精子和卵子的形成过程中一些基因受到了不同修饰的结果。如低甲基化或没有被甲基化的基因表达程度高，高甲基化的基因不表达或表达的程度低。

**5. 从性遗传和限性遗传**　从性遗传（sex-influenced inheritance）是指位于常染色体上的基因由于个体性别差异而造成的表达比例不同或表达程度不同的现象，此现象不是由性染色体上基因控制的，而是由于不同性别的体质差异或体内修饰基因差异所带来的不同影响。如秃顶（alopecia，androgenetic，1；AGA1）（OMIM 109200）表现为从额角部向上或头顶中心向周围进行性对称性地脱发。该病与患者体内的雄激素含量水平有关，男性杂合体患者一般在 35 岁出现秃顶，而女性由于体内雄激素含量水平较男性低，故女性杂合体不出现脱发，只有纯合体才出现较轻的脱发症状，但也仅为头顶部少量脱发或毛发稀疏、细软等。再如原发性血色病（idiopathic hemochromatosis）是一种 AD 遗传病，患者由于含铁的黄素在组织中大量沉积，引起皮肤色素沉着、肝硬化、糖尿病三联综合征。群体中男性发病较女性高 10～20 倍，究其原因，可能是由于女性月经、流产或妊娠等生理或病例性失血导致铁质丢失，减轻了铁质的沉积，故不易表现出症状。

一些控制遗传性状的基因不在性染色体上，而是在常染色体上，由于基因表达的性别限制，只在一种性别表现，不在另一种性别表现，称为限性遗传（sex-limited inheritance）。如子宫阴道积液，是由常染色体隐性基因决定的，只在女性纯合体才表现；又如男性的前列腺癌，这些主要是由于解剖学结构上的性别差异造成的。

**6. 遗传早现与动态突变**　遗传早现（genetic anticipation）是指一些遗传病（通常为显性遗传病）在连续几代的遗传中，发病年龄提前而且病情严重程度增加的现象。如遗传性小脑共济失调（Marie 型）是一种延迟显性遗传病，发病年龄一般在 35～40 岁，临床表现早期为行走困难，站立时摇摆不定，语言不清；晚期下肢瘫痪。图 9-28 可见 I$_1$ 发病年龄为 39 岁，II$_3$ 在 38 岁开始发病，III$_3$ 在 30 岁发病，而 IV$_1$ 在 23 岁就已瘫痪。

近十多年来发现遗传早现是由于动态突变或遗传印记引起的。动态突变伴随着世代的传递使短串联重复序列的拷贝数不断扩增，在达到一定的倍数后就导致疾病的发生，病情的严重程度和发病年龄也逐代加重和提前。重复拷贝数越多，病情越严重，发病年龄越早。迄今为止，发现与动态突变有关的遗传病有二十多种，主要是神经肌肉系统遗传病，在一些与发育有关的基因中同样有此现象。

**7. 同一基因可产生显性或隐性突变**

现已发现同一基因的不同突变可引起显性或隐性遗传病。先天性肌强直是由于骨骼肌氯离子通道-1 基因（*CLCN*1；定位于 7q35）突变引起，甘230谷突变引起 Thomsen 型先天性肌强直，表现为常染色体显性，而苯丙413半胱突变引起 Becker 型先天性肌强直，表现为常染色体隐性遗传。

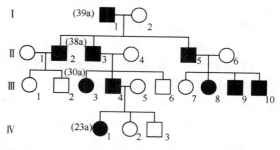

图 9-28　一个遗传性小脑共济失调（Marie 型）的系谱

再比如：定位于 11p15.5 的 β 珠蛋白基因 127 位密码子的突变使 β 链的 127 位氨基酸从正常的谷氨酰胺变成脯氨酸，从而形成 Hb houston（MIM 141900.0319），导致 $\beta^{+}$- houston-地中海贫血，其遗传方式位常染色体显性遗传；β珠蛋白基因 26 位密码子的突变，则使 β 链的 26 为氨基酸从正常的谷氨酸变成脯氨酸，形成 Hb E（MIM 141900.0071），导致 $\beta^{+}$- E-地中海贫血，其遗传方式为常染色体隐性遗传。

此外下列基因的不同突变皆可产生显性或隐性突变：如甲状腺素受体-1 基因（*THR*1；3p24.3）、胶原蛋Ⅶ型基因（*COL*7*A*1；3p21.3）、垂体特异性转录因子基因（*PIT*1；3p11）、β 珠蛋白基因（*HBB*；11p15.5）、Von Willebrand 因子基因（*VWF*；12p13.3）、生长激素-1 基因（*GH*-1；17q22-q24）和胰岛素受体基因（*INSR*；19p13.2）等。

表 9-8 列举了一些同一基因产生显性和隐性突变的例子。

表 9-8　同一基因可产生显性和隐性突变的例子

| 基因名称（染色体定位） | 常染色体显性遗传病例 | 常染色体隐性遗传病例 |
| --- | --- | --- |
| 甲状腺激素 β 受体<br>（*THRB*；3q24.3） | 全身甲状腺素抗性<br>（*THRB*, Ala234Thr）<br>（MIM 190160.0017） | 全身甲状腺素抗性<br>（*THRB*, Val456Ala）<br>（MIM 190160.0035） |
| 胶原蛋白型<br>（*COL7A1*；3p21.3） | 营养不良型大疱型表皮松懈<br>（*COL7A1*, Gly2040Ser）<br>（MIM 120120.0002） | 营养不良型大疱型表皮松懈<br>（*COL7A1*, Tyr311Ter）<br>（MIM 120120.0005） |
| 视紫红紫<br>（*RHO*；3q21-q24） | 视网膜色素变性-4<br>（*RHO*, Pro23His）<br>（MIM 180380.0001） | 视网膜色素变性-4<br>（*RHO*, Glu249TER）<br>（MIM 180380.0023） |
| 骨骼肌氯离子通道-1<br>（*CLCN*1；7q35） | 先天性肌强直病<br>（*CLCN*1, Gly230Glu）<br>（MIM 118425.0002） | 先天性肌强直病<br>（*CLCN*1, Phe413Cys）<br>（MIM 118425.0001） |
| 血小板糖蛋白Ⅰbα 亚基<br>（*GP*1*BA*；17pter-p12） | Bernard-soulier 综合征 A 型<br>（*GP*1*BA*, Ler57Phe）<br>（MIM 606672.0004） | Bernard-soulier 综合征 A 型<br>（*GP*1*BA*, Try343TER）<br>（MIM 606672.0001） |
| 胰岛素受体<br>（*INSR*；19p13.2） | 胰岛素抗性糖尿病半黑棘皮病<br>（*INSR*, Ala134Thr）<br>（MIM 147670.0008） | 胰岛素抗性糖尿病半黑棘皮病<br>（*INSR*, Arg735ser）<br>（MIM 147670.0004） |
| 生长激素-1<br>（*GH*-1；17q22-q24） | 生长激素缺乏症Ⅱ型<br>（*GH*-1, EX3Del）<br>（MIM 139250.0017） | 生长激素缺乏症Ⅱ型<br>（*GH*-1, Trp20TER）<br>（MIM 139250.0002） |

**8. 拟表型**　由于环境因素的作用使个体的表型恰好与某一特定基因所产生的表型相同或

相似,这种有环境因素引起的表型称为拟表型(phenocopy)或表型模拟。

例如常染色体隐性遗传的先天聋哑,与由于使用药物(链霉素)引起的聋哑,都有相同的聋哑表型。这种由于药物引起的聋哑即为拟表型。拟表型是由于环境因素的影响所致,并非细胞中基因本身的改变引起,因此这种聋哑并不遗传给后代。

**9. X 染色体失活**　Lyon 假说认为女性的两条 X 染色体在胚胎早期就有一条随机失活,即为 X 染色体失活(X inactivation,lyonization ),所以女性体细胞的两条 X 染色体只有一条在遗传上有活性。平均说来,女性一半细胞表现父源染色体,另一半细胞表现母源染色体。如有一妇女为 X 连锁杂合子,预期半数细胞中带有突变基因的那条 X 染色体失活,细胞是正常的,另外半数细胞中带有正常基因的那条 X 染色体失活,细胞将为突变型。这就是 X 连锁显性遗传病中,女性杂合子患者的病症较男性患者轻的原因;另外在 X 染色体隐性遗传病中,Lyon 化可导致女性杂合子体细胞中带有正常基因的 X 染色体失活,而带有隐性致病基因的哪条 X 染色体恰好有活性,从而使女性杂合子表现出或轻或重的临床症状,这种现象称为显性杂合子(manifesting heterozygote)。曾有文献报道,X 连锁隐性遗传的血友病或 Duchenne 肌营养不良的男性患者的杂合子母亲也可受累,表现出相应的症状。

以上介绍了单基因遗传的几种主要遗传方式及特点。在临床工作中,注意要通过多个家系的调查和系谱分析,有助于对某种遗传病的遗传方式作出初步的估计和预测子女的发病风险,进而达到优生的目的。

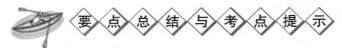

要 点 总 结 与 考 点 提 示

1. 性状、相对性状、显性性状、隐性性状、显性基因、隐性基因、基因型、表现型、杂合体、纯合体、测交、连锁、不完全连锁和交换率的基本概念。

2. 三大遗传定律的基本内容及在单基因遗传分析中的应用。

3. 人类单基因遗传病的五种主要遗传方式:常染色体显性遗传、常染色体隐性遗传、X 连锁显性遗传、X 连锁隐性遗传和 Y 连锁性遗传(不考虑线粒体遗传)的概念、致病基因、患病家庭和家族特点。

4. 根据常染色体显性遗传中杂合子的表现形式,常染色体显性遗传分为完全显性遗传、不完全显性遗传、共显性遗传和延迟显性遗传等类型。

5. 表现度和外显率、表型模拟、基因多效性和遗传的异质性、从性遗传与显性遗传、遗传早现、遗传印记的概念。

6. 亲缘系数的概念和近亲结婚的危害。

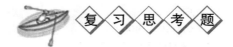

复 习 思 考 题

**一、选择题**

1. 已知人类能卷舌(A)相对不能卷舌(a)是显性,一对夫妇的基因型都是 Aa,那么他们子女是不能卷舌的可能性为(　　)

A. 0　　　　　　　　　　B. 25%

C. 50%　　　　　　　　　D. 75%

E. 100%

2. 据有下列各基因型的个体中,属于纯合体的是(　　)

A. Yr　　　　　　　　　　B. AaBBCc

C. Aa　　　　　　　　　　D. YYrr

E. YyRR

3. 绵羊白色相对黑色为显性,两只杂合体白羊为亲本,接连生下 3 只小羊是白色,如它们再生第四只小羊,其毛色(　　)

A. 一定是白色　　　　　B. 一定是黑色

C. 一定不是黑色　　　　D. 是白色可能性大

E. 是黑色可能性大

4. 双眼皮和单眼皮是由一对等位基因 A 和 a 所决定的。某男孩的双亲都是双眼皮,而他却是

单眼皮,则他的基因型及其父母的基因型一次是(　　)

A. aa、AA、Aa
B. Aa、Aa、Aa
C. aa、Aa、Aa
D. aa、AA、AA
E. Aa、aa、Aa

5. 测交后代基因型比例如果是1:1:1:1,其遗传所遵循的规律是(　　)

A. 分离定律
B. 完全连锁遗传
C. 不完全连锁遗传
D. 自由组合定律
E. 多基因遗传

6. 纯种黄圆豌豆和纯种绿皱豌豆杂交,子一代产生的配子比例是(　　)

A. 3:1
B. 1:1
C. 9:3:3:1
D. 1:1:1:1
E. 1:2:1

7. 灰身长翅的雌果蝇与黑身残翅的雄果蝇侧交,后代的表现型有(　　)

A. 2 种
B. 3 种
C. 4 种
D. 5 种
E. 6 种

8. 黑发对金发为显性,一对夫妇全是杂合体黑发,他们的三个孩子全是黑发的比例是(　　)

A. 3/4
B. 9/16
C. 9/12
D. 1/64
E. 27/64

9. 下列基因型中产生配子类型最少的是(　　)

A. Aa
B. AaBb
C. aaBb
D. aaBBFF
E. AabbFF

10. 表兄妹的亲缘系数为(　　)

A. 1/2
B. 1/4
C. 1/8
D. 1/16
E. 2/3

二、分析题

1. 简述孟德尔定律的内容和细胞学基础。

2. 分析表型和基因型的关系。

3. 患者,男,8岁。2年来肌肉出现萎缩,不能奔跑,不能上楼,家中父母姐妹均正常,母亲的舅父曾患过肌肉萎缩,早年夭折。现患者一外甥也出现类似症状,请用系谱分析该病的遗传方式和家庭特点。

4. 一对夫妻表型正常,他们的双亲也正常,但双方都有一个苯丙酮尿症的弟弟,他们婚后所生孩子患苯丙酮尿症的可能性是多少?

5. 一个正常的女性,母亲正常,父亲是甲型血友病的患者。该女性和正常的男性结婚,试问:①这个女人的父母的基因型是什么? ②他们婚后所生男孩患甲型血友病的可能性是多少? ③他们婚后所生女孩患甲型血友病的可能性是多少?

(郭向东)

# 第十章

# 多基因遗传病

人类有一些常见的先天畸形和疾病,经分析不符合孟德尔遗传方式,患者同胞中的发病率只有1% ~ 10% 。群体中这类疾病的发生率大多超过 1/1 000。研究表明这些疾病的遗传是受多对基因控制,并且每对基因对遗传性状的作用是微小的,故称微效基因( minor gene)。但是多对微效基因累加起来,可以形成明显的表型效应称为加性效应,多基因遗传性状的形成除微效基因的影响外,也受环境因素的影响。这种性状的遗传方式称为多基因遗传或多因子遗传。由这种遗传方式控制遗传的疾病为多基因遗传病。

## 第一节　多基因遗传

## 一、质量性状与数量性状

### (一)质量性状

由一对基因所控制的单基因性状或单基因病称为质量性状( qualitative character),例如豌豆种子的形状,人的短指症、白化病、红绿色盲等,质量性状的特点是性状的变异在群体中的分布是不连续的,个体间的差异明显,相对性状之间没有中间的过渡类型,彼此之间具有质的不同,可将变异的个体明显地区分为2 ~ 3 个群体(全或无)(图 10-1)。

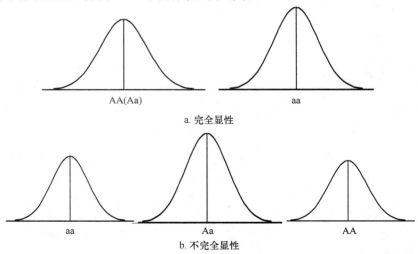

图 10-1　质量性状变异的分布图(2 或 3 个峰)

## （二）数量性状

由若干对基因所控制的性状或疾病称为数量性状（quantitative character）。其数量性状的最大特点是：性状变异在群体中的分布是连续的，个体间的差异不显著，只表现在量上的差异，两个极端变异性状个体之间有无数的中间过渡类型。例：人类身高（图10-2）从矮到高的变化是连续的，在一个群体中呈正态曲线分布，大部分人身高近于平均值，极高和极矮的个体只占少数。除了身高，人的体重、血压、智力、肤色都属于数量性状。

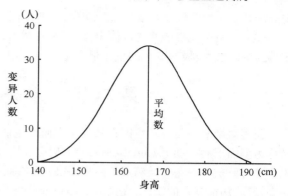

图 10-2　数量性状变异的分布（1 个峰）

# 二、多基因遗传假说

由两对以上的微效基因的累加效应与环境因素的共同作用，来控制生物数量性状的遗传方式称为多基因遗传。又称为多因子遗传。其理论基础是多基因假说，由瑞典遗传学家 Nilsson-Ehle 于 1909 年提出，其要点是：①数量性状的遗传基础不是一对等位基因，而是两对或两对以上的等位基因；②等位基因之间没有显性、隐性的区别，而是共显性；③每个基因对该遗传性状的作用是微小的，称为微效基因；但其作用是可以累加的，产生一个明显的表型效应，称为累加效应；④每对基因的遗传都遵循遗传的基本规律；⑤数量性状除了受多基因的遗传基础影响外，还受环境因素影响，两者共同作用决定一种性状的形成和表达。

# 三、多基因遗传的特点

现以正常人的肤色遗传为例说明多基因的遗传方式和特点。假设正常人的肤色由两对基因决定即 AA′和 BB′。基因 A 和基因 B 决定黑肤色，基因 A′和 B′决定白肤色。基因型 AABB 者则为黑人，基因型 A′A′B′B′者则为白人。黑人和白人婚配，子女基因型为 AA′BB′，肤色介于黑白之间的中间型。若双亲均是杂合的中间型 AA′BB′，则子女的基因型及表型是：AABB，黑人；AABB′、AA′BB，较黑的人；AA′BB′、AAB′B′、A′A′BB，中间型；A′A′BB′、AA′B′B′，较白的人；A′A′B′B′，白人。共出现 9 种基因型。5 种肤色类型，肤色类型比例是 1∶4∶6∶4∶1。若肤色由 3 对基因决定，双亲为中间型，则子女将有 7 种肤色表型，极端类型黑人和白人各占 1/64。这说明，决定某一数量性状的基因对数愈多，极端类型所占比例愈少，大部分是中间类型，若群体比较大，则变异连续变化呈正态分布曲线。一般来说，决定数量性状的基因远不止 3 对，而且许多研究也显示每一个基因的作用也并非相等，加上环境因素的影响，数量性状的遗传就更复杂了。

从上述肤色例子还可以看到，多基因遗传中，虽然性状的遗传规律不符合孟德尔定律，但每一对基因的遗传仍符合孟德尔定律。对于一个数量性状而言，每一个个体的控制基因数量是相同的，但各型基因的比例是不同的，造成性状具有差异性。

通过上述遗传分析，多基因遗传的特点可归纳如下：

（1）两个极端变异（纯种）的个体杂交，子一代都是中间类型，但由于环境因素的影响，群体也有一定的变异范围。

（2）两个中间类型的（子一代）个体杂交后，子二代大部分也是中间类型，但由于多对基因的分离和自由组合以及环境因素的作用,其变异范围更广,有时可出现少数极端类型。

（3）在一个随机杂交的群体中,由于多对基因和环境因素的共同作用,其变异范围很广,大多数为中间类型,极端变异的个体很少。

# 第二节　多基因遗传病

受多对微效基因与环境因素共同作用而产生的疾病称为多基因遗传病(polygenic disease),又称为多因子病(multifactorial disease)。唇裂、精神分裂症、哮喘、高血压、糖尿病、消化性溃疡、先天性心脏病等一些先天畸形或疾病,就属于多基因遗传病。多基因遗传病是一类在群体中发病率较高、病情复杂的疾病,无论是病因以及致病机制的研究,还是疾病再发风险的估计,既要考虑遗传(多基因)因素,也要考虑环境因素。

## 一、易患性与发病阈值

在多基因遗传病中,若干作用微小但累加效应的致病基因是个体患病的遗传基础。由遗传基础决定的一个个体患某种多基因病风险,称为易感性(susceptibility)。易感性仅强调遗传基础对发病风险的作用。

在多基因遗传病中,由遗传基础和环境因素的共同作用决定了一个个体是否易于患病,称为易患性(liability)。即指一个个体在多对微效基因和环境因素共同作用下患某种多基因遗传病的可能性大小。易患性低,患病的可能性小;易患性高,患病的可能性大。在一定的环境条件下,易患性代表个体所积累致病基因数量的多少。易患性是数量性状,在群体中呈正态分布,一个群体中,易患性有高有低,但大部分个体的易患性都接近于平均值,易患性很低和很高的个体数量都很少,只有易患性较高的个体才会患病。当易患性高度达到或超过一定的限度时,机体就将患病,这个限度就称为发病阈值(threshold)。阈值将易患性呈连续变异的群体分为两部分,大部分是健康个体,小部分是患病个体,连续变异的数量性状在阈值部位起了质的变化。阈值是易患性

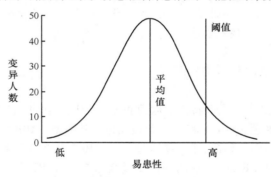

图 10-3　群体易患性的变异

变异的某一点,凡易患性超过此点的个体都将患病(图 10-3)。在一定的环境条件下,阈值代表患病所需要的、最低限度的易患基因的数量。

一个个体的易患性高低无法测量,一般只能依据婚后所生子女的发病情况作出粗略估计。假如家庭成员中某发病人数比较多或患者病情比较严重,可以解释为:该家庭成员具有该疾病基因较多或易患性较高。

对一个群体的易患性平均值的高低,则可以由该群体的发病率作出估计。多基因病的群体易患性呈正态分布,利用正态分布表,从其发病率就可以查出群体的阈值与易患性平均值之间的距离,这个距离以正态分布的标准差($\sigma$)作为衡量单位。已知正态分布曲线下的总面积为 1 (100%),正态分布中以平均值($\mu$)为零,在 $\mu\pm1\sigma$ 范围内的面积占曲线内总面积的 68.28%,此分为以外的面积占 37.72%,左侧和右侧各占 15.86%;在 $\mu\pm2\sigma$ 范围内的面积占曲线内总面积的 95.46%,此范围以外的面积占 4.54%,两侧各占约 2.27%;在 $\mu\pm3\sigma$ 范围内的面积占曲线内

总面积的99.74%,此范围以外的面积占0.26%,两侧各占约0.13%(图10-4)。

多基因病易患性的正态分布曲线下的面积代表人群总数(100%),其易患性变异超过阈值的那部分面积代表患者所占的百分数,即发病率。因此,从一个群体的发病率就可以推知发病阈值与易患性平均值间的距离。例如冠心病,其群体发病率约为2.3%,那么易患性阈值与平均值相距$2\sigma$。又如先天性畸形足,其群体发病率是0.13%,其易患性阈值与平均值有$3\sigma$。可见,一种多基因病群体发病率越高,易患性阈值距平均值就越近,其群体易患性平均值也就越高;反之,群体发病率越低,易患性阈值距平均值就越远,其群体易患性平均值也就越低(图10-5)。

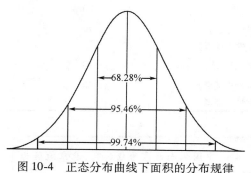

图 10-4　正态分布曲线下面积的分布规律　　图 10-5　群体发病率、阈值与易患性的关系

# 二、遗　传　度

多基因遗传病的发病受遗传因素和环境因素的双重影响,其中遗传基础即致病基因所起作用的大小称为遗传度(heritability),也叫遗传率或遗传力,通常用百分率(%)表示。

一般情况下,双重因素的关系可用:遗传因素+环境因素 = 100%表示。遗传度越高,说明遗传因素的作用越大,环境因素作用越小,反之则相反。通常所说的遗传度较高,指遗传度大于70%,遗传度较低指遗传度小于40%。人类常见多基因遗传病和先天畸形的患病率和遗传度(表10-1)。

遗传率可从患者亲属的发病率与一般群体的发病率或对照组亲属发病率的差异中计算出来。

表 10-1　一些常见多基因病的遗传度

| 病名 | 群体发病率 | 患者一级亲属患病率(%) | 遗传度(%) |
|---|---|---|---|
| 唇裂±腭裂 | 0.17 | 4 | 76 |
| 腭裂 | 0.04 | 2 | 76 |
| 先天性畸形足 | 0.1 | 3 | 68 |
| 先天性幽门狭窄 | 0.3 | 2(男性先证者) 10(女性先证者) | 70 |
| 脊柱裂 | 0.3 | 4 | 60 |
| 无脑畸形 | 0.2 | 2 | 60 |
| 先天性心脏病(各型) | | | |
| 精神分裂症 | 1.0 | 10 | 80 |

续表

| 病名 | 群体发病率 | 患者一级亲属患病率（%） | 遗传度（%） |
|------|-----------|----------------------|-----------|
| 1 型糖尿病 | 0.2 | 2~5 | 75 |
| 2 型糖尿病 | 2~3 | 10~15 | 35 |
| 原发性高血压 | 4~8 | 20~30 | 62 |
| 冠心病 | 2.5 | 7 | 35 |
| 消化性溃疡 | 4.0 | 8 | 37 |
| 哮喘 | 4.0 | 20 | 80 |
| 强直性脊柱炎 | 0.2 | 7（男性先证者）<br>2（女性先证者） | 70 |
| 先天性髋关节脱位 | 0.07 | 4 | 70 |
| 先天性巨结肠 | 0.02 | 2（男性先证者）<br>8（女性先证者） | 80 |

**临床联系** ▶▶

　　支气管哮喘（bronchial asthma）：全球患病率为 1%~4%，中国华南地区为 0.69%，北京地区为 5.29%，以儿童多见，男性发病略多于女性，农村多于城市，常在冬季和夜间发作。

　　近年来的研究确认哮喘是一种复杂的多基因病，有家族聚集性的特点，有多条染色体上的基因与哮喘相关，主要集中在 5q、6p、10q、11q、13q 等染色体位置。影响哮喘发生的环境因素很多，如花粉、屋尘螨、鱼、虾、病毒、细菌、动物皮毛、农药、油漆、药物等，哮喘发生还与运动、情绪相关。

# 三、多基因遗传病的遗传特点

**表 10-2　一些多基因遗传病发病率的种族差异**

| 病名 | 发病率（%） | |
|------|------|------|
| | 日本 | 美国 |
| 脊柱裂 | 0.003 | 0.002 |
| 无脑儿 | 0.006 | 0.005 |
| 唇裂±腭裂 | 0.003 | 0.0013 |
| 先天性畸形足 | 0.014 | 0.055 |
| 先天性髋关节脱位 | 0.01 | 0.007 |

　　多基因遗传病的致病基因在家系中没有单基因遗传病那么明显的传递特征，但符合数量性状遗传，具有如下特点。

　　（1）多基因病的群体发病率一般高于 0.1%。

　　（2）发病有家族聚集倾向。患者亲属的发病率远高于群体发病率，但又低于 1/2 或 1/4，不符合任何一种单基因遗传方式。

　　（3）发病率有明显的种族（民族）差异（表 10-2）。这是因为不同种族或民族的基因库不同。

　　（4）近亲婚配时，子女发病风险也增高，但不如常染色体隐性遗传病显著，这与多基因的累加效应有关。

　　（5）随着亲属级别降低，患者亲属发病风险明显下降，并向着群体发病率靠拢。在群体发病率低的病种中，这种趋势更为明显（表 10-3）。这与单基因病中亲属级别每降低一级，发病风险降低 1/2 的情况是不相同的。

　　（6）患者的双亲、同胞、子女亲缘系数相同，均为 1/2，有相同的发病风险。

表 10-3 亲属级别与发病率之间的关系

| 亲属级别 | 发病率（%） | | |
| --- | --- | --- | --- |
| | 唇裂±腭裂 | 先天性髋关节脱位（女） | 先天性幽门狭窄（男） |
| 群体发病率（%） | 0.1 | 0.2 | 0.5 |
| 单卵双生 | 40（×400） | 40（×200） | 15（×30） |
| 一级亲属 | 4（×40） | 5（×25） | 5（×10） |
| 二级亲属 | 0.7（×7） | 0.6（×3） | 2.5（×5） |
| 三级亲属 | 0.3（×3） | 0.4（×2） | 0.75（×1.5） |

# 四、多基因遗传病发病风险的估计

多基因病涉及多种遗传基础和环境因素，发病机制比较复杂，难以像单基因病那样准确推算其发病风险。在估计多基因病的再发风险时，可以考虑以下方面。

## （一）群体发病率和遗传率与再发风险

对于群体发病率在 0.1% ～1% 之间，遗传度在 70% ～80% 之间的多基因遗传病，那么患者一级亲属的再患风险可利用 Edwards（1960）公式，其内容为患者一级亲属发病率约近于群体发病率的平方根，即 $f=\sqrt{P}$（$f$ 为患者一级亲属发病率，$P$ 为群体发病率）；例：精神分裂症的群体发病率为 1% ，遗传度为 80% ，患者一级亲属（亲子之间、同胞之间）的发病率。$f=\sqrt{P}=\sqrt{1\%}=10\%$ 。又如，唇裂在我国人群中发病率为 0.17% ，其遗传率为 76% ，那么患者一级亲属的发病率 $f=\sqrt{0.0017}\approx4.1\%$ 。因此，有了群体的发病率和遗传率，即可对患者一级亲属发病率作出适当估计。

对于群体发病率在 0.1% ～1% 之外，遗传度在 70% ～80% 之外的多基因遗传病患者一级亲属的发病率估计上述公式就不适用。如果一种病的遗传率高于 80% 或群体发病率高于 1% ，则患者一级亲属发病率将高于群体发病率的开方值（$\sqrt{P}$）；如果一种病的遗传率低于 70% 或群体发病率低于 0.1% ，则患者一级亲属发病率将低于群体发病率的开方值（$\sqrt{P}$）；此时，可用一般群体发病率、遗传率和患者一级亲属发病率相互关系的图解来推算，在图 10-6 中，横坐标为群体发病率，斜率为遗传率，纵坐标为患者一级亲属发病率。应用时只要根据已知的群体发病率和遗传率，就可以从图解中查出患者一级亲属的发病风险。例如，原发性高血压的群体发病率约为 6% ，遗传率为 62% ，从图 10-6 中可查出患者一级亲属发病风险约为 16% ，如果采用公式

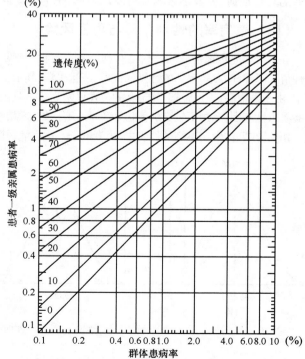

图 10-6 多基因遗传病群体发病率、遗传率与患者一级亲属发病率的关系

计算，$f=\sqrt{P}=\sqrt{0.06}\approx24.5\%$，显然比实际发病风险高了，所以，对群体发病率和遗传率过高或过低的多基因遗传病，在计算其一级亲属的发病风险时，不宜采用上述公式计算，但是可以应用上述图解的方法。

## （二）家庭中患病人数与再发风险

多基因遗传病的再发风险与家庭中患病人数呈正相关。一个家庭中，患同一种多基因遗传病的人数越多，说明该家系成员具有的易患基因也越多，再发风险就越高。例如，一对表型正常的夫妇生出一个唇裂患儿后，意味着他们带有一定数量的易患基因，第二胎再生唇裂患儿的风险为群体发病率的平方根，即$f=\sqrt{P}=\sqrt{0.0017}\approx4\%$；如果他们第二胎又生了一个唇裂患儿，这就说明，这对夫妇带有更多的易患基因，虽然他们本人都未患唇裂，但他们的易患性更接近阈值，由于多基因的累加效应，第三胎再生患儿的风险就上升到10%左右，即再发风险增高2~3倍。然而在单基因遗传病中，因为双亲的基因型已定，不论已生出几个患儿，再发风险都是1/2或1/4。

## （三）患者病情的严重程度与再发风险

多基因病患者病情越严重，其同胞中再发风险就越高。多基因遗传病发病的遗传基础是微效基因，其有共显累加效应，故在多基因遗传病中如果患者病情严重，证明其易患性远远超过发病阈值而带有更多的易感性基因，与病情较轻的患者相比，其父母所带有的易感基因也多，易患性更接近阈值。因此，再次生育时其后代发病风险也相应增高。例如，单侧唇裂的患者，其同胞的再发风险为2.46%；单侧唇裂并腭裂的患者，其同胞的再发风险为4.21%；双侧唇裂加腭裂的患者，其同胞的再发风险为5.74%。这一点也不同于单基因遗传病。在单基因遗传病中，不论病情的轻重如何，一般不影响其再发风险率，仍为1/2或1/4。

## （四）患病率的性别差异与再发风险

在某种多基因遗传病的发病上存在性别差异时，表明不同性别的发病阈值是不同的（图10-7）。这种情况下，群体发病率高的性别阈值低，一旦患病，其子女的再发风险低；相反，在群体发病率低的性别中，由于阈值高，一旦患病，其子女的再发风险高。这是因为在群体发病率低的性别中，患者带有较多的易患性基因，超过了较高的阈值而发病，其子女发病风险将会相应增高，尤其是与性别相反的后代。相反，在群体发病率高的性别中，患者的子女中发病风险将较低，尤其是与性别相反的后代。

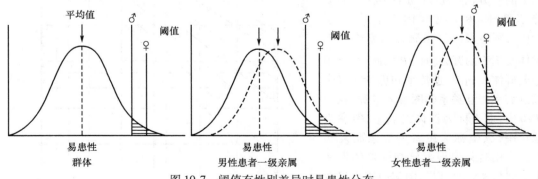

图10-7　阈值有性别差异时易患性分布

例如，人群中先天幽门狭窄男性发病率为0.5%，女性患病率为0.1%，男性比女性患病率高5倍。即男性的易患性阈值低于女性。如为男性患者，后代中儿子患病率为5.5%，女儿的患病率是1.4%；而女性患者，后代中儿子患病率高达19.4%，女儿患病率达到7.3%。该结果说明，女性患者比男性患者带有更多的易患性基因。

### （五）亲属级别与再发风险

随着亲属级别的降低，再发风险也迅速降低，这是由于二级亲属易患性平均值位于一级亲属平均值与群体易患性平均值的 1/2 处；三级亲属的易患性平均值将在二级亲属易患性平均值与一级亲属易患性平均值的 1/2 处，它们表现的是一种几何级数的关系。

综上所述，在估计多基因遗传病的再发风险时，必须考虑各个方面因素，全面分析，综合判断，才能得出较切合实际的结论，更有效地进行优生指导。

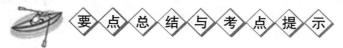

要 点 总 结 与 考 点 提 示

1. 数量性状、质量性状的概念和特点。
2. 多基因假说的内容，多基因遗传的特点。
3. 多基因病、易患性、发病阈值、遗传度的概念。
4. 多基因病的遗传特点。
5. 多基因病在再发风险的估计。

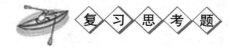

复 习 思 考 题

一、选择题

1. 下列不属于多基因遗传特点的是（　　）
   A. 群体中极端类型少，中间类型多
   B. 在大群体中，个体变异呈现正态分布
   C. 中间类型个体杂交，后代也是中间类型
   D. 微效基因和环境因素共同作用形成个体的表型
   E. 决定某一数量性状的微效基因对数愈多，群体中中间类型愈多

2. 在一个被调查的人群中，糖尿病（早发型）的发病率是 0.25%，遗传度为 75%，则患者一级亲属的发病率是（　　）
   A. 4%　　　　　B. 5%　　　　　C. 6%
   D. 7%　　　　　E. 8%

3. 环境因素在发病上起主要作用的疾病是（　　）
   A. 先天性幽门狭窄　　B. 白化病
   C. 消化性溃疡　　　　D. 哮喘
   E. 先天性巨结肠

4. 下列叙述不正确的是（　　）
   A. 家庭中多基因病人越多，则再发风险越高
   B. 病情越严重，则患者的易患性基因越多
   C. 先天性幽门狭窄，女患者的阈值高于男性的阈值
   D. 随着亲属级别的降低，患者亲属发病率明显升高
   E. 多基因病由遗传因素和环境因素共同决定

5. 先天性幽门狭窄是一种多基因遗传病，男性的发病率是女性的 5 倍，下列发病风险最高的是（　　）
   A. 男性患者的女儿　　B. 男性患者的儿子
   C. 女性患者的女儿　　D. 女性患者的儿子
   E. 以上都不是

6. 关于多基因假说，下列叙述错误的是（　　）
   A. 数量性状受两对或两对以上基因决定
   B. 每对等位基因间是共显性关系
   C. 数量性状受微效基因控制
   D. 微效基因与同源染色体的行为一致
   E. 环境因素起主导作用

7. 在多基因遗传中，患者一级亲属的发病率可用 Edward 公式求出的情况是（　　）
   A. 遗传率在 70%～80%，群体发病率 0.1%～1%
   B. 遗传率在 70% 以下，群体发病率为 1%
   C. 遗传率在 70%～80%，群体发病率为 1%～10%
   D. 遗传率在 80% 以上，群体发病率为 1%
   E. 遗传率在 70%～80%，群体发病率 0.1%～10%

二、分析题

1. 数量性状与质量性状的区别。
2. 简述多基因假说的内容。
3. 分析多基因病的特点。
4. 在估计多基因病的发病风险时，分析应考虑哪些情况？

（杨艳芳）

# 第十一章

# 染 色 体 病

染色体是生物遗传信息的载体,具有贮存遗传信息、表达遗传信息的功能。人类的单倍染色体组(n=23)上有 25 000~28 000 个结构基因,平均每条染色体上有上千个基因,各染色体上的基因有严格的排列顺序,各基因间的毗邻关系也是较恒定的。所以,无论染色体发生数目异常,还是微小的结构畸变(如缺失、重复、易位等),都必将导致基因的增加或缺少,从而产生临床效应,染色体异常表现为具有多种畸形的综合征,故又称染色体综合征。

## 第一节　人类染色体

染色体的数目和形态特征是物种鉴定的可靠依据,也是人类染色体病诊断的重要依据。不同物种,染色体数目不同,正常的人体细胞染色体数是 46 条,自发流产和出生缺陷常涉及染色体异常,50% 以上的自发性流产是因染色体异常所致。人体正常生殖细胞精子和卵子所包含的全部染色体称为一个染色体组(chromosome set)。因此,精子和卵子为单倍体(haploid),以 n 表示,分别含有 22 条常染色体和 1 条性染色体。受精卵则为二倍体(diploid),具 2 个染色体组,正常的人都是二倍体,以 2n 表示,包括 22 对常染色体和 1 对性染色体。具 3 个染色体组的称三倍体,依此类推。

## 一、染色体的形态特征

染色体的形态特征以细胞分裂的中期最为典型,称中期染色体,其形态特征主要有:

**1. 长度**　染色体之间存在明显的长度差异,这是人类染色体编号的主要依据。

**2. 着丝粒**　是染色体上凹陷缩窄、连接两条染色单体的部位,也称为主缢痕。中期染色体由两条染色单体组成,两条染色单体通过着丝粒相连,称为姐妹染色单体。着丝粒将染色体分为两部分,短的部分称为短臂(p),长的部分称为长臂(q)(图 11-1)。

依据着丝粒在染色体上的位置,将染色体分成三类(图 11-2):中央着丝粒染色体(着丝粒位于染色体纵轴 1/2~5/8 处),亚中着丝粒染色体(着丝粒位于染色体纵轴 5/8~7/8 处)和近端着丝粒染色体(着丝粒位于染色体纵轴 7/8 至末端)。

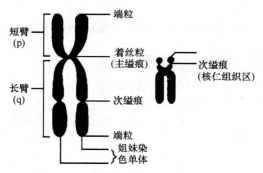

图 11-1　中期染色体形态结构模式图

3. **随体** 是染色体短臂末端的球形小体。人类只有近端着丝粒染色体有随体。

4. **次缢痕** 是染色体上除主缢痕(着丝粒处)外的缢痕。

5. **端粒** 是染色体末端由 DNA 和蛋白质组成的特异结构,含 TTAGGG 六核苷酸重复的延伸序列。端粒防止染色体末端降解,重排、缺失和断端融合,维持染色体的完整性与稳定性。

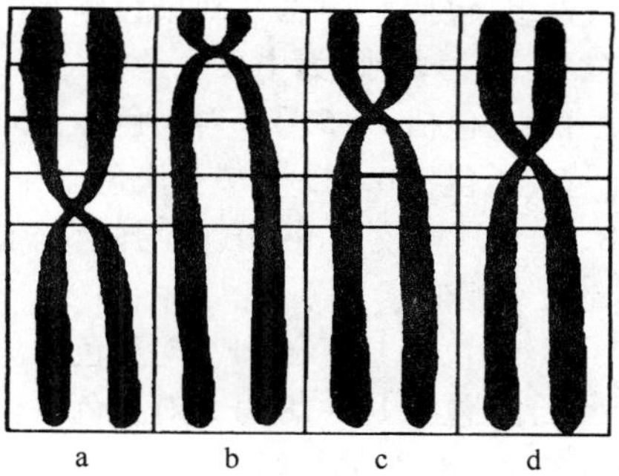

图 11-2 染色体类型示意图
a. 中央着丝粒染色体;b. 近端着丝粒染色体;
c、d. 亚中着丝粒染色体

## 二、人类染色体核型

核型(karyotype)是指一个体细胞中的全部染色体,按其大小,形态特征,依次分组排列所成的图像(图 11-3)。对这种图像进行分析,称核型分析。人类的 46 条染色体中,44 条(22 对)是男女都有的,称常染色体(autosome),另外两条(X 和 Y)与性别决定有关,称性染色体(sex chromosome),男性的两条性染色体是 XY,女性的两条性染色体是 XX。

**临床联系** ▶▶

端粒长度随着细胞不断分裂而进行性缩短。细胞代次增加,端粒逐渐变短,细胞渐渐老化。端粒就像细胞的衰老钟,记录着细胞的年龄,预言着细胞的死亡。端粒 DNA 复制需端粒酶。正常体细胞缺乏端粒酶。肿瘤细胞含有端粒酶,可使端粒恢复原长,从而不断分裂、恶性生长。

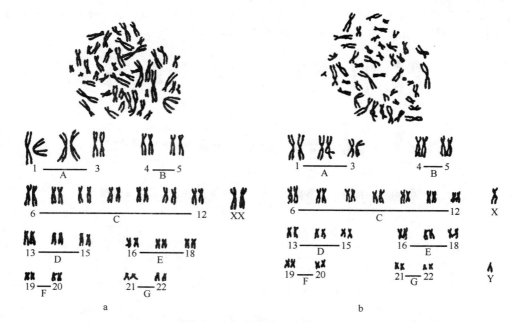

图 11-3 正常人的染色体核型

根据 1978 年制定的"人类细胞遗传学命名的国际体制"(ISCN),将人类全部染色体分成七组。

A 组:包括 1～3 号 3 对染色体。1 号最大,为中央着丝粒,长臂近侧有次缢痕。2 号为亚中着丝粒。3 号略小,为中央着丝粒。

B 组:包括 4～5 号 2 对染色体,都是亚中着丝粒,短臂较短,彼此间不易区分。

C 组:包括 6～12 号 7 对染色体和 X 染色体,中等大小,都是亚中着丝粒,彼此不易区分。6、7、8、11 号短臂较长,9、10、12 号短臂较短。9 号长臂上有时有次缢痕。X 染色体和 7 号染色体形态大小相似。

D 组:包括 13～15 号 3 对染色体。中等大小,均为近端着丝粒,有随体,彼此不易区分。

E 组:包括 16～18 号 3 对染色体。16 号为中央着丝粒,长臂上有次缢痕。17 和 18 号为亚中着丝粒,18 号短臂较短。

F 组:包括 19～20 号 2 对染色体,形态小,都为中央着丝粒,彼此不易区分。

G 组:包括 21～22 号 2 对染色体和 Y 染色体,是体积最小的一组。G 组的 5 条染色体都是近端着丝粒,21、22 号长臂呈二分叉状,短臂末端常有随体。Y 染色体一般染色较深,无随体,比 21 和 22 号略大,长臂的染色单体呈平行状。

核型的描述方法是先写染色体总数,再写性染色体组成,如有染色体异常,则写在最后,中间用逗号隔开。例如正常女性的核型是 46,XX;正常男性的核型是 46,XY;先天愚型(21 三体型)男性的核型是 47,XY,+21。

上述是人类非显带染色体核型。20 世纪 70 年代染色体显带新技术的运用,使染色体的研究更为精细。染色体经过一定的程序处理,用特定染料染色,其长轴所显现的明暗或深浅相间的横纹称为染色体带。目前应用最广泛的是 G 带,它是用 Giemsa 染色后,染色体沿其纵轴所显现的"深浅相间"的带纹,这种带型对每条染色体都是独特的,可明确鉴定每条染色体(图 11-4)。Q 带是用荧光染料(如氮芥喹吖因)处理后,染色体所显示的"明暗相间"的荧光带纹。此外,还有 R 带、C 带、T 带、N 带等。G 显带技术所显示的带纹总数在 320 条左右。高分辨带是运用高分辨技术使单倍体显示出 550～850 条甚至上千或更多的带纹。

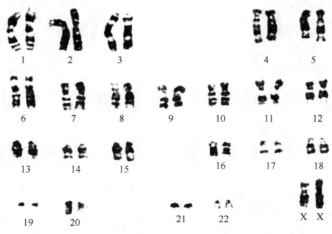

图 11-4　G 显带染色体(女性)

1971 年,根据 Q 带、G 带和 R 带,绘制了人类显带染色体模式图(图 11-5)。根据 ISCN 规定的界标将显带染色体划分为若干区。

界标(landmark)是染色体上具有恒定、显著形态学特征的部位。包括着丝粒、两臂末端和某些显著的带。界标是分隔区与区的界限。

区(region)是两相邻界标之间的区域。区的编号从着丝粒开始,向臂的远端依次编号。

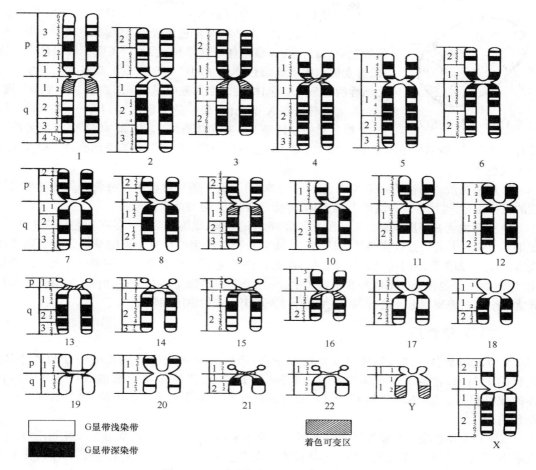

图 11-5　正常男性 G 显带染色体模式图

带(brand)是染色体纵轴上连续的明暗相间的横纹。编号方法与区的编号相同。

染色体带的命名需要四种符号,染色体号、臂号、区号和带号。四种符号依次书写,不间隔,如 1p36,表示 1 号染色体短臂 3 区 6 带。ABO 血型的基因在 9q34(9 号染色体长臂 3 区 4 带)。假肥大型肌营养不良的基因在 Xp21(X 染色体短臂 2 区 1 带)。如果是高分辨带,则在带号之后加小数点和亚带号,例如软骨发育不全症基因在 4p16.3(4 号染色体短臂 1 区 6 带 3 亚带)。

# 三、性 染 色 质

性染色质(sex chromatin)存在于间期核内,包括 X 染色质(X chromatin)和 Y 染色质(Y chromatin)。

## (一) X 染色质

女性体细胞核中呈浓缩状态、被碱性染料浓染的单个 X 染色体称 X 染色质,又称 X 小体或 Barr 小体,是核膜内缘约 1μm 大小的浓染小体(图 11-6)。为什么正常女性有 X 染色质,而正常男性没有? 赖昂(Lyon)提出了一种假说,称为"赖昂假说",其要点如下:

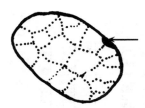

图 11-6　X 染色质(↑)

**1. 剂量补偿**　女性有两条 X 染色体,男性只有一条 X 染色体。X 染色体较大,基因数量较多;Y 染色体较小,基因数量较少。但女性体细胞中只有一条 X 染色体有转录活性,另一条则无转录活性。这样,男女体细胞中 X 染色体的基因产物在数量上就基本相等了。失去活性的这条 X 染色体,在间期细胞中形成异固缩状态的 X 染色质。一个人无论有几条 X 染色体,仅一条保留活性,其余全部失活。因此,X 染色质的数目等于 X 染色体数减 1。例如:46,XY(正常男性),没有 X 染色质;46,XX(正常女性),有 1 个 X 染色质;47,XXY,也有 1 个 X 染色质;47,XXX,有 2 个 X 染色质。

**2. 随机失活**　女性的两条 X 染色体,一条来自父亲,一条来自母亲。两条 X 染色体失去活性的机会相等,也就是说失活的 X 染色体,可能来自父方,也可能来自母方。

**3. 失活发生在胚胎早期**　人胚胎发育第 16 天的时候,细胞中就有一条 X 染色体失去活性。如果一个细胞中的父方 X 染色体失活,那么,由它分裂而产生的所有子细胞都是父方 X 染色体失活。反之,如果失活的是母方 X 染色体,那么,由它分裂而产生的全部子细胞也如此。需要指出,失活的 X 染色体上的基因并非全部失活,一部分基因仍保持转录活性,所以,X 染色体数目异常的个体在表现型上还是有别于正常个体,表现出一定的临床症状。

## (二) Y 染色质

Y 染色质是男性体细胞核或部分精细胞内,经荧光染料染色后所见的一强荧光小体,直径约 0.3 μm,它是 Y 染色体长臂的一部分(图 11-7)。男性 Y 染色质的数目与其 Y 染色体的数目相等。如 46,XY 和 47,XXY 的人都只有 1 个 Y 染色质,47,XYY 的人则有 2 个 Y 染色质。

细胞核中染色质的性别差异叫核性别。性染色质检查可用于性别鉴定。一般利用口腔上皮细胞、羊水细胞和绒毛细胞等进行临床检查。正常情况下,女性只有 X 染色质,男性只有 Y 染色质。性染色体疾病与性染色体数目的关系见表 11-1。

表 11-1　性染色体疾病与性染色质数目的关系

| 性染色体疾病 | 核型 | X 染色质数目 | Y 染色质数目 |
|---|---|---|---|
| 先天性卵巢发育不全 | 45,X | 0 | 0 |
| 先天性睾丸发育不全 | 47,XXY | 1 | 1 |
| XYY 综合征 | 47,XYY | 0 | 2 |
| X 三体综合征 | 47,XXX | 2 | 0 |
| 超雌综合征 | 48,XXXX | 3 | 0 |
| 真两性畸形(嵌合体) | 45,XX/46,XXY | 1 | 1 |

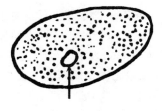

图 11-7　Y 染色质(↑)

**临床联系** ▶▶

对 1 例女性血友病 A(HA)患者进行基因分析,遗传连锁分析发现,该女性患者携带致病基因的 X 染色体遗传自其母亲。其 X 染色体为非随机灭活,遗传自父亲的 X 染色体被大部分灭活,而遗传自母亲的 X 染色体保留了大部分活性。结论:该女性 HA 患者来自其母亲的 X 染色体在 X 染色体非随机灭活中保留了活性,导致了女性 HA 的发生。

# 第二节 染色体畸变

染色体畸变(chromosome aberration)是指染色体发生数目和结构上的改变,包括数目异常和结构畸变两大类。导致染色体畸变的原因是多方面的。

## 一、染色体畸变发生的原因

染色体畸变可以自发地产生,称为自发畸变;也可通过诱变作用而产生,称为诱发畸变;染色体畸变还可由亲代遗传而来。染色体畸变可发生在个体发育的任何一个时期,可发生在体细胞,也可发生在生殖细胞。造成染色体畸变的原因是多方面的,主要有化学因素、物理因素和生物因素,这些因素与导致基因突变的因素基本相同。但引起染色体畸变的剂量或能量一般要大大超过引起基因突变的剂量或能量。

### (一)化学因素

许多化学物质,如一些烷化剂、亚硝酸或亚硝酸类化合物、化学药品、农药、毒物和食品添加剂等都可以引起染色体畸变。

**1. 药物** 某些药物特别是一些抗肿瘤药物、抗生素、保胎及预防妊娠反应的药物,均可引起人类染色体畸变或产生畸胎。一些抗肿瘤药物(如环磷酰胺、甲氨环磷酰胺、白消安、蝶呤、甲氨蝶呤、阿糖胞苷等)可导致染色体畸变;抗痉挛药物苯妥英钠可引起人淋巴细胞中多倍体细胞数增高。

**2. 农药** 许多化学合成的农药可以引起染色体畸变,农药中的除草剂和杀虫的砷制剂等都是一些染色体畸变的诱变剂;某些有机磷农药,如敌百虫类也可使染色体畸变率增高。

**3. 工业毒物** 工业毒物如苯、甲苯、砷、氯丁二烯和氯乙烯单体等,都可以导致染色体畸变。如长期接触苯和甲苯等的人,出现染色体数目异常和发生染色体断裂的频率远高于一般人群。

**4. 食品添加剂** 某些食品的防腐剂、保鲜剂和色素等添加剂中所含的化学物质也可以使人类染色体发生畸变,如硝基呋喃基糖酰胺 AF-2、环己基糖精等。

### (二)物理因素

物理因素包括高热和射线等因素。在自然空间存在的各种各样的射线可对人体产生一定的影响,但其剂量极微,因此影响不大。但大量的电离辐射是造成染色体畸变的重要诱因,α 和 β 粒子、中子等在减数分裂和有丝分裂细胞周期的任何时期都可造成染色体的断裂。例如医疗上所用的放射线等对人体都有一定的损害。工业放射性物质的污染也可引起细胞染色体的改变。最常见的畸变类型有断裂、缺失、双着丝粒染色体、易位、核内复制和不分离等,这些畸变都可使个体的性状出现异常。畸变率随射线剂量的增高而增高。射线的作用包括对体细胞和生殖细胞两方面,如果一次照射大剂量的射线,可在短期内引起造血障碍而死亡。长期接受射线治疗或从事放射工作的人员,由于微小剂量的射线不断积累,也会引起体细胞或生殖细胞染色体畸变。

### (三)生物因素

导致染色体畸变的生物因素包括由生物体产生的生物类毒素和某些生物体两个方面,如真菌毒素中杂色曲霉素、黄米霉素等具有一定的致癌作用,同时也可引起细胞内染色体畸变。病毒也可引起宿主细胞染色体畸变,如当人体感染麻疹病毒,可导致患者淋巴细胞染色体重排和粉碎化或染色体丢失,某些病毒如乙肝病毒和巨细胞病毒可引发宿主细胞染色体的畸变。

### (四) 母亲年龄

机体内非整倍体细胞的发生率随年龄增长而增长,染色体结构畸变在老年人中更常见。当母亲年龄增大时,所生子女的体细胞中某一号染色体有三条的情况要多于一般人群。处于减数分裂前期的初级卵母细胞在母体内停留的时间越长,受到各种因素影响的机会越多,在以后的减数分裂过程中,容易产生染色体不分离而导致染色体数目异常。

### (五) 遗传因素

某些遗传因素与染色体畸变有关。如不同个体对射线和化学诱变剂的敏感性存在很大差异;一些常染色体隐性遗传病患者的染色体常发生自发断裂,称为染色体不稳定综合征。

## 二、染色体畸变的类型

在细胞周期的不同阶段和个体发育不同阶段,染色体畸变的类型和可能引起的后果不尽相同:在配子形成期或合子期(约在受精后的 24 小时内)发生的染色体畸变,将导致个体所有细胞都带有畸变的染色体的患者;在胚胎早期的卵裂及桑葚胚期(受精后 3～4 天)发生的染色体畸变,将导致个体发育成含有 2 种或 2 种以上核型细胞的嵌合体患者,其后由于 3 个胚层的分化,某一胚层发生的染色体畸变,将累及由此胚层发育形成的有关器官系统;胎儿出生后,在内外不良环境因素的影响下,可能导致各种类型的体细胞突变,突变的体细胞常常通过有丝分裂形成克隆,往往导致恶性肿瘤的发生。

染色体数目畸变和结构畸变涉及染色体或染色体节段上基因群的增减和位置的转移,其实质是使遗传物质发生了改变,都可以导致染色体异常综合征,也称为染色体病。染色体数目畸变又可分为整倍性改变和非整倍性改变两种;染色体结构畸变主要有缺失、重复、易位和倒位等。

### (一) 染色体数目畸变

以人二倍体数目为标准,如果体细胞的染色体数目(整组或整条)发生增加或减少,称为染色体数目畸变。包括整倍体改变和非整倍体改变两种形式。

**1. 整倍体改变**　如果染色体的数目变化是以一个染色体组(n)为基数,整倍地增加或减少,称为整倍体,超过二倍体的整倍体被称为多倍体。

在 2n 的基础上,如果增加一个 n,则染色体数为 3n,即三倍体;若在 2n 的基础上增加两个 n,则为 4n,即四倍体;以此类推。如果在 2n 的基础上减少一个染色体组,则称为单倍体。

在人群中已知有三倍体和四倍体的个体,但只有极少数三倍体的个体能存活到出生,存活者多为 2n/3n 的嵌合体。有调查资料表明,在自发性流产的胎儿中,有染色体畸变的占 42%。其中,三倍体占 18%,四倍体占 5%,可见在流产的胎儿中三倍体是常见的类型。四倍体比三倍体更为罕见,往往是四倍体和二倍体(4n/2n)的嵌合体,或在流产的胚胎中发现。单倍体和四倍体以上的多倍体个体尚未报道。

整倍体改变的机制主要有双雄受精、双雌受精、核内复制和核内有丝分裂等。

(1) 双雄受精:一个正常的卵子同时与两个正常的精子发生受精称为双雄受精。由于每个精子带有一个染色体组,所以当两个精子同时进入一个卵细胞时,就将两个染色体组同时带入了这一卵细胞,所形成的合子内则含有三个染色体组(三倍体),可形成 69,XXX、69,XXY 和 69,XYY 三种类型的受精卵。

(2)双雌受精:一个二倍体的异常卵子与一个正常的精子发生受精,从而产生一个三倍体的合子,称为双雌受精。在卵细胞发生的第二次减数分裂过程中,次级卵母细胞由于某种原因未形成第二极体,因此应分给第二极体的染色体组仍留在卵细胞中,使该卵细胞成为异常卵细胞。当它与一个正常的精子结合后,将形成含有三个染色体组的合子(三倍体),可形成 69,XXX 或 69,XXY 两种核型的受精卵。

(3)核内复制:核内复制是在一次细胞分裂时,DNA 不是复制一次,而是复制了两次,而细胞只分裂了一次。这样形成的两个子细胞都是四倍体,这是肿瘤细胞常见的染色体异常特征之一。

(4)核内有丝分裂:在正常的细胞分裂时,染色体正常复制了一次,但至分裂中期时,核膜仍未破裂、消失,也无纺锤体的形成,因此,细胞分裂未能进入后期和末期,没有细胞质的分裂,结果细胞内含有四个染色体组,形成了四倍体,即核内有丝分裂。

**2. 非整倍体改变**　如果体细胞中的染色体不是整倍数,而是增加或减少了一条或数条,称为非整倍体。

(1)非整倍体的类型:比二倍体数目少一条或几条的称为亚二倍体;比二倍体多一条或几条的称为超二倍体。非整倍体畸变既可发生在常染色体中,也可发生在性染色体中。临床上最常见的非整倍体主要有单体型、三体型、多体型和嵌合型 4 个主要类型。

1)单体型:若某对染色体少了一条(2n-1),细胞内染色体数目为 45,即构成单体型(monosomy)。由于常染色体的整条缺失将造成个体发育所必需的基因严重失衡,所以只有含遗传物质较少的 G 组染色体单体型个体可能存活,如临床上常见的有 21 号、22 号染色体的单体型,核型为 45,XX(XY),-21;45,XX(XY),-22。染色体丢失也有可能发生在性染色体中,如 45,X 的个体为性腺发育不全患者;45,Y 的胚胎因缺少 X 染色体而致死。

2)三体型:若某对染色体多了一条(2n+1),细胞内染色体数目为 47,即构成三体型(trisomy),这是人类染色体数目畸变中最常见和种类最多的一类。在常染色体病中,除第 17 号染色体尚未有三体型的病例报道外,其余的染色体三体型均有报道。少数常染色体三体病例可以存活至出生,甚至可以活至成年,这表明人类中增加一条额外的常染色体的危害性比少一条染色体的单体型的危害性小。但由于染色体的增加,特别是较大染色体的增加,造成了基因组的严重失衡将破坏或干扰胚胎的正常发育,故绝大部分常染色体三体型核型只见于早期流产的胚胎。少数三体型病例可以存活至出生,但多数寿命不长,并伴有各种严重畸形。

3)多体型:多体型(polysomy)指某对染色体增加了两条或两条以上,染色体总数为 48(2n+2)或多于 48。多体型常见于性染色体中,如性染色体四体型(48,XXXX;48,XXXY;48,XXYY)和五体型(49,XXXXX;49,XXXYY)等。

4)嵌合体:嵌合体(mosaic)指体内存在有两种或两种以上不同核型的细胞系的个体。如核型为 46,XX/47,XX,+21 和 46,XY/47,XXY 的个体。大多数嵌合体的两个不同核型的细胞系来源于同一个受精卵,但也有些嵌合体的不同核型的细胞系来源于两个以上的受精卵,这样的嵌合体称为异源嵌合体(chi),如 46,XX/46,XY。但无论哪种类型,嵌合体个体会由于体内两种细胞系所占比例的不同而表型不同。

(2)非整倍体的产生机制:多数非整倍体的产生原因是在性细胞成熟过程或受精卵早期卵裂中,发生了染色体不分离或染色体丢失。

1)染色体不分离:在细胞分裂进入中、后期时,如果某一对同源染色体或姐妹染色单体彼此没有分离,而是同时进入一个子细胞,结果所形成的两个子细胞中,一个将因染色体数目增多而成为超二倍体,另一个则因染色体数目减少而成为亚二倍体,这个过程称为染色体不分离(non-disjunction)。染色体不分离可发生于配子形成时的减数分裂过程中,称减数分裂不分离(图11-8);也可发生于受精卵的卵裂早期或体细胞的有丝分裂过程中,称有丝分裂不分离(图11-9)。

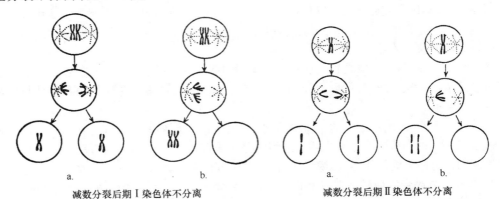

减数分裂后期Ⅰ染色体不分离　　　　　　减数分裂后期Ⅱ染色体不分离

图11-8　减数分裂中染色体不分离

a. 正常分裂;b. 不分离

2)染色体丢失(chromosome lose):又称染色体分裂后期延滞(anaphase lag)。在细胞有丝分裂过程中,某一染色体未与纺锤丝相连,不能移向两极参与新细胞的形成;或者在移向两极时行动迟缓,滞留在细胞质中,最后分解、消失,造成该条染色体的丢失从而形成亚二倍体。染色体丢失也是嵌合体形成的一种方式(图11-10)。

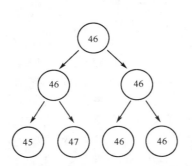

图11-9　卵裂时染色体不分离与嵌合体的形成

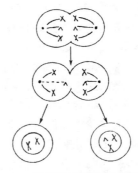

图11-10　后期迟滞所致染色体丢失

## (二)染色体结构畸变

导致染色体结构畸变的基础是染色体发生断裂及断裂后的异常重接。如果某条染色体受射线等因素影响发生了断裂,但随后在原位重接,将不引起遗传效应。如果染色体发生断裂后,未发生重接或未原位重接,将引起各种染色体结构畸变,称染色体重排。发生了结构畸变的染色体即称重排染色体。

**1. 染色体结构畸变的描述方法**　ISCN制定了有关人类染色体以及染色体畸变等的命名方法。结构畸变染色体核型的描述方法有简式和详式两种。

1)简式:该描述方式对染色体的结构改变只用其断裂点来表示。按国际命名规定,应依次写明:①染色体总数;②性染色体组成;③畸变类型符号;用一个字母(如t)或三联字符号(如del)写明重排染色体的类型;④第一个括弧内写明受累染色体序号;⑤第二个括弧注明断裂点的臂区带号。如 46,XX,del(3)(q31),表示第 3 号染色体长臂末端缺失,断裂点在 3 区 1 带。

2)详式:在详式中,除了简式中应写明的前 4 项内容外,不同的是在最后的括弧内,不只是描述断裂点,而需描述重排染色体带的组成。如上述简式描述核型在详式中应写为:46,XX,del(3)(pter→q31：),其中比号(：)表示染色体断裂,即在第 3 号染色体长臂 3 区 1 带处发生断裂,其远侧段(q31→qter)已丢失。描述染色体带时,一般从短臂端开始,一直到长臂端,依次标明重排染色体所出现的带。如无短臂,则从长臂端开始。

**2. 染色体结构畸变的类型及其产生机制**　临床上常见的染色体结构畸变有:缺失、重复、易位、倒位等。染色体结构畸变只有在显带标本上才能准确识别。

(1)缺失(deletion):缺失是染色体片段的丢失,缺失使位于这个片段的基因也随之发生丢失。按染色体断点的数量和位置可分为末端缺失和中间缺失两类:①末端缺失(terminal deletion):指染色体的臂发生断裂后,未发生重接,无着丝粒的片段不能与纺锤丝相连而丢失。如图 11-11A 所示,第 1 号染色体长臂的 2 区 1 带发生断裂,其远侧段(q21→qter)丢失。这条染色体是由短臂的末端至长臂的 2 区 1 带所构成。这种结构畸变的简式描述为:46,XX(XY),del(1)(q21);详式描述为:46,XX(XY),del(1)(pter→q21:)。②中间缺失(interstitial deletion):指一条染色体的同一臂上发生了两次断裂,两个断点之间的片段丢失,其余的两个断片重接。如图 11-11B 所示,3 号染色体长臂上的 q21 和 q31 发生断裂和重接,这两断点之间的片段丢失。这种结构畸变的简式描述为:46,XX(XY),del(3)(q21q31)详式写为 46,XX(XY),del(3)(pter→q21：:q31→qter)。

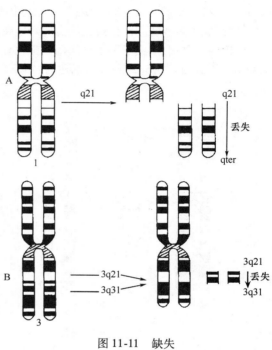

图 11-11　缺失

A. 末端缺失　B. 中间缺失

末端缺失和中间缺失的结果都是丢失了一段无着丝粒片段,在细胞分裂时,纺锤丝不能附着在无着丝粒的片段上,致使它们在细胞分裂过程中丢失。染色体缺失所引起的表型效应随着丢失片段的大小、丢失片段上所带有的基因的多少和基因的性质不同而不同,当缺失片段较大或带有重要基因时,可导致流产、死胎或个体先天畸形。

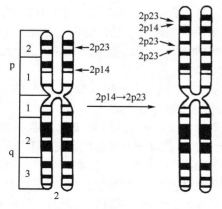

图 11-12　染色体片段重复

(2)重复(duplication):重复是一个染色体上某一片段增加了一份以上的现象,使这些片段的基因多了一份或几份(图 11-12)。原因是同源染色体之间的不等交换或染色单体之间的不等交换以及染色体片段的插入等。

重复的分子细胞效应比缺失缓和,但如果重复片段较大也会影响个体的生活力,甚至死亡。重复会导致减数分裂时同源染色体发生不等交换,结果产生一条有部分缺失的染色体和一条重复的染色体。在减数分裂时如果发生错误联会和不等交换,可发生融合突变,即交换部位的两种不同基因各自融合了对方基因中的部分序列,而缺失了自身的一部分序列。

(3) 倒位(inversion):倒位是某一染色体发生两次断裂后,两断点之间的片段旋转180°后重接,造成染色体上基因顺序的重排。染色体的倒位可以发生在同一臂(长臂或短臂)内,也可以发生在两臂之间,分别称为臂内倒位和臂间倒位。①臂内倒位:一条染色体的某一臂上同时发生了两次断裂,两断点之间的片段旋转180°后重接。例如1号染色体p22和p34同时发生了断裂,两断点之间的片段倒转后重接,形成了一条臂内倒位的染色体(图11-13A)。这种结构畸变的简式描述为:46,XX(XY),inv(1)(p22p34);详式描述为:46,XX(XY),inv(1)(pter→p34∷p22→p34∷p22→qter)。②臂间倒位:一条染色体的长、短臂各发生了一次断裂,中间断片颠倒后重接,则形成了一条臂间倒位染色体。如2号染色体的p15和q23同时发生了断裂,两断点之间的片段倒转后重接,形成了一条臂间倒位染色体(图11-13B)。这种结构畸变的简式描述为:46,XX(XY),inv(2)(p15q23);详式描述为:46,XX(XY),inv(2)(pter→p15∷q23→p15∷q23→qter)。

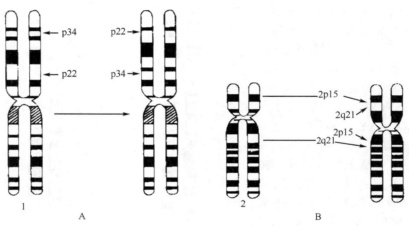

图 11-13 倒位

A. 臂内倒位;B. 臂间倒位

倒位染色体在减数分裂同源染色体联会时,如倒位片段很小,倒位片段可能不发生配对,其余区段配对正常;如倒位片段很长,倒位的染色体可能倒过来和正常的染色体配对,形成一个环,称为倒位环(inversion loop)。环内两条非姐妹染色单体间发生单体交换,形成4种类型的染色体。两个是原来的非交换染色体,其中一条为非倒位的,另一条是臂内倒位的;另两条则是交换的产物,有些基因重复,有些基因缺失。通常只带有两条完整基因的染色体的配子才能产生存活的后代。因此,在臂间倒位或臂内倒位的杂合子后代中都见不到遗传重组。所以在这个意义上讲,倒位的遗传学效应是可以抑制或大大地降低基因的重组。

(4) 易位(translocation):一条染色体的断片移接到另一条非同源染色体的臂上,这种结构畸变称为易位。常见的易位方式有相互易位、罗伯逊易位和插入易位等。

1) 相互易位:相互易位(reciprocal translocation)是两条染色体同时发生断裂,断片交换位置后重接,形成两条衍生染色体(derivation chromosome)。当相互易位仅涉及位置的改变而不造成染色体片段的增减时,则称为平衡易位。如2号染色体长臂2区1带和5号染色体长臂3区1带同时发生了断裂,两断片交换位置后重接,形成两条衍生染色体。这种结构畸变的简式描述为:46,XX(XY),t(2;5)(q21;q31);详式描述为:46,XX(XY),t(2;5)(2pter→2q 21∷5q31→5qter;5pter→5q31∷2q21→2qter)(图11-14)。

2）罗伯逊易位：罗伯逊易位（Robertsonian translocation）又称着丝粒融合（centric fusion）。这是发生于近端着丝粒染色体的一种易位形式。当两个近端着丝粒染色体在着丝粒部位或着丝粒附近部位发生断裂后，二者的长臂在着丝粒处接合在一起，形成一条由长臂构成的衍生染色体；两个短臂则构成一个小染色体，小染色体往往在第二次分裂时丢失，这可能是由于其缺乏着丝粒或者是由于其完全由异染色质构成所致。由于丢失的小染色体几乎全是异染色质，而由两条长臂构成的染色体上则几乎包含了两条染色体的全部基因，因此，罗伯逊易位携带者虽然只有 45 条染色体，但表型一般正常，只在形成配子的时候会出现异常，造成胚胎死亡而流产或出生先天畸形的患儿。如 14 号染色体短臂的 1 区 1 带（14p11）和 21 号染色体的长臂的 1 区 1 带（21q11）同时发生了断裂，两条染色体带有长臂的断片相互连接，即在着丝粒部位融合，形成的衍生染色体包含了 21 号染色体的 21q11→qter 节段和 14 号染色体 14p11→qter 节段，其余的部分均丢失（图 11-15）。

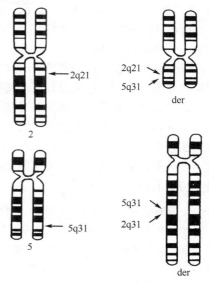

图 11-14　相互易位

相互易位的纯合子在减数分裂时配对正常，可从一个细胞世代传到另一个细胞世代。易位杂合体在减数分裂前期中，由于染色体的同源部分的联会配对而形成特征性的四射体。减数分裂后期，染色体移向两极时表现不同的分离方式：对位分离、邻位分离-1、邻位分离-2 和 3：1 分离。如一个个体发生了 2/5 易位后，将缺少一条正常的 2 号染色体和一条正常的 5 号染色体，而多了二条衍生的染色体：der(2) 和 der(5)，称为 2/5 染色体平衡易位携带者，其表型正常，但在形成生殖细胞的减数分裂后期 I 时，由于出现不同的分离方式，结果可形成 18 种配子。其中仅一种配子是正常的，一种是平衡易位的，其余 16 种都是不平衡的。与正常配子受精后，所形成的合子中，大部分都将形成单体或部分单体，三体或部分三体，导致流产、死胎或畸形儿。罗伯逊易位携带者，在减数分裂中通过同源染色体片段的配对和分离，从理论上讲可形成 6 种类型的配子，一种正常，一种平衡易位，其余 4 种都是不平衡的。

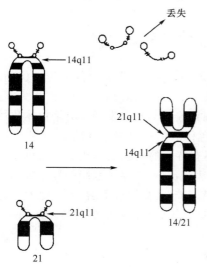

图 11-15　罗伯逊易位

（5）其他染色体结构畸变：染色体结构畸变还有等臂染色体、插入、末端重排、双着丝粒染色体和环状染色体等。

**3. 嵌合体**　嵌合体可以是染色体数目异常之间、结构异常之间以及数目和结构异常之间的嵌合。由三倍体和二倍体两个细胞系组成的嵌合体较多见，因为含有二倍体细胞系的个体在出生后的生存机会较大。这种嵌合体的发生可能源自紧密结合的一个卵子和一个极体的各自受精，即一个细胞同两个精子受精发育成三倍体细胞系，另一个细胞则与另一个精子受精发育成二倍体细胞系，由于这是源自于两个起源不同的细胞系紧密结合组成的一个胚胎发育而成的机体，故称为异源嵌合体（chimera）。而由同一个合子发育成具有不同核型的细胞系所组成的个体，称为同源嵌合体（mosaic，简称嵌合体）。这类嵌合体的发生可能源自于卵裂中染色体的不分离,也可能源自于一个三倍体的合子,在早期卵裂中三极纺锤体上染色体分布不规则,由此形成 3n/2n/n 三种细胞系的嵌合体,单倍体细胞系不能存活,留下二倍体和三倍体细胞系而形成三倍体和二倍体的嵌合体。

染色体畸变在细胞周期的不同时相有不同特点。在有丝分裂中,如在 $G_1$ 期发生畸变,一般是染色体型的;而在 $G_2$ 期及分裂前期发生畸变,则导致染色单体型。如畸变染色体只有一个有活性的着丝粒可在有丝分裂中能完整地传给子细胞,这种畸变为稳定型染色体畸变。如畸变染色体具有两个或两个以上具有活性的着丝粒,在有丝分裂后期可形成染色体桥而导致细胞死亡或产生新的畸变,这种畸变为非稳定型畸变。无着丝粒片段在细胞分裂后期不能定向运动而丢失。在减数分裂中的同源染色体联会配对,交换和分离的过程中可产生不同的畸变类型,其遗传效应也有所不同。

**临床联系** ▶▶

染色体畸变是原因不明性不孕不育的一个重要因素,且流产发生时间越早,染色体异常可能性就越大。反复性流产夫妇染色体异常率为 3.2% ~4.9%,明显高于正常人群(0.5%)。妊娠 12 周内约 60% 的流产胚染色体异常,妊娠 24 周后染色体异常率明显减低约为 7%,说明染色体异常所致的自然流产是人类进化中自然选择的一种方式。造成染色体异常不孕的原因有异常染色体的遗传及重组、各种原因所致的卵母细胞或精母细胞不分离、双精受孕、双倍体精细胞受孕等,放射线、药物、病原体、病毒等所致受精卵、胚胎染色体缺失、断裂、环化或易位等。

# 第三节　常见染色体病

染色体病(chromosomal disease)是指人类染色体数目异常或结构畸变导致的遗传性疾病。当染色体发生异常或畸变时,由于涉及多个基因的增加或减少,造成机体内基因稳态严重失衡,患者均具有较严重或明显的临床症状,故又称为染色体异常综合征。现已发现人类染色体数目异常和结构畸变近万种,染色体异常综合征一百余个。染色体病的一般临床特征是:①患者一般均有先天性多发畸形,智力发育和生长发育迟缓,有的还有特异的皮肤纹理改变。染色体异常的胚胎,大部分将流产或死产;②性染色体异常的患者会表现出内、外生殖系统的异常或畸形及生育功能障碍等,如性腺发育不全,副性征不发育,外生殖器畸形(如尿道下裂、阴蒂肥大),男子女性型乳房等。染色体病可根据染色体类型不同分为常染色体病和性染色体病两大类。

## 一、常染色体病

常染色体病(autosomal disease)是由于 1 ~22 号常染色体发生数目异常或结构畸变而引起的疾病,约占染色体病的 2/3,根据染色体畸变的特点可以分为三体综合征、单体综合征、部分三体综合征、部分单体综合征和嵌合体等。临床上比较常见的常染色体病举例如下。

### (一) 21 三体综合征

21 三体综合征(trisomy 21 syndrome;Down syndrome)是临床上最常见的一种染色体病,由于 1866 年 J. E. Down 首次描述了该病的临床特征,故称为唐氏综合征。此病有两个情况早已引起人们的注意:一是患者母亲的年龄通常较大;另一个是一卵双生子患该病一致率高于二卵双生子。直到 1959 年才由 Lejeune 等证实患者体内多了一条 21 号染色体。

**1. 发病率**　据统计新生儿中 Down 综合征的发病率为 1/800 ~1/600,我国每年出生的 Down

综合征患儿约 27 000 例。Down 综合征的发病率随母亲生育年龄的增高而增高,尤其当母亲的生育年龄大于 35 岁时,发病率明显增高。

**2. 临床特征** 主要临床表现为生长发育迟缓,不同程度的智力低下和包括头面部特征在内的一系列异常体征。智力发育不全是本病最突出的症状,患者智商在 25 ~ 50,故本病常被称为先天愚型。患者呈现特殊面容:眼距过宽、眼裂狭小、外眼角上倾、内眦赘皮、鼻梁低平、外耳小、耳郭常低位或畸形、硬腭窄小、舌大外伸、流涎,故又称伸舌样痴呆(图 11-16)。

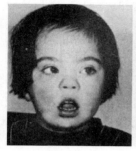 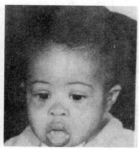 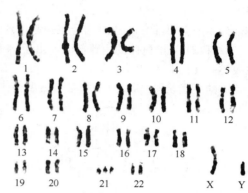

图 11-16 21 三体综合征患者特殊面容及核型

患者其他症状或体征还有:肌张力低下、四肢短小、手短宽而肥、第 5 指短且只有一条指褶纹,通贯手、跗趾球区胫侧弓形纹等异常皮纹;男性患者常有隐睾,无生育能力;女性患者通常无月经,偶有生育能力;40% 有先天性心脏病,白血病的发病风险是正常人的 15 ~ 20 倍;患者 IgE 水平较低,容易引发上呼吸道感染;白内障发病率较高。

**3. 核型** 先天愚型的主要诊断依据是染色体检查,患者核型主要分为以下 3 类:

1) 21 三体型:也称游离型。患者细胞内有 3 条独立存在的 21 号染色体,核型为 47,XX(XY),+21,约占所有患者的 95%。

该核型的形成绝大部分与父母核型无关,它是生殖细胞形成过程中,在减数分裂时 21 号染色体发生了不分离,结果形成染色体数目异常的配子,当这样的配子与正常的配子结合后,就会产生 21 三体型的患儿。95% 的 21 三体型患者来源于母亲,且主要为减数第一次分裂过程中不分离造成的。21 三体型先天愚型的发生率随母亲的生育年龄增高而增加,高龄孕妇(35 岁以上)特别是 40 岁以上者生育 21 三体患儿的概率明显升高(表 11-2)。生育过这样患儿的父母,再生同类患儿的风险为 1% ~ 2%。

2) 易位型:易位型约占先天愚型的 4.8%,患儿父母多是年轻夫妇。患者细胞中多余的不是完整的 21 号染色体,而是其中的长臂片段,是经罗伯逊易位与另外的一条近端着丝粒染色体形成的带有 21 号染色体的长臂部分的衍生染色体,形成 21 号部分三体。患者细胞内染色体总数虽然是 46,但具有典型的先天愚型的症状,所以是一种假二倍体。易位型先天愚型中约有 1/4 是遗传而来的,3/4 为散发病例,即因新发生的染色体畸变所致。

表 11-2 母亲年龄与先天愚型发病风险

| 母亲年龄 | 每次生育的风险率 | 生过先天愚型后复发风险 |
| --- | --- | --- |
| 15 ~ 19 | 1/1850 | 增加 50 倍 |
| 20 ~ 24 | 1/1600 | 增加 50 倍 |
| 25 ~ 29 | 1/1350 | 增加 5 倍 |
| 30 ~ 34 | 1/800 | 增加 5 倍 |
| 35 ~ 39 | 1/260 | 无明显增加 |
| 40 ~ 44 | 1/100 | 无明显增加 |
| 45 ~ | 1/50 | 无明显增加 |

在易位型先天愚型中,D/G 易位较多,其中最为常见的为 14/21 易位,患者的核型为 46,XX

(XY),−14,+t(14q;21q)。即患者核型中少了一条 14 号染色体,多了一条由 14 号染色体长臂与 21 号长臂融合后形成的罗氏易位染色体,其 21 号染色体基本上等于 3 条,多出的 21 号长臂却会造成先天愚型,因而临床症状与三体型先天愚型基本相同。

引起易位型先天愚型的主要原因,一是由于父亲或母亲在形成配子时发生了 D/G 易位,产生出带有 D/G 易位的精子或卵子,当其与正常的配子结合后便可导致易位型先天愚型的出现。二是患者的双亲之一为平衡易位携带者(通常由表型正常的母亲遗传而来),核型常为 45,XX(XY),−14,−21,+t(14q;21q),从整体上看,核型中少了一条 14 号和一条 21 号染色体,但这两条染色体的主要部分(长臂)结合在一起形成了易位型染色体:t(14q;21q),实际上只比正常人少了 14 和 21 号染色体的短臂部分。由于 14 和 21 号染色体短臂上主要是 rRNA 基因,这些基因在人类的其他 D、G 组染色体短臂上还可有几百个,所以两短臂的丢失在总体上并未严重扰乱遗传物质的平衡状态,所以这类携带者表型往往是正常的,但是他们可产生 6 种配子(其中 5 种为异常类型),当其与正常配子结合后可形成 6 种合子(图 11-17),但只有一种可发育为正常个体,剩下的 5 种合子中,一种是与双亲之一类似的易位携带者(表型正常)、一种为易位型先天愚型患者,另 3 种分别为 21 单体、14 单体和 14 三体,除了在活婴中偶见 21 单体的患儿外,尚未见到 14 单体的活婴报道,14 三体通常在妊娠早期就死亡而流产。所以除不能发育者外,6 种配子受精后通常产生正常胎儿、易位型三体患儿及平衡易位携带者 3 种后代。可见,这样的平衡易位携带者虽然表型正常,但在婚后常有自然流产史或死胎史。女性携带者生出患儿的可能性为 10%,而男性携带者生出患儿的可能性较低。

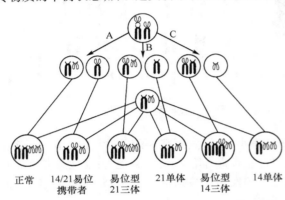

图 11-17　14/21 染色体平衡易位携带者及其子女及其后代核型图解

正常　14/21易位携带者　易位型21三体　21单体　易位型14三体　14单体

另外,如果父母之一是 13/21、15/21 或 21/22 平衡易位携带者时,其子女情况与 14/21 易位的类型类似。临床中应做好这些平衡易位携带者的检出工作,对确诊者应劝阻他们不再生育或作好产前诊断。

另外一种特殊的易位为 G/G 易位,如果双亲之一是 21/21 平衡易位携带者时,即核型为 45,XX(XY),−21,−21,+t(21q;21q),其子女中 50% 为 21/21 易位型先天愚型,核型为 46,XX(XY),−21,+t(21q;21q),另 50% 是 21 单体型,因缺一条 21 号染色体而流产,活婴全部表现为先天愚型。对这种类型的携带者应劝阻其生育。

3)嵌合型:如果 21 号染色体不分离发生在卵裂早期的有丝分裂,就会造成核型为 46,XX(XY)/47,XX(XY),+21 的嵌合体。这种核型较少见,约占先天愚型的 2.5%。如果 21 号染色体不分离发生在第一次卵裂时,将会产生 47,XX,(XY),+21 和 45,XX(XY),−21 两个细胞系,而后一种细胞很难存活。因此,导致嵌合体的不分离多发生在以后的有丝分裂,形成 45/46/47 细胞系的嵌合体。依据异常的细胞系所占的比例和它们所在体内分布的差异,临床症状有轻有重,差别大且不典型。

通过对部分 21 三体的基因型与表型关系的研究,现已将 Down 综合征的 24 种特征定位在 21 号染色体的 6 个小区域。相关研究发现 21q22 为决定先天愚型的关键区带,只有当这个微小的片段发生重复时才对患者的特异性表型起关键作用,因此 21q22 区域被称为 Down 综合征区(DSR)。如 Down 综合征的主要临床表现如平鼻梁、舌肥大、耳低位、第五指内弯、第一和第二趾间距宽、肌张力减退、先天性心脏病和精神发育迟缓等有关基因均位于 21q22 内的 D21S55 周围区域;在 D21S55 及周围 400～3000kb 范围内区域可能有一些基因重复而发生过度的表达,在该综合征的发病过程中至关重要。21q22.2 的额外复制涉及 Down 综合征的智力低下等主要临床表现,因此认为 21q22.2 与 Down 综合征密切相关,被称为 Down 综合征核心区(DSCR)。

### (二) 18 三体综合征

1960 年 Edwards 等首先报告本病,故又称为 Edwards 综合征。1961 年 Patau 证实了该病是多了一条 18 号染色体,因此将其命名为 18 三体综合征(trisomy 18 syndrome)。本病的发病率在新生儿中为 1/3500～1/8000。

**1. 临床特征**  18 三体综合征的主要临床特征为生命力严重低下,多发畸形,生长、运动和智力发育迟缓。其异常表型主要有:眼裂小、眼球小、内眦赘皮、耳畸形且伴有耳位低、枕骨突出、小额、唇裂或腭裂、胸骨小;95% 有先天性心脏病,这构成了婴儿死亡的主要原因;手呈特殊握拳姿势(图 11-18A):第 2 和第 5 指压在第 3 和第 4 指之上;有所谓"摇椅样畸形足"。患儿宫内生长迟缓,胎动少,羊水过多,95% 胎儿流产;出生时体重低,发育如早产儿,吸吮差,反应弱,因严重畸形,出生后 1/3 在 1 个月内死亡,50% 在 2 个月内死亡,90% 以上在 1 岁内死亡,只有极个别患儿活到儿童期。

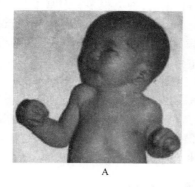
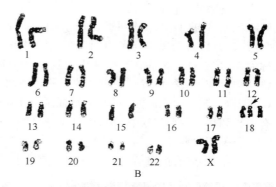

图 11-18  18 三体综合征患者特殊握拳姿势及核型

**2. 核型**  80% 的本病患者核型为 47,XX(XY),+18,症状典型(图 11-18B);其余为 46,XX(XY)/47,XX(XY),+18 的嵌合型,极少数为易位型。18 三体型的产生多与母亲生育年龄增大有关。但嵌合型与母亲年龄无关,而且症状相对较轻。

### (三) 13 三体综合征

13 三体综合征(trisomy 13 syndrome)在新生儿中的发病率约为 1/25 000,女性明显多于男性。99% 的 13 三体型胚胎流产,发病率与母亲年龄增大有关。

**1. 临床特征**  患者的畸形比上述两种综合征严重。本病患儿 90% 在 6 个月死亡。患者主要临床特征是:中枢神经系统严重发育缺陷,无嗅脑,前脑皮质形成缺如,称为前脑无裂畸形(图 11-19A);出生时体重低、发育迟缓、严重智力低下、小头、小眼球或无眼球、小额、多数有唇裂或伴腭裂、耳位低畸形,80% 有先天性心脏病,常有多指,肤纹异常等。

**2. 核型**  患者中 80% 的核型为 47,XX(XY),+13(图 11-19B)。其发生与母亲年龄有关。10%～15% 为易位型,多为 13/14 的罗伯逊易位,易位型多为年轻母亲所生,她们常有流产史。5% 是嵌合型,即核型为 46,XX(XY)/47,XX(XY),+13,一般症状较轻。

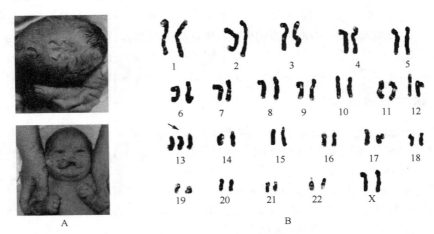

图 11-19　13 三体综合征患者及核型

## （四）部分三体综合征和部分单体综合征

部分三体型和部分单体型是指染色体部分片段的重复或缺失,其染色体数目一般为 46 条。部分三体型较部分单体型常见,从 1 ~ 22 号的部分三体型都有报道,种类很多。但基本为一些罕见的综合征,这里只介绍猫叫综合征(Cri-du-chat syndrome)。1963 年 Lejeune 等首先报道该病,因患儿具有特有的猫叫样哭声而命名。1964 年证实本病为 5 号染色体短臂部分缺失所致,故又称为 5p-综合征。本病在新生儿中大约 1/50 000,在智能低下患儿中约占 1% ~ 1.5% 。是染色体结构畸变综合征中发病率较高的一种类型,女孩发病多于男孩。

**1. 临床特征**　本病最主要的临床特征是患儿在婴幼儿时期的哭声尖细,似猫的叫声。其他症状有生长和智力发育迟缓、小头、满月脸、眼距较宽、外眼角下斜、斜视、内眦赘皮、耳位低、小颌、并指、髋关节脱臼、肤纹异常、50% 有先天性心脏病等(图 11-20A)。多数患者可活至儿童期,少数活至成年,均伴有严重智力低下。在智商低于 35 的群体中约占 1% 。

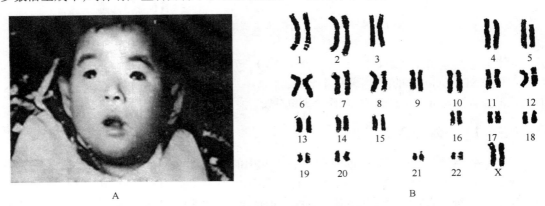

图 11-20　猫叫综合征患者特殊面容及核型

**2. 核型**　患者的核型为 46,XX(XY),del(5)(p15)(图 11-20B)。患者 5 号染色体短臂缺失的片段大小不一,但在所有研究的病例中,缺失的部分都包括 5p15 区域,故 5p15 缺失是造成猫叫综合征的特异性缺失。80% 的病例是染色体片段单纯性缺失,10% 是不平衡易位引起,环状染色体或嵌合体较少见。多数病例是由新发生的染色体结构畸变引起,有 10% ~ 15% 是平衡易位携带者产生不平衡配子所致。

# 二、性染色体病

X染色体或Y染色体在数目或结构上发生异常可导致性染色体病的发生。性染色体病的数量占染色体病的1/3,这类疾病的主要特征是性发育不全或两性畸形,有时也伴有智力低下、各种畸形和行为异常等。大多数性染色体病患者在婴儿或儿童期没有明显的临床表现,发病的程度也大多没有常染色体严重。

人类的性别与X染色体数目的多少无关,而是与Y染色体的有无相关。真正决定性别的仅仅是Y染色体短臂上很小的一个片段,其中一个称为Y染色体性别决定区(SRY)的基因在决定性腺的组成上起决定性作用。它是合成睾丸分化决定因子(TDF)的基因。SRY定位于Yp11.2,编码一种DNA结合蛋白,只在睾丸分化前于性嵴的体细胞中表达。这一基因失活将导致46,XY性腺发育不全的女性出现。X染色体和Y染色体只是在短臂末端存在很短的长约2.6Mb的同源区,这一区称为假常染色体区。在减数分裂时会联会在一起,并发生同源片段的重组。因为SRY在假常染色体区附近,所以同源片段重组有可能导致SRY从Y染色体易位到X染色体上,从而造成46,XX男性个体或46,XY女性个体的出现。

X染色体尽管是一条很大的染色体,约占全部单倍体染色体全长的6%,但与长度相似的染色体(7号或8号染色体)相比,X染色体数目异常的后果要轻微得多,后者都是致死的。这与X染色体的剂量补偿机制有关。但X染色体的失活是不完全的,某些片段的二倍体对女性性征的正常发育是必需的,因此X染色体数目异常是许多性染色体病的发病原因。

## (一)Klinefelter综合征

Klinefelter综合征又称先天性睾丸发育不全综合征,1942 Klinefelter等首先报道,1959年Jacob和Strong证实患者的核型为47,XXY,即较正常男性多出一条X染色体,因此又叫做47,XXY综合征。

**1. 发病率**　本病发病率在男性新生儿中占1/1000~2/1000,在男性不育患者中占1/10,在身高180cm以上的男性中占1/260,在精神病患者或刑事收容所中占1/100。

**2. 临床特征**　本病以睾丸发育障碍和不育为主要特征。第二性征发育不良,阴茎发育不良、睾丸小或隐睾,精曲小管萎缩并呈玻璃样变性,不能产生精子,因而不育。患者体征呈女性化倾向,大部分患者无胡须、无喉结、体毛稀少、阴毛呈女性分布、稀少或无毛,皮下脂肪丰富、皮肤细嫩、约25%的个体发育出女性型乳房(图11-21A)。患者身高一般在180cm以上,但不匀称。部分病人有轻度到中度智力障碍,表现为语言能力低下,一些患者有精神分裂倾向。

**3. 核型**　患者的主要核型为47,XXY(图11-21B),占80%,嵌合型占15%,包括46,XY/47,XXY;45,X/46,XY/47,XXY;46,XX/47,XXY等。其余的还可见48,XXXY;48,XXYY;49,XXXXY等。一般来讲,核型中X染色体数量越多,表现的症状越严重。例如49,XXXXY的个体除了上述症状更明显外,还有智力极度低下,并具有小头、颈蹼、腭裂、桡尺骨连合、肘外翻、膝外翻、脊柱畸形等异常。而嵌合型的症状相对较轻且不典型。本征额外的X染色体产生于减数分裂时染色体不分离,其中60%是母亲的染色体不分离。与常染色体的三体型相似的是,出生患儿的风险随母亲年龄的增加而增大。

## (二)Turner综合征

1938年Turner首先描述了该综合征,随后发现患者体内有条索状卵巢,无卵泡发生,因此又称为性腺发育不全,1959年Ford等证实患者的核型为45,X,又称X单体综合征或45,X综合征。

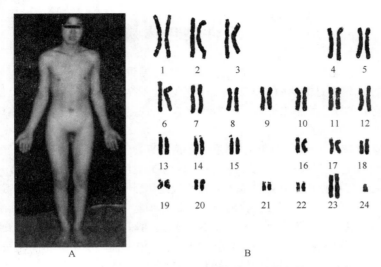

图 11-21　Klinefelter 综合征患者体态型征及核型

**1. 发病率**　在新生女婴中 Turner 综合征的发病率约为 1/5000,但在自发流产胎儿中高达 18% ~20% 。本病在胎儿中占 1.4% ,但在宫内不易存活,其中 99% 流产。

**2. 临床特征**　Turner 综合征与其他性染色体异常不同,患者常在出生时或青春期发育之前即可表现异常。主要的临床特征是,表型女性;出生体重低,新生儿期脚背有淋巴样肿,第 4、第 5 指骨短小而畸形;身材发育缓慢尤其缺乏青春期发育,使成年身材显著矮小,仅在 120cm 至 140cm 之间;后发际低,头发可一直延至肩部;50% 个体出现颈蹼;还可有盾状胸、肘外翻、两乳头间距过宽、肤纹异常等。第二性征发育差,表现为成年外阴幼稚、阴毛稀少、乳房发育不良、子宫发育不良、卵巢无卵泡、原发闭经,因而不能生育(图 11-22A)。Turner 综合征患者的胚胎中具有卵母细胞,但这些卵母细胞到 2 岁左右就都消失了,这也是闭经的原因。约 1/2 的患者有主动脉狭窄和马蹄肾等畸形,少部分患者智力发育迟缓,一些个体空间感知能力差。

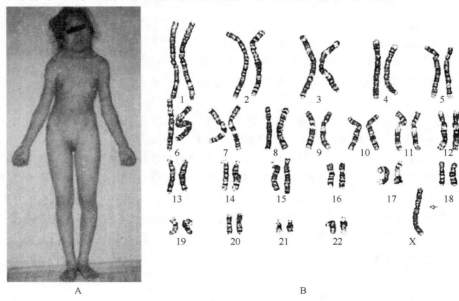

图 11-22　Turner 综合征患者体态特征及核型

**3. 核型** 具有 Turner 综合征的患者可有不同的核型,其共同之处是有 X 染色体缺失或部分片段缺失(图 11-22B)。X 染色体不同片段的缺失所造成的症状有所不同:

(1)X 单体型:45,X 占全部患者的 60%,具有以上所述的各种症状。起源于减数分裂中的 X 染色体不分离,其中 80% 源于父亲的减数分裂。

(2)嵌合型:约占全部患者的 30%,核型有 45,X/46,XX;45,X/47,XXX;45,X/46,XX/47,XXX;还有 45,X 细胞系和 X 染色体结构异常的细胞系组成的嵌合体等,X 染色质阳性。具有 46,XX 正常细胞的嵌合型的症状特征不典型,一般症状较轻,视异常细胞在体内所占的比例和所在的器官而定。有些具有生育能力。嵌合型起源于卵裂时的 X 染色体不分离和其他 X 染色体畸变。部分嵌合体带有 Y 染色体或有畸变的 Y 染色体。

(3)X 等臂染色体:包括 46,X,i(Xq)和 46,X,i(Xp),还有与其他核型细胞系形成的嵌合体等,X 染色质阳性。患者的表型接近于 45,X。有索条状卵巢和原发闭经等症状,但 46,X,i(Xp)个体身材正常。说明 X 染色体的短臂单体决定了身材矮小和该综合征主要症状;而 X 染色体长臂缺失与性腺发育不全和不育有关。

(4)X 染色体其他结构畸变:包括 46,XXp⁻;46,XXq⁻ 和 46,X,r(X)等;X 染色质阳性。其中 46,XXq⁻,即 X 染色体长臂缺失患者的症状类似于 X 染色体短臂等臂染色体病个体,即没有身材矮小,但有性腺发育不全的症状。

对性腺发育不全的治疗原则主要是对症治疗。对较年轻的患者可给予蛋白同化类激素类药物,青春期后给予性激素进行人工月经周期,可以使第二性征发育或改善,增加身高。

### (三)XYY 综合征

XYY 综合征(XYY syndrome)又称为超雄综合征,患者外表男性,典型的核型为 47,XYY,在男性群体中的发病率约为 1/1000,通常为新发生的,是由于父亲精子形成时减数第二次分裂时 YY 发生不分离,形成 YY 精子,与正常配子结合所致。XYY 综合征患者体态特点是身材较高大,通常在 180cm 以上,身高 200cm 以上的男性个体的发生率可达 10%。大多数个体生殖系统发育正常,有生育能力。少数个体有生殖系统发育不全,有隐睾、尿道下裂、缺乏生育能力等。随着 Y 染色体的增多,智力障碍、各种先天性缺陷等异常加重。

额外的 Y 染色体来源于父亲 Y 染色体减数分裂不分离,也有来自 47,XYY 父亲的生殖细胞发生的次级不分离。此外,少数个体还有 48,XXYY;49,XYYYY;48,XYYY;46,XY/47,XYY;45,X/49,XYYYY 等特殊核型。

### (四)X 三体综合征

X 三体综合征也称为超雌,是一种女性常见的性染色体异常。本病发病率在新生女婴中为 1/1000,在女性精神病患者中发病率为 4/1000。X 三体女性表型无明显异常,约 70% 患者的青春期第二性征发育正常,并可生育;另外 30% 患者的卵巢功能低下,原发或继发闭经,过早绝经,乳房发育不良;1/3 患者可伴有先天畸形,如先天性心脏病、髋脱位;部分可有精神缺陷。约 2/3 患者智力低下,X 染色体越多,智力发育越迟缓,畸形亦越多见。

患者核型多为 47,XXX。体细胞中有两个 X 染色质。少数核型为 46,XX/47,XXX。极少数为 48,XXXX 和 49,XXXXX。额外的 X 染色体几乎都来自于母亲减数分裂的不分离,且主要在减数第一次分裂时发生。

### (五)脆性 X 染色体综合征

当外周血淋巴细胞在缺乏叶酸或胸腺嘧啶的培养基中培养后,其染色体上就可以观察到明显的断裂或裂隙,这些断裂或裂隙称为脆性部位。脆性 X 染色体(fra X)是指在 Xq27.3 位置上具有脆性部位的 X 染色体。1969 年 Lubs 在一个 X 连锁的智力低下家庭成员中发现脆性 X 染色体,故将这种 X 连锁的智力低下称为脆性 X 染色体综合征(fragile X syndrome)。该综合征的发病率在男性中约为 1/1250,在女性中约为 1/2000。

**1. 临床特征**　脆性 X 染色体综合征的临床特征是受累男性表现为中度(智商在 35 ~ 49)至重度(智商在 20 ~ 34)智力低下,语言障碍和算术能力差;还可表现为多动症、性情孤僻、精神病倾向。主要体征有大睾丸、大耳、长形面容、前额和下颚突出。其中巨大的睾丸是青春期以后出现的典型体征。患者睾丸功能正常,可有正常的生育能力。受累女性的临床表现通常较轻,1/3的女性杂合子有轻度智力发育障碍。

**2. 分子机制**　1991 年 Verker 等在染色体 Xq27.3 处克隆到脆性 X 综合征的基因,并命名为 *FMR*-1。该基因全长 37kb,含 17 个外显子。Fra X 染色体综合征是由该基因 5'端非翻译区三核苷酸重复序列过度增加和异常甲基化所造成的。*FMR*-1 基因 5'端非翻译区有一个遗传不稳定的三核苷酸(CGG)串联重复序列多态性结构区,正常人 *FMR*-1 基因中 CGG 重复序列介于 6 ~ 46次之间,携带者 CGG 重复拷贝数为 52 ~ 200 次,称前突变,而患者 CGG 重复拷贝数>230 次,并伴有异常甲基化,称全突变,且有相邻的 CpG 的异常甲基化。因 CpG 岛的甲基化可抑制 *FMR*-1基因的正常表达,从而出现临床症状。

本病的发生是一个多阶段过程,如果携带者 CGG 重复序列片段长度超过 52 次,减数分裂过程中此区域就会呈不稳定状态,在向后代传递过程中还常会发生(CGG)$_n$ 序列拷贝数的增多,最终从前突变转变为全突变,可见脆性 X 突变是一种动态突变。这种突变机制使本病的遗传不完全遵循孟德尔规律:在一个家系中不同性别的成员间传递结果不一样,前突变男性携带者的基因传给女儿时,重复片段不变或减少;而前突变女性携带者将基因传递给下一代时重复序列片段重复次数会明显增加,而形成全突变,因此会生出 fraX 综合征男患者或女性携带者。该病在连续遗传中有早现现象,即发病年龄有一代代提前并呈加重的倾向。

由于本病的分子基础已经基本清楚,所以临床诊断中分子诊断较细胞遗传学分析更加有效和可靠。对产前或出生后个体的血液或组织样品提取 DNA,用两种限制性内切酶处理,其中一种不能切割甲基化的 DNA,这样就可对 DNA 进行甲基化分析并估计 CGG 串联重复的长短。另一方法是运用 PCR 技术判断 CGG 串联重复的次数。

### (六) 两性畸形

人类性别取决于遗传、生理、心理和社会的诸多复杂因素,性别包括染色体性别、基因性别、性腺性别、生殖器性别、激素性别、心理性别和社会性别。两性畸形是指性分化异常导致不同程度的性别畸形,表现为表型性别不能确定的间性状态,或表型性别与性腺性别相矛盾,或表型性别与遗传性别相矛盾的现象。个体的性腺或内外生殖器、第二性征具有不同程度的两性特征称为两性畸形(hermaphroditism)。性染色体的畸变有时会导致两性畸形的发生,但并非所有的两性畸形都是由性染色体异常所引起。某些单基因的缺陷和环境因素也可造成两性畸形。染色体检查可确定其核型,将有助于两性畸形的诊断。

**1. 真两性畸形**　患者体内兼有男女两种性腺。这两种性腺有不同的存在方式,它们可以彼此单独存在,也可以结合在一起形成卵巢睾。卵巢睾不一定有功能,但从组织学上可以鉴别出来。约 40% 的患者身体一侧为睾丸,另一侧为卵巢;40% 的患者身体一侧是睾丸或卵巢,另一侧为卵巢睾;还有 20% 的患者身体的两侧均为卵巢睾。患者的内外生殖器和各种第二性征不同程度地介于两性之间,社会性别可以是男性或女性,约 3/4 的患者自幼被当做男孩抚养。主要有以下几种类型。

（1）46,XX 型真两性畸形：约占真两性畸形的一半以上。患者身体一侧有卵巢、输卵管和发育良好的子宫；另一侧有睾丸或卵巢睾，输精管发育不良。外阴为阴茎但有尿道下裂，无阴囊或阴囊内无睾丸，阴毛呈女性分布，外观女性或男性。有些男性外貌者青春期后女性乳房发育。一些病例具有家族性，属常染色体隐性遗传；一些散发病例用 SRY 基因探针做荧光原位杂交（FISH）显示其常染色体或 X 染色体上具有 SRY 基因，这是 Y 染色体片段易位的结果。

（2）46,XY 型真两性畸形：患者身体的一侧有睾丸，另一侧有卵巢睾。体内有输卵管、输精管和子宫，但均发育不良。外生殖器男性，有尿道下裂，阴囊内无睾丸，阴毛呈女性分布，外观多为男性，但第二性征呈女性特点。

（3）46,XY/46,XX 嵌合型：本病起源于双受精，即带有 X 染色体和 Y 染色体的正常精子各自与一个卵子受精；或一个与卵子，另一个与极体受精。形成的两个合子合并发育成异源嵌合体。患者内外生殖器均呈现不同程度的两性特征。

（4）46,XX/47,XXY 嵌合型：多数病例以 46,XX 细胞占优势。患者一般有发育异常的男性外生殖器，但第二性征呈女性特点。

（5）45,X/46,XY 嵌合型：两型细胞常以 46,XY 占优势，患者内外生殖器均呈现不同程度的两性特征。外观多女性，但有男性第二性征。

**2. 假两性畸形** 患者体内只存在一种性腺，但外生殖器和第二性征兼有两性特征，或者倾向于相反的性别。根据性腺为睾丸或卵巢，可分为男性假两性畸形和女性假两性畸形。

（1）男性假两性畸形：患者核型为 46,XY，体内只有睾丸组织。造成两性畸形的原因可有激素合成障碍、雄激素的靶细胞受体异常或促性腺激素异常等。常见的有以下两种：①特发性男性假两性畸形：患者体内雄激素合成不足而导致性发育异常，呈常染色体隐性遗传。②雄激素不敏感综合征：又称睾丸女性化，是一种 X 连锁隐性遗传病。患者体态女性，有女性外阴，但女性内生殖器，睾丸位于腹腔或腹股沟内，后者常被误认为是疝气。血中睾酮在正常水平，病因是 X 染色体上雄激素受体基因突变，致使靶细胞对雄激素不敏感。常因无月经或不孕就诊。

（2）女性假两性畸形：核型为 46,XX，性腺为卵巢，X 染色质阳性。女性外生殖器有两性特征，常难以确认患者性别。肾上腺性征异常综合征是造成女性假两性畸形最常见的原因，有多种亚型。该病为常染色体隐性遗传病，发病率 1/25 000；男性患者多有性早熟；女性则表现女性假两性畸形。发病机制均涉及肾上腺皮质激素合成过程中特定步骤的阻断，导致促肾上腺皮质激素（ACTH）分泌增加和肾上腺皮质增生，造成雄性激素产生过多。有时母亲在怀孕期间不适当的使用孕激素或雄性激素，或者母亲肾上腺皮质功能异常活跃，都可使女胎男性化，造成女性假两性畸形。

**临床联系**

一位 18 岁女性患者，因一直没有来月经而就诊。发育基本正常，智力正常，精神状态、语言表达能力和行为能力正常。身高 1.56m，心率 75 次/min，心音未发现异常。妇科检查：阴蒂肥大，阴道闭锁，阴唇部分吻合，子宫幼稚，卵巢形态为条索状，乳房发育幼稚。染色体检查核型为 46,XX/46,XY。诊断为两性畸形。

此外，微缺失综合征（microdeletion syndrome），又称为临近基因综合征，是由于染色体微小片段缺失或重复使正常基因组剂量发生改变而导致临床上可以识别的一组疾病。这种片段所含 DNA 的大小一般小于 3Mb，通常包括了邻近多个基因，在普通显微镜下难以检测出这些微小畸变，通过高分辨染色体分析或 FISH 检测才能确定，这类疾病过去被认为是单基因遗传病，如视网膜母细胞瘤、Wilms 瘤、Miller-Dieker 综合征等。

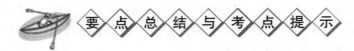

要点总结与考点提示

1. 染色体的形态特征、正常人类染色体的核型及正常、异常染色体核型的描述方法。
2. 染色体数目畸变和染色体结构畸变的主要类型及形成机制。
3. 常染色体病和性染色体病的共有特征。
4. 常见染色体病的核型、发生原因、发病的遗传机制及临床主要表现。

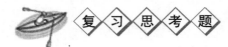

复习思考题

**一、选择题**

1. 具有 23 条染色体的细胞是( )
   A. 精原细胞              B. 受精卵
   C. 初级卵母细胞          D. 次级卵母细胞
   E. 体细胞

2. 人类 1 号染色体长臂 2 区有 5 条带,靠近着丝粒的带为( )
   A. 1                    B. 2
   C. 3                    D. 4
   E. 5

3. 染色体结构畸变的机制是( )
   A. 姊妹染色单体交换    B. 染色体丢失
   C. 染色体不分离        D. 染色体断裂和重接
   E. 核内复制

4. 核型为 46,XX/47,XXX 的个体是( )
   A. 单体型              B. 三体型
   C. 二倍体              D. 杂合体
   E. 嵌合体

5. 45,X 患者称为( )
   A. 亚二倍体            B. 超二倍体
   C. 三倍体              D. 多倍体
   E. 嵌合体

**二、分析题**

1. 案例:一位母亲带着 3 岁儿子来医院就诊,3 岁儿子智力发育迟缓、语言能力差,夫妻双方表型正常,她曾有三次自然流产,这是她的第二个孩子,患儿的一个姐姐表型正常。经体征检查和咨询,初步认为该患儿为先天愚型,后经实验室检查其染色体数目为 46 条,患儿父亲染色体正常,其母染色体数目 45 条,G 显带分析母亲为罗氏易位携带者,患儿为易位型先天愚型。讨论:染色体畸变的机制是什么,染色体畸变将产生什么样的效应,染色体畸变是怎么传递的,又该怎么预防?

2. 1 例有两性畸形的男性患者,经检查他的核型为 46,XX。你认为应该再进行怎样的检查才能做出准确的诊断?

(贲亚珂)

# 第十二章

# 遗传性代谢缺陷与分子病

遗传性代谢缺陷和分子病均属于遗传病,它们的本质相同,但两者又有区别。1902 年,英国著名的内科医生 Garrod 在仔细观察和研究了尿黑酸尿症等疾病后,首先提出"遗传性代谢缺陷"一词。1949 年,美国化学家 Pauling 在研究镰状红细胞性贫血时,发现患者的红细胞镰状变化是因为血红蛋白分子异常所致,故首次提出"分子病"这一概念。

## 第一节　遗传性代谢缺陷

遗传性代谢缺陷是指由于基因突变导致酶蛋白质或量的改变所引起的遗传性代谢紊乱,又称为遗传性酶病或先天性代谢病。

### 一、遗传性代谢缺陷的发病原理

体内代谢过程是在一系列酶的催化下进行,如果编码某种酶的基因发生突变,便会导致该酶合成出现异常,由该酶催化的代谢过程中断,从而引起体内一些物质的堆积或缺乏,出现一系列临床症状。如图 12-1 所示,假定底物 $S_1$ 在酶1、酶2、酶3 三种酶的催化下经过中间产物 $S_2$ 和 $S_3$ 阶段生成终产物 P,如果编码酶蛋白的基因 3 发生突变,酶3 就会缺乏或活性降低,$S_3 \rightarrow P$ 的代谢反应就不能顺利进行,甚至完全停止,结果导致代谢中间产物 $S_3$ 堆积,代谢终产物 P 缺乏,代谢前身物 $S_1$ 或 $S_2$ 堆积,代谢途径转向引起旁路代谢产物 E 增多等代谢紊乱。

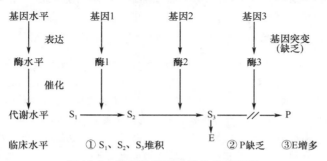

图 12-1　遗传性代谢缺陷的发病原理

### 二、氨基酸代谢病

氨基酸代谢病是指由于氨基酸分解代谢过程中酶的先天性缺乏而致氨基酸代谢紊乱引起的疾病。

## （一）苯丙酮尿症（phenylketonuria，PKU）

**1. 发病率** 本病在我国的群体发病率约为 1/16 500。

**2. 遗传方式** 呈现常染色体隐性遗传的遗传方式（AR）。

**3. 基因定位** 苯丙氨酸羟化酶基因定位于 12q24.1，长约 90kb。

**4. 发病原理** 经典型的 PKU 患者是因编码苯丙氨酸羟化酶（PAH）的基因发生突变，导致体内 PAH 缺乏，患者肝脏中苯丙氨酸不能代谢转变成酪氨酸而在体内累积，患者血清中苯丙氨酸浓度可高达 50 ~ 100mg/100ml（正常为 1 ~ 3mg/100ml），过量的苯丙氨酸使旁路代谢活跃，产生苯丙酮酸、苯乳酸、苯乙酸等，这些旁路代谢产物由尿液、汗液排出。旁路代谢产物还可影响神经递质 5-羟色胺和 γ-氨基丁酸的生成，从而影响神经系统的功能。此外过多的苯丙氨酸能抑制酪氨酸脱羧酶的活性，导致黑色素生成减少（图 12-2）。

非典型的 PKU（恶性 PKU 又称 BH₄ 缺乏症）患者是由于缺乏四氢生物蝶呤（BH₄）导致。BH₄ 是苯丙氨酸、酪氨酸、色氨酸羟化酶的辅助因子，BH₄ 生成不足或者缺乏，不仅影响 PAH 的活性，导致血苯丙氨酸的浓度升高，出现类似缺乏苯丙氨酸羟化酶的临床表现，而且还由于降低了酪氨酸、色氨酸羟化酶活性，影响脑内神经递质的（多巴胺，5-羟色胺）的合成，使之出现严重的神经系统症状。

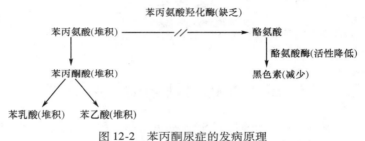

图 12-2 苯丙酮尿症的发病原理

**5. 临床特征** 经典型 PKU 的临床表现包括：①神经系统症状：如兴奋不安、多动或嗜睡、委靡、肌张力增高、腱反射亢进、惊厥、智能发育落后，80% 有脑电图异常；②在生后数月毛发、皮肤和虹膜色泽变浅，皮肤干燥，常伴湿疹；③由于尿和汗液中排出苯乙酸，呈特殊的鼠尿臭味。

**6. 治疗预防** 目前临床上常在婴儿出生后立即进行 PKU 的筛查，一经确诊，立即给患儿停乳，喂给低苯丙氨酸水解蛋白。禁荤食、乳类、豆类和豆制品，多吃蔬菜和水果。恶性 PKU 患者用人工合成 BH₄ 配合左旋多巴、5-羟色胺再加上脱羧抑制剂联合进行治疗。

> **临床联系**
>
> PKU 为少数可治性遗传性代谢缺陷病之一，应力求早期确诊和治疗，使其避免神经系统的不可逆性损伤。由于患儿在早期不出现症状，故诊断必须借助实验室检测。检测的方法包括：①新生儿期筛查，新生儿在喂奶 2 ~ 3 日后，用厚滤纸采取其末梢血液数滴，晾干后测定其苯丙氨酸浓度。通常患儿血浆苯丙氨酸可高达 1.2mmol/L（20mg/dl）以上。②血浆游离氨基酸分析和尿液有机酸分析，可选用的方法有氨基酸自动分析仪、气相层析、高压液相层析或气-质联用等。③四氢生物蝶呤负荷试验，患儿餐前 30 分钟服用 BH₄，在服前和服后 4h、8h 各采血一次，检测血浆苯丙氨酸浓度。典型 PKU 患儿血苯丙氨酸浓度在服用 BH₄ 前后无大改变，BH₄ 缺乏型患儿在服用 4 小时后血浆苯丙氨酸即明显下降。④尿蝶呤分析，应用高压液相层析测定尿液中新蝶呤和生物蝶呤的含量，可以鉴别各型 PKU。⑤酶学分析，PAH 仅存于肝细胞中，取材检测其活性比较困难。⑥基因诊断：PAH 缺陷可用 DNA 分析进行诊断。

## （二）眼皮肤白化病（oculocutaneous albinism）

**1. 发病率**　本病的群体发病率约为 1/15 000～35 000。

**2. 遗传方式**　呈现常染色体隐性遗传的遗传方式（AR）。

**3. 基因定位**　酪氨酸酶基因定位于 11q14-q21，长约 50kb。

**4. 发病原理**　眼皮肤白化病是最常见的一种白化病，根据致病基因突变的不同分为Ⅰ型和Ⅱ型。眼皮肤白化病Ⅰ型因编码酪氨酸酶的基因发生突变，导致体内缺乏酪氨酸酶，故不能有效地催化酪氨酸转变为黑色素前体，最终导致代谢终产物黑色素缺乏而呈白化（图 12-3）。眼皮肤白化病Ⅱ型生化病理不明。

酪氨酸酶(缺乏)

酪氨酸 ———//——→ 多巴(缺乏)→多巴醌(缺乏)→白多巴色素(缺乏)

→多巴色素(缺乏)→5,6二羟吲哚(缺乏)→吲哚5,6醌(缺乏)→黑色素(缺乏)

图 12-3　白化病产生原理

**5. 临床特征**　患者全身皮肤、毛发眼睛缺乏黑色素，故全身白化，且终生不变。患者眼睛视网膜无色素，虹膜和瞳孔呈淡红色，羞明怕光，眼球震颤，常伴有视力异常。患者对光非常敏感，暴晒可引起皮肤角化增厚，易诱发皮肤癌。

**6. 治疗预防**　针对白化病患者对日光和皮肤癌变敏感采取措施。患者应避免日光照射，可用护肤液涂抹皮肤暴露部分，外出戴有色眼镜等。

## （三）尿黑酸尿症（alkaptonuria）

**1. 发病率**　本病的群体发病率约为 1/250 000。

**2. 遗传方式**　呈现常染色体隐性遗传的遗传方式（AR）。

**3. 基因定位**　尿黑酸氧化酶基因定位于 3q21-q23。

**4. 发病原理**　尿黑酸尿症是由于基因突变导致先天性尿黑酸氧化酶缺乏，因而由酪氨酸分解而来的尿黑酸不能进一步分解为乙酰乙酸（图 12-4）。过多的尿黑酸由尿排出，并在空气中氧化为黑色。

尿黑酸氧化酶(缺乏)

苯丙氨酸→酪氨酸→尿黑酸(堆积) ———//——→ 乙酰乙酸→$CO_2$+$H_2O$

图 12-4　尿黑酸尿症产生原理

**5. 临床特征**　新生儿期即可由尿排出大量尿黑酸，新鲜尿的颜色正常，放置空气中则变为棕色或黑色。成年以后因被氧化的尿黑酸长期沉积于结缔组织中，致使耳郭、巩膜、鼻、颊等变为褐色或蓝黑色而出现褐黄病，晚期可累及关节，进展为褐黄病性关节炎。

**6. 治疗预防**　对于早期诊断的患儿可试用饮食疗法，减少蛋白质摄入，或只减少苯丙氨酸及酪氨酸摄入，但一定要保证营养需要。大剂量维生素 C 可以降低结缔组织和尿黑酸的结合。

# 三、糖 代 谢 病

糖代谢病是指由于参与糖代谢的酶遗传性缺陷，使体内的糖代谢异常而产生的疾病。

## （一）半乳糖血症（galactosemia）

**1. 发病率**　本病的群体发病率为 1/（40 000～60 000）。

**2. 遗传方式**　呈现常染色体隐性遗传的遗传方式（AR）。

**3. 基因定位** 半乳糖-1-磷酸尿苷转移酶基因定位于 9p13；半乳糖激酶基因定位于 17q24；半乳糖尿苷-2-磷酸-4-表异构酶基因定位于 1p36-p35。

**4. 发病原理** 半乳糖血症包括Ⅰ型、Ⅱ型、Ⅲ型。半乳糖血症Ⅰ型为经典半乳糖血症，如图 12-5 所示，由于半乳糖-1-磷酸尿苷转移酶缺乏，导致半乳糖和半乳糖-1-磷酸在血、脑、肝、肾等处累积，引起器官损伤而致病，过量的半乳糖可在醛糖还原酶的作用下转变成半乳糖醇，后者可使晶状体渗透压改变，影响晶状体代谢而致白内障。血中半乳糖升高还会抑制糖原分解成葡萄糖，出现低血糖。半乳糖血症Ⅱ型是由于半乳糖激酶缺乏造成。半乳糖血症Ⅲ型是因半乳糖尿苷-2-磷酸-4-表异构酶缺乏导致。

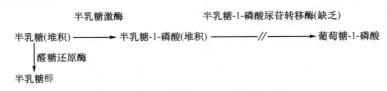

图 12-5　半乳糖血症Ⅰ型发病机制

**5. 临床特征** 半乳糖血症Ⅰ型患儿血中、尿中半乳糖含量增高，而血糖低下。出生后喂乳汁（母乳、牛奶、羊奶等）即出现呕吐、拒食、倦怠、腹泻，继而出现黄疸、腹水、肝硬化。1～2 个月后出现白内障。半乳糖血症Ⅱ型症状较轻，无肝、脑损害，主要表现为血中半乳糖升高和青年性白内障。半乳糖血症Ⅲ型临床变化不一，可无症状或类似于半乳糖血症Ⅰ型症状。

**6. 治疗预防** 早期诊断后应在饮食中摒除一切含半乳糖或乳糖成分的食物。婴儿期用豆浆代替牛奶，并适当补充钙及其他矿物质、维生素，症状可得到较好控制。

> **临床联系** ▶▶
>
> 半乳糖血症应该做的检查：(1) 实验室检查：①尿液半乳糖定性检查；②血半乳糖浓度测定；③新生儿半乳糖血症筛查；④尿半乳糖和半乳糖醇浓度测定；⑤半乳糖代谢相关酶测定；⑥非特异性的生化指标测定。(2) 辅助检查：①依据临床表现选做 B 超；②通过胎儿镜采取胎血进行酶活性测定；③半乳糖呼吸试验。

## （二）葡萄糖-6-磷酸脱氢酶缺乏症（G6PD deficiency）

**1. 发病率** 我国主要分布在长江以南，发病率约为 3.3%。

**2. 遗传方式** 呈现 X 连锁显性遗传的遗传方式（XD）。

**3. 基因定位** 葡萄糖-6-磷酸脱氢酶基因定位于 Xq28。

**4. 发病原理** 谷胱甘肽是维持红细胞正常结构和功能所必需的物质，如图 12-6 所示，若体内缺乏葡萄糖-6-磷酸脱氢酶（G6PD），便会导致还原型尼克酰胺腺嘌呤二核苷酸磷酸（NADPH）的缺乏，不能保持谷胱甘肽的还原状态，致使红细胞膜遭受氧化性损伤易于破裂产生溶血性贫血。特别在进食新鲜蚕豆或接触蚕豆花粉、服用氧化性药物易激发急性溶血的发作，因此，又称蚕豆病。

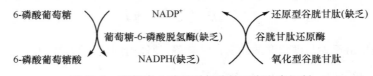

图 12-6　葡萄糖-6-磷酸脱氢酶缺乏症发病机制

**5. 临床特征** 多数 G6PD 缺乏者没有临床症状，但在诱因作用下发病。本病的临床症状主要表现为贫血。

**6. 治疗预防**　蚕豆病的发病常常急速大量溶血,贫血很严重,须及时输血或输入浓集红细胞。多数患者经输血 1 ～ 2 次后病情即见好转。要注意水和电解质的平衡,应多饮水或静脉输注液体以防止急性肾衰竭和钾中毒。血压低者可加输低分子右旋糖酐,以改善血液循环。患者和已知有 G6PD 缺乏者应避免再进食蚕豆或与蚕豆花接触和服用氧化性药物。

### (三) 糖原贮积症(glycogen storage disease,GSD)

糖原贮积症是一组较罕见的遗传性代谢缺陷。因参与糖原分解和合成的酶异常改变,使糖原在体内贮积而发病。病变主要累及肝及肌肉,但有时也伴有心、肾和神经系统的损伤。根据所缺的酶不同,可将糖原贮积症分为 12 型(见表 12-1),其中Ⅰ、Ⅲ、Ⅳ、Ⅸ型以肝病变为主,Ⅱ、Ⅴ、Ⅶ型以肌肉组织受损为主。这类疾病有一个共同的生化特征,即糖原贮存异常,绝大多数是糖原在肝、肌肉、肾等组织中贮积量增加,仅少数病种的糖原贮积量正常,而糖原的分子结构异常。

**表 12-1　糖原贮积症的几种类型**

| 病名 | 遗传方式 | 缺陷的酶 | 基因定位 | 临床特征 |
|---|---|---|---|---|
| GSD Ⅰa | AR | 葡萄糖-6-磷酸酶 | 17q21 | 肝肾大、低血糖、酸中毒、生长发育迟缓 |
| GSD Ⅰb | AR | 微体葡萄糖-6-磷酸转运 | 11q23 | 同Ⅰa 型,还伴粒细胞减少或功能障碍 |
| GSD Ⅰc | AR | 微体磷酸吡咯转运 | 11q23 | 同Ⅰa 型,还伴粒细胞减少或功能障碍 |
| GSD Ⅱ | AR | α-1,4-葡糖苷酶 | 17q25.2 | 心衰、肌无力、巨舌 |
| GSD Ⅱb | XR | α-1,4-葡糖苷酶 | Xq24 | 心衰、肌无力、低智 |
| GSD Ⅲ | AR | 淀粉-1,6-葡糖苷酶 | 1p21 | 与Ⅰ型相似,但症状较轻 |
| GSD Ⅳ | AR | 淀粉-(1,4;1,6)转葡糖苷酶 | 3p12 | 肝脾大、肝硬化 |
| GSD Ⅴ | AR | 肌磷酸化酶 | 11q13 | 肌无力,肌痉挛 |
| GSD Ⅵ | AR | 肝磷酸化酶 | 14q21-q22 | 低血糖症,生长迟缓 |
| GSD Ⅶ | AR | 肌磷酸果糖激酶 | 12q13.3 | 肌痉挛,肌无力,肌痛 |
| GSD Ⅷ | XR | 磷酸化酶 b 激酶 PHKA$_2$ 基因突变 | Xq12-13 | 轻型低血糖,肝大、生长迟缓、胆固醇、甘油三酯升高、白内障 |
| GSD Ⅸ | AR | 磷酸化酶 b 激酶 PHKB 及 PHK G$_2$ 基因突变 | 16p12.1-p11.2 | 肝大、饥饿性低血糖 |

> **🔬 临床联系 ▶▶**
>
> 糖原贮积症治疗用高蛋白、高葡萄糖饮食,多次喂养,以维持血糖正常水平,尤应于午夜加餐 1 次以避免次晨低血糖。其他治疗包括防止感染,纠正酸中毒。纠正低血糖后如果血脂仍继续升高,可用安妥明。Ⅰ型 GSD 常伴有高尿酸血症,高尿酸血症如采用饮食疗法不能控制时,可用别嘌呤醇。激素治疗有益于维持正常血糖水平、提高食欲。胰高血糖素、各种类固醇激素、甲状腺素对改善症状皆有暂时的疗效。外科方法如做门-腔静脉吻合术,使肠吸收的葡萄糖越过肝,直接进入血循环。亦有文献报道做肝移植者。其他有采用酶替代治疗等。总之,对本症主要是饮食治疗和对症处理,使患儿能渡过婴幼儿期,4 岁后机体逐步适应其他代谢途径,临床症状可减轻。

# 四、脂类代谢病

脂类代谢病是指由于脂类分解过程中特异性酶缺乏,导致其相应脂类底物在内脏、脑部和血管中累积造成的遗传性疾病,总称为脂类累积症(lipidosis)。

## (一) 葡萄糖脑苷脂沉积病

本病又称戈谢病(Gaucher disease)。

**1. 发病率** 以犹太人中多见,每50人就有1人携带异常杂合子基因,故发病率较高,可达8.3/10万。我国的发病率在1/200 000~1/500 000。

**2. 遗传方式** 呈现常染色体隐性遗传的遗传方式(AR)。

**3. 基因定位** β-葡萄糖苷酶基因定位于1q21。

**4. 发病原理** 葡萄糖脑苷脂是一种糖脂,溶解于水,正常情况下葡萄糖脑苷脂经β-葡萄糖苷酶水解成葡萄糖和N-酰基鞘氨醇。葡萄糖脑苷脂沉积病患者由于基因突变使体内β-葡萄苷酶减少或缺乏,使葡萄糖脑苷脂不能分解,导致葡萄糖脑苷脂蓄积在肝、脾、骨骼和中枢神经系统的单核-巨噬细胞内,而造成肝脾肿大、骨骼受累和神经系统症状。

**5. 临床特征** 由于酶缺乏的程度不同,症状可有较大差异。根据各器官受累的程度发病的急缓,以及有无神经系统受累,分为慢性型、急性型、亚急性型。慢性型起病隐匿,病程缓慢,可见于任何年龄,表现为肝脾大和贫血,此型β-葡萄糖苷酶的活力约相当于正常人的12%~45%。急性型多在1岁以内出现症状,除肝脾大和贫血外,主要是神经系统症状,如意识障碍、斜视、颈强直、角弓反张、四肢肌张力增强以及下肢呈剪刀样交叉、牙关紧闭、咽下困难、喉喘鸣,亦可出现惊厥,此型β-葡萄糖苷酶的活力最低,几乎不能测出。亚急性型可在婴儿或儿童期发病,起病缓慢,以进行性肝脾大、轻至中度贫血为常见,在10岁左右逐渐出现神经系统症状,多有癫痫样发作,此型β-葡萄糖苷酶活力相当于正常人的13%~20%。

**6. 治疗预防** 由于脾脏极度大,继发脾功能亢进时,可做脾切除手术。术后症状可明显好转,但不能防止神经系统症状的发生与发展。目前可采用酶替代疗法,使用从人胎盘组织中提取或重组β-葡萄糖苷酶治疗,绝大多数患者症状得到改善,停止脏器继续受累。

## (二) 神经鞘磷脂沉积病

本病又称为尼曼—匹克病(Niemann-Pick)。

**1. 发病率** 以犹太人发病较多,其发病率高达1/25 000。

**2. 遗传方式** 呈现常染色体隐性遗传的遗传方式(AR)。

**3. 基因定位** 酸性鞘磷脂酶基因定位于11p15。

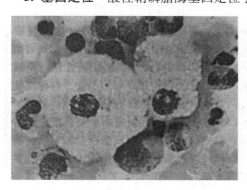

图 12-7 尼曼—匹克病骨髓片泡沫细胞

**4. 发病原理** 鞘磷脂是广泛存在于细胞膜、内质网、线粒体和构成神经髓鞘的一种脂类物质。它的降解是经过溶酶体中酸性鞘磷脂酶(ASM)的水解作用,使神经酰胺 $C_1$ 位上的磷酸胆碱断开。当该酶缺乏时,鞘磷脂即广泛贮积在肝、脾、骨髓、肺、淋巴结和脑组织等器官中,导致功能障碍。

**5. 临床特征** 患儿全身网状内皮系统中可查见富含脂类的直径为 20~90μm 的大型泡沫细胞,以脾、骨髓、肝、肺和淋巴结等部位为主,这种泡沫细胞又称为尼曼—匹克细胞(图 12-7)。典型婴儿型常于婴儿出生 3 个月内出现淋巴结肿大、体重减轻、呕吐,伴黄疸、贫血和智能发育减退。体格检查可见全身肌张力降低腱反射减弱,智能低下,眼底黄斑区有樱桃红斑点,并有失明耳聋、吞咽困难,全身抽搐、痉挛性瘫痪和病理反射等神经神经系统症状。

**6. 治疗预防** 目前对神经鞘脂贮积症的有效治疗手段,主要为支持和对症治疗。(1)抗氧化:低脂、低胆固醇饮食,加强营养,多吃含有维生素 C 的蔬菜、水果,必要时口服维生素 C、维生素 E 或丁羟基二苯乙烯等抗氧化剂,可阻止神经鞘磷脂所含不饱和脂肪酸的氧化和聚合作用,减少脂褐素和自由基形成;(2)脾切除:适于非神经型、有脾功能亢进者;(3)胚胎肝移植:已有成功的报道。

> **临床联系** ▶▶
>
> 尼曼—匹克病诊断检查:(1)实验室检查:①血常规,血红蛋白正常或具有轻度贫血,脾亢明显时白细胞减少,单核细胞和淋巴细胞常显示特征性空泡,血小板数正常。②骨髓象,含有典型的尼曼—匹克细胞,该细胞核较小,圆形或卵圆形,一般为单个,也可有双核,胞浆丰富,充满圆滴状透明小泡,类似桑葚状或泡沫状。③血生化检查,胆固醇、总脂可升高,SGPT 轻度升高。④尿液检查,排泄神经鞘磷脂量明显增加。⑤肝、脾和淋巴结活检,均有成堆、成片或弥漫性神经鞘磷脂的泡沫细胞浸润。⑥鞘磷脂酶活性测定,白细胞或培养的成纤维细胞鞘磷脂酶活性,各型酶的活性不同。(2)辅助检查:①X 线检查,婴儿期以后肺泡受充脂性组织细胞浸润,肺部可见类似组织细胞增生症 X 的表现,肺部呈粟粒样或网状浸润。②B 超检查,可见肝、脾、淋巴结大。③脑电图,有异常脑波。④眼底检查,可见樱桃红斑。

# 第二节 分 子 病

分子病是指由于结构基因突变而造成蛋白质分子结构或合成量异常所引起的疾病。

## 一、血红蛋白病

由血红蛋白分子合成异常引起的疾病称为血红蛋白病。据 WHO 统计,全世界约有 1 亿多人携带血红蛋白病的基因,我国南方发病率较高,因此血红蛋白病是一类较常见的遗传性疾病。

### (一)人类正常血红蛋白的结构

每个血红蛋白分子是由 4 个亚单位构成的四聚体,每个亚单位由 1 条珠蛋白肽链和 1 个血红素辅基构成(图 12-8)。正常血红蛋白均包括一对由 141 个氨基酸残基组成的类 α 珠蛋白链(α、ζ 链)和一对由 146 个氨基酸组成的类 β 珠蛋白链(ε、β、$^A\gamma$、$^G\gamma$、δ 链)。在人个体发育的不同阶段,类 α 链和类 β 链的不同组合,构成了人类常见的几种血红蛋白(表 12-2)。

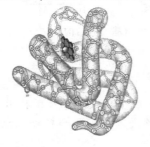
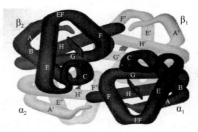

A. 血红蛋白亚单位　　　　　　　　　B. 血红蛋白四聚体

图 12-8 血红蛋白结构图

**表 12-2　正常人体血红蛋白**

| 发育阶段 | 血红蛋白种类 | 分子组成 |
| --- | --- | --- |
| 胚胎 | HbGower Ⅰ | $\zeta_2\varepsilon_2$ |
| 胚胎 | HbGower Ⅱ | $\alpha_2\varepsilon_2$ |
| 胚胎 | HbPortland | $\zeta_2^A\gamma_2$、$\zeta_2^G\gamma_2$ |
| 胎儿(8 周至出生) | HbF | $\alpha_2^A\gamma_2$、$\alpha_2^G\gamma_2$ |
| 成人 | HbA(95% 以上) | $\alpha_2\beta_2$ |
| 成人 | HbA$_2$(2% ~3.5% ) | $\alpha_2\delta_2$ |

## （二）控制血红蛋白合成的基因

人类珠蛋白基因包括 α 珠蛋白基因和 β 珠蛋白基因两大类,它们各含数个相同或相似的基因,紧密排列在 DNA 的特定区段构成了基因簇。在人类珠蛋白基因簇中存在着一些拟基因,如 ψα、ψζ、ψβ、θ 等,它们与正常珠蛋白基因结构相似,但却失去表达功能。α 珠蛋白基因簇定位于 16p13.3,总长度为 30kb,按 5′→3′ 方向排列顺序为:5′-ζ-ψζ$_1$-ψζ$_2$-ψα$_1$-α$_2$-α$_1$-θ-3′(图 12-9)。β 珠蛋白基因簇定位于 11p15.5,总长度为 60kb,按 5′→3′ 方向排列顺序为:5′-ε-$^G$γ-$^A$γ-ψβ-δ-β-3′(图 12-10)。各种珠蛋白基因之间均含有 3 个外显子(E)和 2 个内含子(I)。α 珠蛋白基因的 I$_1$ 位于 31 位和 32 位密码子之间,由 117bp 组成;I$_2$ 位于 99 位和 100 位密码子之间,含 140bp(图 12-9)。β 珠蛋白基因中的 I$_1$ 位于 30 位和 31 位密码子之间,为 130bp;I$_2$ 位于 104 位和 105 位密码子之间,约 850bp(图 12-10)。

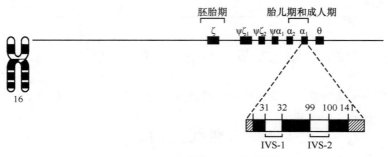

图 12-9　α-珠蛋白基因簇和 α-珠蛋白基因的结构

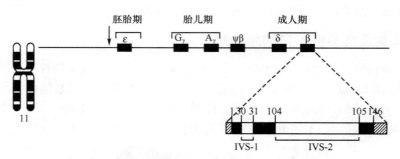

图 12-10　β-珠蛋白基因簇和 β-珠蛋白基因的结构

## （三）珠蛋白基因的表达

珠蛋白基因表达时,内含子与外显子同时被转录形成一个大分子量的核 RNA(hnRNA),然后经过剪接加工形成成熟的 mRNA,mRNA 从细胞核进入细胞质与核糖体结合,通过翻译合成相应的珠蛋白链。珠蛋白基因的表达受到精确的调控,表现出典型的组织特异性和时间特异性。胚胎早期(妊娠后 3~8 周),卵黄囊的原始红细胞发生系统中,α 珠蛋白基因簇中的 ζ、α 基因和 β 珠蛋白基因簇中的 ε、γ 基因表达,形成胚胎期血红蛋白 Hb Gower Ⅰ、Hb Gower

Ⅱ和 Hb Portland。胎儿期（妊娠 8 周至出生），血红蛋白合成的场所由卵黄囊移到胎儿肝、脾中，α 珠蛋白基因簇的表达基因由 ζ 全部变成 α 基因，而 β 珠蛋白基因簇基因的表达由 ε 全部转移到 γ 基因，形成胎儿期血红蛋 Hb F。成人期（出生后），血红蛋白主要在骨髓红细胞的发育过程中合成，以 α 基因和 β 基因表达为主，其产物组成 HbA，占总量的 95% 以上，此外，还有 $HbA_2$，占总量的 2% ~3.5%。

### （四）血红蛋白病的种类

血红蛋白病分为两类：一类是由于珠蛋白结构异常引起的异常血红蛋白病，另一类是由于珠蛋白链合成量异常引起的珠蛋白生成障碍性贫血。

**1. 异常血红蛋白病**　异常血红蛋白病是一类由于珠蛋白基因突变导致珠蛋白肽链结构发生异常的分子病。当珠蛋白结构改变发生在关键部位，便会影响血红蛋白与 $O_2$、$CO_2$ 的结合特性和稳定性，导致各种异常血红蛋白病。迄今已发现四百七十余种异常血红蛋白病，常见的有镰状细胞贫血、血红蛋白 M 病、不稳定血红蛋白病、氧亲和力异常的血红蛋白病等。

（1）镰状细胞贫血（sickle cell anemia）

1）发病率：我国镰状细胞贫血的发生率为 8/100 000，但是在某些人种中却有较高的发生率，例如非洲裔的美国人发生率为 1/600 以及西班牙裔的美国人为 1/（1000~1400）。

2）遗传方式：呈现常染色体隐性遗传的遗传方式（AR）。

3）发病原理：患者 β 珠蛋白基因发生一个碱基置换，即由正常 T 置换为异常 A，转录出的 mRNA 密码子由正常的 GAA 变成了 GUA，翻译出的 β 珠蛋白 N 端第 6 位氨基酸由正常的谷氨酸变成缬氨酸，这种珠蛋白链参与构成的蛋白

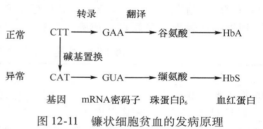

图 12-11　镰状细胞贫血的发病原理

质称为镰状血红蛋白（HbS）（图 12-11）。HbS 血红蛋白分子表面电荷改变，出现一个疏水区域，导致溶解度下降，在氧分压低的毛细血管中，溶解度低的 HbS 聚合形成凝胶化的棒状结构，使红细胞变成镰刀状（图 12-12）。

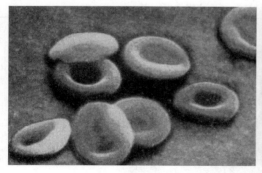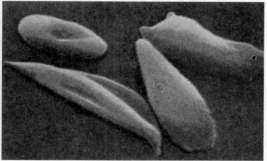

图 12-12　正常红细胞（左）与镰状细胞（右）比较

4）临床特征：患者的红细胞呈镰状或半月形，镰状细胞引起血黏度增加易使微细血管栓塞，造成散发性的组织局部缺氧甚至坏死，产生全身性肌肉骨骼痛、腹痛、脾大等痛性危象，同时镰状细胞的变形能力降低，通过狭窄的毛细血管时，容易挤压破裂，导致溶血性贫血，多在成年前死亡。

5）治疗预防：镰状细胞贫血最常用的治疗手段均为针对症状的支持性疗法，包括镇痛药、氧

疗、输血等,羟基脲是镰状细胞贫血预防疗法的主要药物。为了治疗镰状细胞贫血,科学家们发明了一种新的工程性策略,通过结合 RNA 干扰以及球蛋白转基因技术创造出一种治疗性的转基因,这种新基因有两个功能:产生正常的血红蛋白和抑制镰状血红蛋白的形成。治疗性的基因被导入病毒载体并转化入造血干细胞,细胞接受这种处理后,便能产生正常的血红蛋白。

（2）血红蛋白 M 病也称为高铁血红蛋白血症(methemoglobinemia):正常血红蛋白(HbA)血红素中的铁原子与珠蛋白链上特定的组氨酸连接,保证二价铁离子($Fe^{2+}$)的稳定,以便结合氧。血红蛋白 M(HbM)患者的珠蛋白基因中,由于某个氨基酸的密码子发生碱基置换,使珠蛋白链与铁原子连接或作用的有关氨基酸发生替代,导致部分血红素的二价铁离子($Fe^{2+}$)变成高价铁离子($Fe^{3+}$),形成高铁血红蛋白,影响携氧能力,使组织细胞供氧不足,产生发绀症状。血红蛋白 M 病呈常染色体显性遗传(AD)。杂合子 HbM 的含量通常在 30% 以内,可出现发绀症状。

**2. 珠蛋白生成障碍性贫血**(thalassemia) 又称地中海贫血珠蛋白生成障碍性贫血是由于某种珠蛋白多肽链基因缺失或缺陷,导致某种或某些珠蛋白链合成速率降低,造成一些肽链缺乏,另一些肽链相对过多,出现肽链数量的不平衡而导致的溶血性贫血。珠蛋白生成障碍性贫血主要分为 α 珠蛋白生成障碍性贫血和 β 珠蛋白生成障碍性贫血两大类。

（1）α 珠蛋白生成障碍性贫血:指由于 α 珠蛋白基因的缺失或缺陷使得 α 珠蛋白链的合成受到抑制引起的溶血性贫血。α 珠蛋白基因位于第 16 号染色体,人类第 16 号染色体上各有 2 个 α 珠蛋白基因,一对 16 号染色体上共有 4 个 α 珠蛋白基因。缺失的 α 基因数目越多病情越重,根据临床表现 α 珠蛋白生成障碍性贫血可分为不同类型,常见的有四种类型(表 12-3)。

**表 12-3　常见 α 珠蛋白生成障碍性贫血类型比较**

| 临床类型 | 基因型 | 基因产物 | 临床表现 |
|---|---|---|---|
| Hb Bart's 胎儿水肿综合征（图 12-13） | --/-- | 完全不能合成 α 链 | 胎儿全身水肿,肝脾大,四肢短小,腹部因腹水而隆起,多于妊娠 30～40 周死亡或早产 |
| HbH 病 | --/-α | 只能合成少量 α 链 | 细胞失去柔韧性,易被脾脏破坏,导致慢性溶血性贫血 |
| 轻型 α 地中海贫血 | --/αα <br> -α/-α | 能合成相当量 α 链 | 表现出轻度溶血性贫血 |
| 静止型 α 地中海贫血 | -α/αα | 能合成足量 α 链 | 无临床症状 |

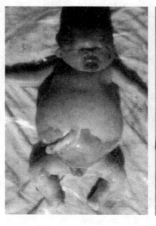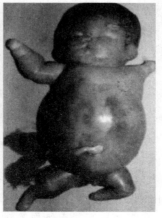

图 12-13　Hb Bart's 胎儿水肿综合征引产胎儿

> **临床联系** ▶▶
>
> 　　小儿珠蛋白生成障碍性贫血为遗传性疾病,开展人群普查,遗传咨询,做好婚前指导工作,避免患者之间联姻对预防本病均有重要意义。近年来采用新生儿脐血做 pH 8.34 不连续醋纤膜微量电泳,可作为一种早期筛查 α 珠蛋白生成障碍性贫血的方法,尤其是可检出无临床症状的静止型 α 珠蛋白生成障碍性贫血。开展产前诊断,用胎儿血测定 α/β 链比例或从胎血白细胞或绒毛细胞提取 DNA 制作基因图可及早确诊本病,及时终止妊娠,可减轻家庭和社会的负担,提高民族身体素质。

　　(2) β 珠蛋白生成障碍性贫血:指由于 β 珠蛋白基因的缺失或缺陷使 β 珠蛋白链的合成受到抑制而引起的溶血性贫血。β 珠蛋白基因位于第 11 号染色体,用 $\beta^A$ 表示 11 号染色体正常 β 基因,$\beta^+$ 表示 11 号染色体异常 β 基因(能部分合成 β 链),$\beta^0$ 表示 11 号染色体 β 基因缺失或失活(完全不能合成 β 链)。根据临床表现的不同,β 珠蛋白生成障碍性贫血可分为三种类型(表 12-4)。

**表 12-4　常见 β 珠蛋白生成障碍性贫血类型比较**

| 临床类型 | 基因型 | 基因产物 | 临床表现 |
|---|---|---|---|
| 重型 β 珠蛋白生成障碍性贫血 | $\beta^0/\beta^0$<br>$\beta^+/\beta^+$<br>$\delta\beta^0/\delta\beta^0$ | β 链几乎不能合成 | 患儿出生 3~6 个月便出现贫血,肝脾大,可出现鼻塌眼肿、上颌前突、头大额隆等特殊的地中海面容,生长发育滞后 |
| 轻型 β 珠蛋白生成障碍性贫血 | $\beta^+/\beta^A$<br>$\beta^0/\beta^A$<br>$\beta^0/\delta\beta^A$ | 合成适量的 β 链 | 贫血不明显或轻度贫血 |
| 中间型 β 珠蛋白生成障碍性贫血 | $\beta^+(\text{高 F})/\beta^+(\text{高 F})$<br>$\beta^+/\delta\beta^+$ | 合成部分 β 链 | 介于重型和轻型之间 |

# 二、血浆蛋白病

　　血浆蛋白是血液中含量高、种类多、功能重要的一类蛋白质,在体内起着物质运输、凝血和免疫防御等作用。因基因突变导致血浆中某种蛋白质缺陷引起的疾病称为血浆蛋白病。最典型的血浆蛋白病是血友病(hemophilia)。血友病是一组由于血液中某些凝血因子的缺乏而导致患者产生严重凝血障碍的遗传性出血性疾病,包括血友病 A(甲)、血友病 B(乙)和血友病 C(丙)三型。其中血友病 A 最为常见。

## (一) 血友病 A

　　血友病 A(hemophilia A)是指由抗血友病球蛋白基因突变引起血浆中凝血因子Ⅷ缺乏导致的出血性疾病。

　　**1. 发病率**　男性发病率 1/6000,约占血友病总数的 85%。

　　**2. 遗传方式**　呈现 X 连锁隐性遗传的遗传方式(XR)。

　　**3. 基因定位**　抗血友病球蛋白基因定位于 Xq28,长 186kb。

　　**4. 发病原理**　凝血因子Ⅷ的生理作用是与活化的因子Ⅸ(Ⅸa)、$Ca^{2+}$ 及 $PF_3$ 形成因子Ⅷ复合物,因子Ⅷ复合物使因子 X 激活,活化的因子 X(Xa)与因子 V、$PF_3$、$Ca^{2+}$ 进一步形成凝血酶原酶复合物,完成内源性凝血的第一个阶段。血友病 A 是由于 X 染色体上的抗血友病球蛋白基因发生突变造成血浆中凝血因子Ⅷ缺乏,导致内源性凝血过程功能障碍。

　　**5. 临床特征**　患者表现为出血倾向。出血特点:①缓慢持续渗血;②出血原因可以是自发的,也可以发生于轻微创伤之后;③出血部位广泛,可涉及全身各部。

**6. 治疗预防**　因本病属一种遗传性疾病,故要使患者本人及家属懂得优生优育的道理。若产前羊膜穿刺确诊为血友病应终止妊娠,以减少血友病的出生率。患者一旦由外伤或其他原因引起出血,要及时处置。患者若需手术,必须在手术前按要求用相应的血浆Ⅷ起到替代治疗效果。

> **临床联系** ▶▶
>
> 　　临床上凝血因子Ⅷ可作为药物防治甲型血友病和获得性因子Ⅷ缺乏症伴发的出血(包括该类患者手术中及手术后出血)。其冷沉淀物亦可用于治疗血管性血友病、低纤维蛋白原血症及因子Ⅷ缺乏症,并可作为纤维蛋白原的来源用于弥散性血管内凝血。在用药时,可能出现过敏反应,严重者血压下降及休克,因此,用药过程中定期作抗体测定和定期监测血浆因子Ⅷ浓度,大量或多次使用时监测血细胞比容,用药前及给药中监测脉搏,使用猪血浆纯化的因子Ⅷ时,监测血小板计数。凝血因子Ⅷ通过静脉注射,其用量视病情、患者体重、出血类型、需要提高的因子Ⅷ血浆浓度及体内是否存在抗体而定。

## （二）血友病 B

血友病 B(hemophilia B)是由于凝血因子Ⅸ遗传性缺乏所引起的出血病疾病。此型临床表现与血友病 A 基本相同,但发病率较低,为 1/10 万～1.5/10 万,遗传方式亦为 X 连锁隐性遗传(XR),人类第Ⅸ凝血因子基因定位于 Xq27.1-q27.2,长度约为 35kb。

## （三）血友病 C

血友病 C(hemophilia C)是血浆第Ⅺ凝血因子缺乏引起的凝血障碍性疾病,遗传方式为常染色体隐性遗传(AR),基因定位于 15q11。本病症状较血友病 A 和血友病 B 轻。

# 三、受体蛋白病

受体是位于细胞膜、细胞质或细胞核内的一类具有特殊功能的蛋白质,由于这类蛋白的遗传性缺陷导致的疾病称为受体蛋白病。典型的受体蛋白病是家族性高胆固醇血症(familiar hypercholesterolemia,FH),其特点如下。

**1. 发病率**　人群发病率为 1/500。

**2. 遗传方式**　呈现常染色体显性遗传的遗传方式(AD)。

**3. 基因定位**　低密度脂蛋白受体基因定位于 19p1.3-p13.3。

**4. 发病原理**　家族性高胆固醇血症是由于细胞膜上的低密度脂蛋白(low density lipoprotein,LDL)受体基因突变导致细胞膜上的低密度脂蛋白受体缺陷而致病。根据 LDL 受体基因突变的表型效应可分为五类(图 12-14):①Ⅰ型突变:是最常见的突变类型。多是 LDL 受体基因大片段缺失,几乎不能产生 LDL 受体。②Ⅱ型突变:LDL 受体转运障碍。③Ⅲ型突变:LDL 受体结合域结构异常。④Ⅳ型突变:突变基因合成的 LDL 受体可与 LDL 结合,但因不能形成有被小窝而出现内吞障碍。⑤Ⅴ型突变:变异 LDL 受体的小泡与内吞体结合后,受体不能与 LDL 分离,使受体不能再循环。

在正常情况下,LDL 与细胞膜上的 LDL 受体结合,通过内吞作用进入细胞,被溶酶体吞噬,溶酶体酸性水解酶将 LDL 水解,释放出游离胆固醇。游离胆固醇在细胞内可激活脂酰辅酶 A:胆固醇脂酰转移酶(ACAT),将游离胆固醇脂化,同时游离胆固醇可抑制细胞内的 β-羟基-β-甲基戊二酰辅酶 A(HMG CoA)还原酶,从而减少细胞内胆固醇的合成。本病患者由于 LDL 受体缺陷,LDL 不能进入细胞,使细胞内胆固醇的反馈抑制受阻,对 HMG CoA 还原酶抑制解除,致使细胞内胆固醇合成增高,血浆总胆固醇(TG)和低密度脂蛋白-胆固醇(LDL-C)水平升高(图 12-14)。过量的 LDL-C 沉积于巨噬细胞和其他细胞,形成黄色瘤和粥样斑块,最终导致心血管疾病的发生。

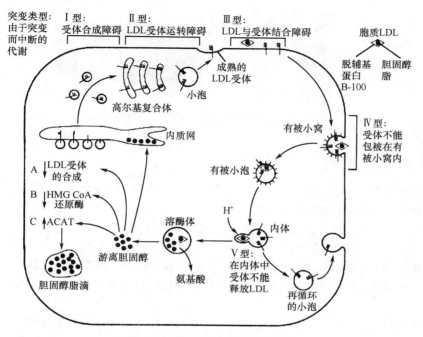

图 12-14　LDL 受体在细胞内的代谢

**5. 临床特征**

(1)纯合子 FH 患者血浆中胆固醇水平较正常人高出 6～8 倍;杂合子 FH 患者血清总胆固醇水平较正常人明显升高,可达 9.1～12.9mmol/L。

(2)特征性黄色瘤。主要位于足跟、肘、膝、手背的肌腱,足跖部、眼睑内眦部等处。纯合子者儿童期出现,杂合子者则多在 30～60 岁出现。

(3)早发的心血管疾病。在男性杂合子 FH 患者,30～40 岁时便可患有冠心病,而在女性杂合子 FH 患者虽有易患冠心病,但发生冠心病的年龄较男性患者晚 10 年左右。纯合子 FH 常较早发生主动脉粥样硬化,多在十余岁时就出现冠心病的临床症状和体征。

(4)阳性家族史。因为 FH 为常染色体显性遗传,父母任何一方均可遗传给男女后代,杂合子的父母至少一个是该病患者,而纯合子的双亲必定都是患者(图 12-15)。

**6. 治疗预防**　患有此病的患者要主动接受低脂肪和低碳水化合物饮食治疗。及时选用适宜的降血脂药物坚持治疗。患者要定期检测个人的血脂,使之维持在正常水平,积极预防并发症。

# 四、膜转运蛋白病

由于膜转运蛋白的遗传缺陷导致的疾病称为膜转运蛋白病。

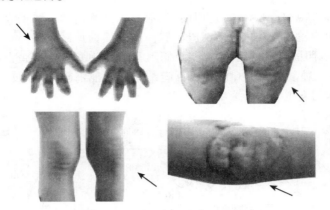

图 12-15　家族性高胆固醇血症患者皮肤黄色瘤

## （一）肝豆状核变性

肝豆状核变性（hepatolenticular degeneration，HLD）又称 Wilson 病。

**1. 发病率**　群体发病率 3/100 000。

**2. 遗传方式**　呈现常染色体隐性遗传的遗传方式（AR）。

**3. 基因定位**　ATP7B 基因定位于 13q14.3。

**4. 发病原理**　本病的发病原因在于细胞膜与铜转运有关的 ATP7B 的缺陷导致铜不能从细胞内及时清除，造成铜在体内各脏器尤以大脑豆状核、肝、肾及角膜等过量沉积，引起组织器官损伤。

**5. 临床特征**　肝是最常见的受累器官，多表现为慢性肝炎、肝硬化，反复出现疲乏、食欲差、呕吐、黄疸、水肿或腹水等，有少数表现为急性肝炎，甚至迅速发展至急性肝功能衰竭。神经系统损害仅次于肝损害，早期主要是构语困难、动作笨拙或震颤、不自主运动、表情呆板、肌张力改变等，到晚期精神症状更为明显，常有行为异常和智能障碍。铜沉积在角膜周围缘的膜后弹力层，形成棕绿色或金黄色的色素沉着，被称为 K-F 环，这是诊断肝豆状核变性的重要体征，肝豆状核变性还可累及其他组织器官，患者可出现氨基酸尿、肾结石、骨关节疼痛、骨质疏松、溶血性贫血、心肌病变以及心律失常等（图 12-16）。

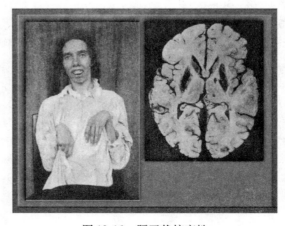

图 12-16　肝豆状核变性

**6. 治疗预防**　患者应采用低铜、高蛋白、高维生素、低脂饮食,每日摄铜量限制在 1.5mg 以下,避免食用含铜较多的食物,如豌豆、蚕豆、玉米等。患者需终身口服青霉胺排铜及服用甘草锌等药物,并定期检测 24h 尿的排铜量来指导用药,将获得健康人相同的生活质量。

> **🖥 临床联系 ▶▶**
>
> 　　肝豆状核变性的主要诊断依据:①出现急、慢性和急性重型肝炎、肝硬化、门脉高压等表现。②出现构语不清、流涎、进行性震颤、精神异常等。③出现 K-F 角膜色素环。④血清铜蓝蛋白(CP)<200mg/L 或血清铜氧化酶<0.2 活力单位。⑤肝铜含量>250μg/g(千重)。⑥24h 尿铜排泄量>100μg。⑦放射性核素铜渗入试验,$^{64}$Cu 与血清铜蓝蛋白结合缺乏二次高峰。⑧颅脑 CT 检查双侧豆状核区可见异常低密度影,尾状核头部、小脑齿状核部位及脑干内也可有密度减低区,大脑皮层和小脑可示萎缩性改变。

## (二)囊性纤维化

囊性纤维化(cysticfibrosis,CF)特点:

**1. 发病率**　是白人中最常见的遗传性疾病,发病率约为 1/3 300 白人婴儿。

**2. 遗传方式**　呈现常染色体隐性遗传的遗传方式(AR)。

**3. 基因定位**　囊性纤维化跨膜调节因子基因定位于 7q31.2,全长 215 000bp。

**4. 发病原理**　基因碱基缺失导致囊性纤维化跨膜调节因子(CFTR)结构缺少氨基酸,CFTR 蛋白是一种跨膜蛋白,调节着氯离子、钠离子跨细胞膜的转运,CFTR 的结构异常使氯离子、钠离子跨细胞膜的转运功能异常,导致患者分泌物黏稠,以致胆管堵塞,肺部也因为分泌物堵塞而使呼吸道反复感染,引起严重疾病。

**5. 临床特征**　囊性纤维性病变患者多数在 5 岁以内就出现病状。由于胰功能失调,外分泌腺被堵塞,消化液分泌受阻,影响脂肪及蛋白质消化的吸收,导致患者粪便不成形并带有臭味和掺有未完全消化的脂肪。患者因营养吸收不足发育缓慢。更为严重的是肺部病患,90% 囊性纤维性变的患儿有长期咳嗽、多痰,黏稠浓痰不容易咳出来,喘鸣音、呼吸快速、咯血、发绀等。

**6. 治疗预防**　建议吃高热量、高蛋白质的饮食,服用胰腺素制剂,治疗感染,预防支气管梗阻。

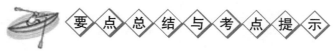

要 点 总 结 与 考 点 提 示

1. 遗传性代谢缺陷与分子病的概念及异同。
2. 遗传性代谢缺陷的发病原理。
3. 各种典型遗传性代谢缺陷与分子病的遗传方式、基因定位、发病原理及临床特征。
4. 四种常见 α 珠蛋白生成障碍性贫血和三种 β 珠蛋白生成障碍性贫血的区别。

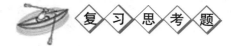

复 习 思 考 题

一、选择题

1. 与苯丙酮尿症不符的临床特征是(　　)

　A. 患者尿液有大量的苯丙氨酸

　B. 患者尿液有大量的苯丙酮酸

　C. 患者尿液和汗液有特殊臭味

　D. 患者智力低下

　E. 患者的毛发和肤色较浅

2. 由于酪氨酸酶的缺乏而引起的疾病是(　　)

　A. 血友病　　　　　　　　B. 半乳糖血症

　C. 糖原贮积症　　　　　　D. 苯丙酮尿症

　E. 白化病

3. 半乳糖血症的遗传方式为(　　)

A. AR
B. AD

C. XR
D. XD

E. Y 连锁遗传

4. 葡萄糖-6-磷酸脱氢酶缺乏症患者可以放心食用
（　　）

A. 阿司匹林
B. 磺胺药

C. 抗疟药
D. 黄豆

E. 蚕豆

5. α 珠蛋白基因位于（　　）号染色体上。

A. 6
B. 14

C. 11
D. 22

E. 16

6. 导致镰状红细胞贫血的 β 珠蛋白基因突变类型
是（　　）

A. 整码突变
B. 移码突变

C. 单个碱基置换
D. 终止密码突变

E. 融合突变

7. Hb Bart's 胎儿水肿综合征患儿的基因型为（　　）

A. αα/αα
B. --/α-

C. --/αα 或-α/-α
D. -α/αα

E. - -/--

8. 血友病 A 为血浆中凝血因子（　　）缺乏所致

A. V
B. Ⅷ

C. Ⅸ
D. X

E. Ⅺ

9. 家族性高胆固醇血症属于（　　）

A. 胶原蛋白病

B. 结构蛋白缺陷病

C. 受体蛋白病

D. 血浆蛋白病

E. 膜转运蛋白病

10. 肝豆状核变性的遗传方式是（　　）

A. AR
B. AD

C. XR
D. XD

E. Y 连锁遗传

二、分析题

1. 分析遗传性代谢缺陷的发病原理。

2. 列表比较苯丙酮尿症、白化病、半乳糖血症、葡糖
脑苷脂沉积病四种遗传性代谢缺陷的遗传方式、
基因定位、缺陷的酶及主要临床特征。

3. 某婴儿对乳汁（母乳、牛奶等）有呕吐、拒食等不
良反应，且肝功能低下，血糖低，身体发育和大脑
发育不好，分析其患有何种病症？原因是什么？

4. 患者，女，17 岁。患者于 10 年前无明显诱因臀
部出现黄色散在肿块大小不一，未予重视，患者
肿块进行性发展，由臀部发展至肘关节、指间关
节、膝关节、踝关节，患者于 1 年前无明显诱因出
现剧烈活动后胸痛，活动较常人减少，无晕厥、心
悸等不适，休息 5～6mm 自行缓解，×××年×月×
日患者于医院体检，发现血胆固醇 19. 1mmol/L，
LDL 15. 56 mmol/L，请分析该患者为哪种代谢性
缺陷病？发病机制是什么？治疗原则有哪些？

（师秀娟）

# 第十三章

# 群体中的基因

　　群体或称种群,是指生活在某一地区、能够相互交配并产生具有繁殖能力后代的个体群。这样的群体又称为孟德尔式群体,由于个体迁徙,突变和选择,群体中的基因在不断地发生变化。研究群体中基因的分布以及逐代传递中影响基因频率和基因型频率的因素的科学称为群体遗传学。群体遗传学是应用数学和统计学方法研究群体中基因频率和基因型频率,以及影响这些频率的因素,由此探讨进化的机制。从某种意义上来说,生物进化就是群体遗传结构持续变化和演变的过程,因此群体遗传学理论在生物进化机制特别是种内进化机制的研究中有着重要作用。

## 第一节　遗传平衡定律及其应用

　　一个群体所具有的全部基因或者全部遗传信息称为基因库。一个个体的全部基因只是基因库的很小的一部分。本章主要讨论的是基因型与表现型呈一一对应关系的质量性状即单基因性状在群体中的遗传组成及变化规律,即了解这一对等位基因的频率及其变化规律。

　　基因频率是指群体中某一等位基因的数量占该位点上全部等位基因总数的比率。基因频率反映了某一基因在群体中的数量。任何一个位点上的全部基因频率之和等于 1。显性基因的频率用 $p$ 来表示,隐性基因的频率用 $q$ 来表示,$p+q=1$。

　　基因型频率是指一个群体中某一基因型占全部基因型的比例。一对等位基因可以形成 aa、Aa 和 AA 三种基因型,基因型 AA 的频率就是 AA 个体数在群体中总个体数量中所占的比例。设 AA 的频率为 $D$,Aa 的频率为 $H$,aa 的频率为 $R$,$D+H+R=1$。

　　对于共显性和不完全显性性状,群体中的基因型频率就是表现型频率,所以群体中的基因频率可通过群体中的基因型频率推算出来。对于完全显性和 AR 遗传的性状,不可能通过表型频率直接得出基因型频率并计算出基因频率,需借助遗传平衡定律来计算基因频率。

## 一、遗传平衡定律

　　Hardy 和 Weinberg 于 1908 年分别应用数学方法探讨群体中基因频率变化所得出一致结论,即遗传平衡定律(又称 Hardy-Weinberg 定律)。在一定条件下,群体的基因频率和基因型频率在一代一代繁殖传递中保持不变。群体达到遗传平衡的条件是:①在一个很大的群体;②随机婚配而非选择性婚配;③没有自然选择;④没有突变发生;⑤没有大规模迁移。

　　假设在一个理想的群体中,某个基因座上的两个等位基因 A 和 a,基因频率 A$=p$,基因频率 a$=q$,$p+q=1$,二项式展开 $(p+q)^2=p^2+2pq+q^2=1$。

亲代配子随机结合产生合子,各基因型的频率如表 13-1。

**表 13-1　亲本配子随机结合**

| | 精子 | |
|---|---|---|
| | A($p$) | a($q$) |
| A($p$) | AA($p^2$) | Aa($pq$) |
| 卵细胞　a($q$) | Aa($pq$) | aa($q^2$) |

子代基因型组成:$p^2+2pq+q^2=1$,这里基因型 AA 的频率为 $p^2$,基因型 aa 的频率为 $q^2$,基因型 Aa 的频率为 $2pq$。AA:Aa:aa $=p^2:2pq:q^2$

子代向第三代提供的配子中两种基因频率分别是:
$$A=p^2+1/2(2pq)=p^2+pq=p(p+q)=p$$
$$a=q^2+1/2(2pq)=q^2+pq=q(p+q)=q$$

所以子代基因 A 的频率仍然是 p,基因 a 的频率仍然是 q,而且将以这种频率在该群体中可世代传递下去,这就是遗传平衡现象。

# 二、遗传平衡定律的应用

1. 利用遗传平衡定律可判定该群体的基因型频率和等位基因频率是否处于遗传平衡。

例如:一个 100 人的群体中,AA 有 60 人,aa 有 20 人,Aa 有 20 人。这是否是一个平衡群体呢? 先计算基因型频率,再利用基因型频率计算基因频率。

AA $=60/100=0.6$

Aa $=20/100=0.2$

aa $=20/100=0.2$

AA:Aa:aa $=0.6:0.2:0.2$

$p=A=AA+1/2Aa=0.7$　　　　$p^2=0.49$

$q=a=aa+1/2Aa=0.3$　　　　$2pq=0.42$

　　　　　　　　　　　　　　$q^2=0.09$

AA:Aa:aa $\neq p^2:2pq:q^2$

从中看出该群体是一个不平衡群体。遗传不平衡群体在随机杂交条件下:基因频率保持不变 A=0.7,a=0.3

基因型频率见表 13-2:

AA $=0.49$　　　Aa $=0.42$　　　aa $=0.09$

AA:Aa:aa $=p^2:2pq:q^2$

一个遗传不平衡群体,随机杂交一代后达到遗传平衡,并且基因频率和基因型频率在世代传递中保持不变。

**表 13-2　基因型频率的计算**

| | 精子 | |
|---|---|---|
| | A(0.7) | a(0.3) |
| A(0.7) | AA(0.49) | Aa(0.21) |
| 卵细胞　a(0.3) | Aa(0.21) | aa(0.09) |

因此,判定一个群体中的基因频率和基因型频率是否达到平衡,只要求出群体中的基因频率,计算出下一代的基因型频率和该群体现在的基因型频率进行对比,就可以得出结论。如果两代的基因型频率相同,就是达到遗传平衡的群体,否则就是没有达到遗传平衡的群体。

2. 利用遗传平衡定律从已知的某种基因型频率推导出各等位基因的频率和其他基因型频率。大量调查表明,人类群体中大多数遗传性状都处于平衡状态。

(1) 常染色体隐性基因频率的计算:对于常染色体隐性遗传病,因为只有隐性纯合子才发病,所以群体中的发病率就是隐性纯合子的频率,即 $q^2$。

一个群体中白化病的发病率为 1/20 000,求白化病基因 a 的频率和携带者 Aa 的频率。由于白化病是常染色体隐性遗传病,只有隐性基因纯合体 aa 才会患病,因此 aa 的基因型频率就等于群体的发病率。

$$aa = q^2 = 1/20\ 000 \quad q = \sqrt{20\ 000} \approx 0.007$$
$$p = 1 - q = 1 - 0.007 = 0.993$$
$$Aa = 2pq = 2 \times 0.007 \times 0.993 = 0.014 \approx 1/70$$

从上可知,白化病致病基因 a 的频率为 0.007。虽然患者只占群体的 1/20 000,但是携带者却占群体的 1/70,比患者高得多。

（2）常染色体显性基因频率的计算:对于常染色体显性遗传,只有基因型 AA 与 Aa 才表现出疾病,其频率分别为 $p^2$、$2pq$,所以群体的发病率就是二者相加,这样就容易得出隐性纯合子频率,即正常表型的频率,由此可以计算出基因频率。但是在实际计算中,往往采用粗略计算方法,由于致病基因频率很低,患者为纯合子的概率几乎为 0,可以忽略不计,发病率就等于杂合子的频率即 $H = 2pq$。由于 $p$ 值很小,$q$ 接近 1,所以 $H = 2p$,$p = H/2$。

并指的发病率为 1/2000,求并指基因 A 的频率。

并指是常染色体显性遗传畸形,多为杂合子（Aa）发病,显性纯合体 AA 极少。按遗传平衡定律,杂合子 Aa 的频率为 $2pq$,等于并指的发病率 $H$,即 $H = 2pq$。由于致病基因 A 的频率 $p$ 极小,故 $q = 1 - p \approx 1$,所以 $H = 2p$,$p = H/2$,这里 $H = 1/2000$,$p = 1/2 \times 1/2000 = 1/4000 = 0.000\ 25$。

所以,并指基因 A 的频率为 0.000 25。

因此,对于常染色体显性遗传病,致病基因频率等于群体发病率的 1/2。

（3）X 连锁基因频率的计算:X 染色体上的基因频率的计算因性别而异。如按女性群体数据计算,其方法与常染色体基因频率的计算相同;如按男性群体数据计算,因男性是半合子,所以男性群体的表型频率即为此基因频率。而分别从男性和女性群体数据计算得出的基因频率基本上是相同的。

在 X 连锁隐性遗传中,隐性基因频率是男性的表型频率。女性隐性纯合子的频率是男性相应性状频率的平方,所以纯合女性隐性性状或遗传病要比男性少得多。

男性红绿色盲的发病率为 7%,求男女有关基因的各种基因型的频率。

红绿色盲属于 X 连锁隐性遗传病。色盲基因 b 位于 X 染色体上。女性有 $X^B X^B$、$X^B X^b$、$X^b X^b$ 三种基因型,其频率分别为 $p^2$、$2pq$、$q^2$。而男性是半合子,只有 $X^B Y$ 和 $X^b Y$ 两种基因型,其频率分别为 $p$ 和 $q$。因此,男性色盲的发病率就等于 $X^b Y$ 的基因型频率,也就是等于基因 b 的基因频率,故 $q = 0.07$;而男性正常色觉 $X^B Y$ 的频率为 $p = 1 - q = 1 - 0.07 = 0.93$。女性正常色觉 $X^B X^B$ 的频率为 $p^2 = 0.93^2 = 0.8649$;女性色盲 $X^b X^b$ 的频率为 $q^2 = 0.07^2 = 0.004\ 9$,这与实际观察值 0.5% 是接近的;女性携带者 $X^B X^b$ 的频率 $2pq = 2 \times 0.07 \times 0.93 = 0.13$,约为致病基因频率（0.07）的 2 倍。所以,致病基因多以携带者方式存在于群体中,这是值得注意的。

如果 X 连锁隐性遗传病的发病率很低,则男性患者与女性患者的比例为:
$$q/q^2 = 1/q$$
如果 X 连锁显性遗传病的发病率很低,则男性患者与女性患者的比例为:
$$p/(p^2 + 2pq) = 1/(p + 2q)$$

由于 p 很小, q 接近 1, 所以女性 X 连锁显性遗传病的患者是男性患者的 2 倍, 女性 X 连锁隐性遗传病致病基因携带者是男性患者的 2 倍。

# 第二节  影响遗传平衡的因素

遗传平衡定律仅适用于理想的无选择、无突变、随机婚配和无限大的群体。但是, 自然界中很难找到无限大、完全随机婚配的群体。而且没有永远不会发生突变的且绝对不受自然选择影响的基因。因此, 这样的理想群体在自然界中并不存在, 自然界中只可能存在近似于这些条件的群体。我们从这个理想群体出发, 将这些适宜条件逐个取消, 最终获得真实群体的遗传结构及其变化的一般规律。

## 一、突    变

自然界中普遍存在着突变。突变改变群体的遗传结构, 还能产生新的等位基因, 是生物变异的根本原因, 为生物进化提供了丰富的材料。突变发生的频率称为突变率(mutation rate)。自然突变率通常很低, 一般用每代中每 100 万个基因中发生的突变数来表示, 即 $n×10^{-6}$/代。

设由 A→a 的正向突变率为 $u$, a→A 的回复突变率为 $v$, 那么每一代中就有 $pu$ 的 A 突变为 a, 同时也有 $qv$ 的 a 突变为 A。若 $pu>qv$, 则基因 a 在群体中越来越多; 若 $pu<qv$, 则基因 a 在群体中越来越少。由此可见, 突变率 $u$ 和 $v$ 的大小可以改变群体的基因频率, 对遗传平衡发生影响。当 $pu=qv$ 时, A 与 a 的基因频率保持不变, 处于动态平衡之中, 据此可以推导出基因频率与突变率的关系:

$$pu=qv \qquad (1-q)u=qv$$
$$u-qu=qv \qquad u=q(u+v)$$
$$所以 \qquad q=u/(u+v)$$
$$同理 \quad p=v/(u+v)$$

若将正反两个方向的突变率 $u$ 和 $v$ 代入上述公式, 就可以求得有关基因的频率。例如, 某群体中 A→a 的突变率是每代每 100 万基因中有一个突变, 即 $u=1×10^{-6}$, 而由 a→A 的突变率是 $v=0.5×10^{-6}$, 那么代入公式就可以求得遗传平衡时基因 A 和 a 的频率:

$$p=v/(u+v)=0.5×10^{-6}/(1×10^{-6}+0.5×10^{-6})=0.33$$
$$q=u/(u+v)=1×10^{-6}/(1×10^{-6}+0.5×10^{-6})=0.67$$

即 A 的基因频率为 0.33, a 的基因频率为 0.67。

有许多突变类型尽管在表型上与传统意义的回复突变很类似, 但真正意义上的回复突变(即某一特定位置的核苷酸序列突变成另一种核苷酸序列, 然后再经回复突变还原)几乎是不可能的。同时在人类群体中也有一些既无害亦无益的"中性"突变(neutral mutation), 如血型、PTC尝味能力等。然而, 在大多数情况下, 基因突变会产生有害的表型效应。

## 二、选    择

**1. 适合度与选择系数**　突变产生的各种基因型个体在生活力和生殖力方面存在的差异, 为选择提供了基础。选择就是生物个体"适者生存、不适者被淘汰"的过程。选择对遗传平衡的作用就是增加或减少个体的适合度。

选择是影响遗传平衡的重要因素, 只有选择作用发生在育龄期之前或育龄期之间, 才会更大程度上影响群体的基因频率或基因型频率。选择的作用主要通过使个体的适合度(fitness, $f$)增加或减少来影响基因平衡。所谓适合度是指一个个体能生存并把它的基因传给下一代的能力,即某一基因型与其他基因型相比,能够存活并留下后裔的相对能力。一般将正常的纯合个体的适合度定为1,其他基因型的适合度可用在同一环境中不同个体间的相对生育率(relative fertility)来表示。

$$f=患者平均生育子女数/正常同胞平均生育子女数$$

例如,调查表明丹麦108名软骨发育不全性侏儒共生育了27个子女,而对照组457人的正常同胞却生育了582个孩子。如以正常人的生育率为1,软骨发育不全性侏儒患者的相对生育率($f$)则为:$f=(27/108)/(582/457)=0.2$

这表明,软骨发育不全性侏儒的适合度降低,$f=0.2$。如果$f=0$,则表示患者完全不能生育,该基因将被淘汰。

另一个与适合度有关的概念,称为选择系数(selection coefficient, $s$)或选择压力,一般用$s$来表示。$s$指在选择作用下适合度降低的程度,即$s=1-f$。例如,上例中$f=0.2$。因此选择系数$s=1-f=1-0.2=0.8$。这个数值表明当正常个体每留下一个子女时,患者仅留下0.2个子女,0.8个子女被选择掉。通常把正常人的适合度作为1(100%),而某些遗传病患者由于早亡或不育使适合度$f<1$,所以选择系数$s=1-f$。$s$大表示选择的压力大,适合度就小。若$s=1$,表示适合度为0,此基因型个体将会被淘汰。所以选择的结果总是倾向于增加那些具有较高适合度的等位基因和基因型的频率。

**临床联系** ▶▶

镰状红细胞贫血,在非洲的某些地区(疟疾区),杂合子的相对生育率反而较正常人高。因为杂合子的细胞中有两种血红蛋白,这种组合可能影响疟原虫的营养。此外,杂合子细胞膜的结构可能也不利于疟原虫的寄生,因而杂合的镰状红细胞性状对恶性疟原虫的抵抗力较强。而在美洲的黑人人群中却观察不到杂合子的相对生育率较正常人高的现象。所以适合度是基因或基因型与其生存的环境共同作用的产物。某个基因型在一种环境条件下具有高适合度,在另一种环境条件下可能表现为低适合度。因此适合度随环境而改变。

**2. 选择对显性等位基因的作用** 选择对显性基因的作用比较有效,因此选择对显性个体不利,特别是完全显性的基因,无论纯合体还是杂合体,都要受到选择的作用而被淘汰,最后显性基因将从群体中消失,而且消减的速度一般也较快。显性遗传病患者通常都是杂合体,其基因频率如前述为$2p$。如果带有显性基因的个体是致死的,那么经过一代之后显性基因的频率就等于0。但实际群体中此病的发病率为什么保持相对稳定呢?一定是每代被淘汰的显性基因由新产生的突变来补偿。此时显性基因突变率可由下式求出:$v=sp$ 当显性遗传疾病致死时,$s=1$,$v=p=(1/2)f_{Aa}$,即突变率为发病率的一半。

**临床联系** ▶▶

例如,软骨发育不全性侏儒属于AD遗传病,而且外显率近于100%,在丹麦调查94 075个新生儿中,有10个是该病的患儿,所以发病率($f_{Aa}$)是10/94075。患儿的适合度为0.20,选择系数$s=0.80$,代入公式:$v=s×(1/2)f_{Aa}=0.8×1/2×10/94\ 075=43×10^{-6}$/代。

**3. 选择对隐性等位基因的作用** 如果选择对隐性纯合子 aa 的生存不利,而 AA 和 Aa 不受影响,那么 aa 将会部分或全部(取决于$s$)被淘汰,但是由于大量的 a 存在于杂合子 Aa 中不受选择的作用,所以群体中隐性基因 a 消失的速度是比较慢的。当$s=1$(即 aa 个体全部淘汰)时,经过 n 代后,a 基因频率将由$q$降为$q_n$,可以推导出(推导过程从略),$q_n$的值为:$q_n=q/(1+nq)$。这

里 $n$ 就是 $a$ 的基因频率由 $q$ 降至 $q_n$ 所需要的代数。可以推出: $n = 1/q_n - 1/q$。

---

**临床联系** ▶▶

　　例如:白化病患病率为 1/20 000。如果采取禁婚的办法使其患病率降为现在的一半,试问要多长时间才能实现?

　　已知 $q^2 = 1/20\ 000$ ∴ $q = \sqrt{1/20\ 000} \approx 1/141$

　　若患病率降低一半,即 $q_n^2 = 1/2 \times 1/20\ 000 = 1/40\ 000$,则 $q_n = (1/40\ 000)^{1/2} = 1/200$

　　代入公式　$n = 1/(1/200) - 1/(1/141) = 59$(代)

　　以每代 25 年计,则需 1475 年才能实现患病率降低一半的目标,可见选择对隐性基因淘汰之慢!发病率越低( $q$ 值越小)的遗传病,隐性基因在杂合子中所占的比例就越大,选择对它的影响就越小。

---

　　有时选择使群体中的 aa 基因型不断淘汰,但 $a$ 的频率却能够保持稳定,其原因可能是:①选择虽然对 aa 不利,但对杂合子有利:Aa 比 AA 的适合度更高,可以生育更多的后代以弥补 aa 的损失,这种现象称为平衡多态性。②群体中不断有 A 基因突变为 a 来补偿因选择而淘汰的 a。在一个遗传平衡的群体中,被淘汰的部分将由突变率 $u$ 来补偿。若选择系数为 $s$,可以推导(从略)出 A→a 的突变率的计算公式是: $u = sq^2$

　　**4. 选择对 XR 基因的作用**　　选择对 XR 基因的作用强于对 AR 基因的选择,但又不及对 AD 基因的选择。选择如果对 X 连锁隐性基因起作用,群体中的男性半合子( $X^aY$ )和女性纯合子( $X^aX^a$ )都将受影响或被淘汰,但女性杂合子( $X^AX^a$ )并不受影响。所以,X 染色体上的隐性致病基因将通过女性杂合子在群体中保留。男性只要有一个隐性基因( $X^a$ )就会患病,所以男性的患病率就等于致病基因( $X^a$ )的频率 $q$,而女性携带者的频率是 $2pq \approx 2q$ (因为 $p \approx 1$ ),近于 $q$ 的 2 倍。由于 $X^aX^a$ 的频率为 $q^2$,其值极小,可以忽略不计,因此,男性致病基因约占全部致病基因的 1/3。若选择系数为 $s$,则每代中因选择而淘汰的致病基因为 $1/3sq$,而在一个遗传平衡的群体中,被淘汰的部分由 $X^A \to X^a$ 的突变来补充,故突变率 $u = 1/3sq$,这就是 X 连锁隐性基因突变率的计算公式。

---

**临床联系** ▶▶

　　甲型血友病的男性发病率为 0.000 08,该病适合度为 0.25(选择系数 $s = 0.75$ ),其突变为:
$$u = 1/3sq = 1/3 \times 0.75 \times 0.000\ 08 = 20 \times 10^{-6}/\text{代}。$$

---

　　**5. 选择对 XD 基因的作用**　　选择对 XD 基因同样不利,特别是完全显性的基因,无论男性还是女性,都要受到选择的作用而被淘汰。假设一种 XD 病的致病基因 $X^A$ 的基因频率是 $p$,半合子( $p/3$ )男性和通常是杂合子( $2pq/3$ )的女性,他们都将发病而面临选择,如果选择系数为 $s$,因为 $q$ 的值近于 1,故选择将使每一代均有 $s \cdot (p/3 + 2pq/3) = sp$ 被淘汰,被淘汰的基因将由新的突变来平衡。

　　总之,对基因的选择是一个复杂的过程,一个基因型对另一个基因型的选择优势,取决于基因与环境及不同座位基因间的相互作用。正如 Wright 提出的,自然选择不是作用在基因之间而是作用在个体之间。

　　**6. 选择压力改变对群体遗传结构的影响**　　选择作用在改变群体遗传结构上的效应叫选择压力。当选择压力改变时,将使群体中某一表现型的适合度增高或降低,从而使相应表现型的等位基因的频率也发生改变,影响群体的遗传结构。

　　(1)选择压力:选择在改变群体的遗传结构时所产生的作用叫选择压力(selection pressure)。选择压力越大,引起基因频率的变化就越快。选择压力可以针对基因,也可以针对基因型,其大小仍用选择系数的值来表示。如某一基因型的选择压力为 $s = 1 \times 10^{-3}$,就是表示 1000

个这样基因型的个体中有一个个体不能传留后代(或遭淘汰)。

对于常染色体显性遗传病,如果 A 是致死基因,则其选择压力 $s=1$,基因型 AA、Aa 及基因 A 经过一代即可被淘汰,下一代中的致病基因频率将靠突变来保持。可见,选择压力改变显性基因频率的作用比较快。

对常染色体隐性遗传病,如果 a 是致死基因,则选择压力 $s=1$,aa 的个体会全部淘汰。但是基因 a 的频率并不会等于零,它在群体中消失的时间为 $n=1/q_n-1/q$ 代。例如囊性纤维化基因是致死基因,在群体中的频率是 $1/50$,如果要通过自然选择使其基因频率减少到 $1/500$,则需要 $n=1/(1/500)-1/(1/50)=450$ 代,按每代 25 年计,竟要 11 250 年! 可见,选择压力对隐性基因频率的改变是很缓慢的,几乎不可能使有害基因在自然选择中完全消失。若要使之较快地消失,必须辅助于人为的控制措施,增加人工选择压力,例如检出携带者、进行婚育指导和产前诊断、实行优生等,以限制有害基因传代。

(2) 选择放松:选择压力降低,即选择放松(selection relaxation)。这将使遗传病的发病率在群体中增高,如现代医学科学的发展,使许多遗传病能够治愈或延长患者寿命,甚至结婚生育。因而选择压力放松,使致病基因在基因库中增加。这会不会导致群体中遗传病的发病率增高呢?

对 AD 病来说,当选择压力放松后,如是显性致死的患者被治愈后和正常人一样结婚生育,这样经一代后发病率将增加一倍,显性遗传病的致病基因频率将很快增加。而且在以后的各代中,都增加相同数量。这种选择放松会使群体中遗传病的发病率增高。

而对于 AR 病来说,例如可用低苯丙氨酸食物治疗的苯丙酮尿症,苯丙酮尿症发病率为 $1/10\ 000$,基因频率为 0.01,假如被治愈的患者生育力和正常人一样,即在完全放松选择的情况下,致病基因的频率就会增高 1 倍,即 $0.01+0.5/10\ 000×200=0.02$,需经过 200 代即 5000 年(200×25)。这时的发病率比原来仅仅增高 4 倍,因此选择放松对 AR 病的发病率的影响是一个缓慢的过程。

对 XR 病来说,只有男性患者才面临选择。如果该病是致死的,在选择完全放松后,致病基因频率即男性患者的发病率若增加 1 倍需要经过 3 代。

因此,尽管选择压力放松,对人类有害基因频率的提高不是特别严重,但却不能忽视。应以积极的态度,有效的措施,来降低致病基因的频率。在分子遗传学和先进医疗技术的迅速发展的今天,基因治疗技术在迅速提高,大可不必为选择压力的放松而增高遗传病的发病率而忧虑。

(3) 选择与遗传多态现象:在突变与选择的共同作用下,群体达到遗传平衡时,被选择的基因频率往往很低,但另有一种情况,就是同一座位上的两个或两个以上等位基因在群体中都有相当高的频率,如人群中的 ABO 血型、MN 血型、葡萄糖-6-磷酸脱氢酶等,就是所谓遗传多态现象(polymorphism)。多态现象是指同一个种在同一生态环境中存在着两个或两个以上等位基因,其中最低的基因频率也比单靠突变所能维持的为高,在最低的基因频率 $\geq 0.01$ 时,即认为多态现象。人类存在着多种遗传多态现象(多态性),主要有染色体多态性、酶和蛋白质多态性、抗原多态性和 DNA 多态性。但是各类型的适合度是有差异的,在一定的条件下,选择也可以维持多态现象。假如杂合体的适合度比两种纯合体的适合度都高,就会造成平衡多态现象。由选择导致平衡多态最典型的例子是镰状细胞性状。杂合的镰状细胞性状者(1-IbA/HNS)对恶性疟原虫的抵抗力较强。还有证据证明杂合子女性的生育率也比正常人高,可能是流产低的缘故。总之,杂合子的适合度只要略高于正常人(HbA/HbA),就可因杂合子的选择优势而补偿因纯合子患者(HbS/1-IbS)死亡而失去的隐性基因,以维持群体的平衡多态。

# 三、遗 传 漂 变

在一个小群体中,由于每对父母生育的子女数很有限。因此小群体中世代间的基因频率将随机变化,最终会导致一个等位基因的固定或丢失,使群体中基因频率呈较大幅度变动,这种由于小群体和偶然事件而造成的基因频率的随机波动称为随机遗传漂变(random genetic drift)。假设在一个由 25 人组成的小群体中,起初的 A 与 a 的频率各为 0.5($p=q=0.5$),用电脑进行随机取样模拟繁殖实验,结果:经过 42 代,a 基因全部消失($q=0$),而 A 基因被固定了($p=1$)。

如果群体改为 250 人进行模拟实验,基因频率的波动就不会像这样显著,在 150 代之后,A 和 a 仍没有固定。如果是一个 2500 人的群体,波动就更小了,A 和 a 永远不会固定或消失。

用一个极端的例子来说明,假设有两对夫妻生活在一个与世隔绝的孤岛上,其基因型均为 Aa,各家都仅生了一个孩子(一男一女)。这两个孩子的基因型碰巧都是 AA 型,他们长大成婚并繁衍后代。从此,这个岛上以后各代的 a 基因就消失了,A 基因固定下来并稳定地遗传下去,这就是遗传漂变的结果。

遗传漂变对基因的弃留不同于选择。它对有利基因、不利基因或既无利又无害的“中性基因”都是一视同仁的,只取决于群体的大小和生殖时的机遇。遗传漂变理论是中性突变进化学说的主要理论支柱之一。

人的血型是中性性状,其频率在不同的种群中是有差异的。如北美白种人中 O 型血者占 42%,而北美印第安人中 O 型血者占 73%,这种现象也可以用小群体的遗传漂变来解释。又如血卟啉病是一种罕见的显性遗传病,但在南非却有高达 1% 的居民携带这种致病基因。据调查,这些南非居民的共同祖先是 17 世纪移居到好望角的一对荷兰夫妇。

# 四、隔 离

隔离包括地理隔离和由于宗教、民族风俗习惯等因素所形成的社会隔离等,导致形成隔离群,这些隔离群与其他人群间因无基因交流,从而使杂合子的比例下降,纯合子比例上升,产生类似近亲结婚的遗传效应。在一些隔离群中,可以看到由少数几个祖先携带某一突变基因经过其后代近亲婚配而形成突变基因的高频率,称之为建立者效应(founder effect)。例如一种 AR 遗传的先天性失明,在东卡罗林群岛的 Pingelap 人中,有相当高的发病率。1970 年调查该岛的 1500 余人中,盲人的比例竟高达 4% ~ 10% 。据记载在 1780 ~ 1790 年,一次飓风袭击了该岛,造成居民大量死亡,岛上只留下 9 个男人和数目不多的女人。最初留下的这些人中“先天性失明”基因频率较高,虽然该基因在选择上处于劣势,但在以后的数个世代内,建立者效应导致了这种高频率,其中,随机的遗传漂变也起一定作用。

隔离群体中,常看到高频率的近亲婚配。如我国保安族的近亲婚配率约 10% ,四川布拖县彝族的近亲婚配率高达 14.6% 。隔离群中近亲婚配导致了某些隐性遗传病发病率的偏高和智力低下发生率的偏高。

# 五、迁 移

迁移又称移居(migration),也是改变基因频率的因素。群体遗传变异来源于群体间的基因交流,即群体的混合行为,混合行为导致新群体的基因频率介于两个初始群体之间。混合方式大致划分为迅速混合与渐近混合两类,迁移对新群体基因频率的影响因混合方式不同而异。如果某等位基因频率在迁移群体和接受群体中有差异,则接受群体的基因频率将发生改变。改变的大小取决于:①两个群体间某等位基因频率的差异大小:差异越大,基因频率改变越大;②每代移入基因的比例:大群体移入小群体影响大,小群体移入大群体影响小。两个群体由于移居导致基因频率差别缩小,或由于移居导致移入的新基因在接受群体中的扩散,称为基因流动

（gene flow）或基因交流。相距较远的群体，基因交流少，基因频率的差别比较大，而相近的群体则基因交流频繁，基因频率的差别小。常常可以看到基因频率随地理位置呈梯度分布的现象。例如 ABO 血型的 $I^B$ 基因频率从东南亚的 0.3 梯级降至西欧的 0.06，就是由于 $I^B$ 在东方原发突变后逐渐扩散到西欧群体中所造成的，这可能与元朝蒙古族的西征移民有关。

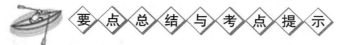

1. 群体的概念、遗传平衡定律的内容和影响遗传平衡的条件。
2. 应用遗传平衡定律计算不同类型遗传病的基因频率和基因型频率。

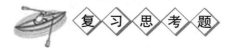

一、选择题

1. 下列那些因素改变不会引起群体遗传平衡的改变（　　）
   A. 突变率发生变化
   B. 有外来群体大规模迁入
   C. 群体饮食习惯发生改变
   D. 环境变化引起某性状个体大量死亡

2. 白化病是一种常染色体隐性遗传病，其群体发病率为 0.000 1，白化病基因（a）的频率（　　）
   A. 0.01　　　　　　　　B. 0.1
   C. 1　　　　　　　　　D. 0.001

3. 并指是一种 AD 遗传的畸形，其群体发病率为 0.0002，并指基因（s）的频率为（　　）
   A. 0.0002　　　　　　B. 0.2
   C. 0.01　　　　　　　D. 0.0001

二、分析题

1. 血友病的男性发病率为 0.000 08，适合度为 0.25，试计算该病的基因频率、携带者频率和突变率。

2. 我国婚姻法规定："禁止三代以内的旁系血亲之间通婚。"如果人群中的遗传负荷水平以每人平均携带 6 个有害基因来计算，说明上述规定是否符合科学原理。

3. 有人调查海南岛某少数民族，在 1620 对婚姻关系中，有 105 对为表兄妹结婚，有 10 对为堂兄妹结婚，30 对为从表兄妹结婚，其余婚配未发现亲缘关系。试计算该民族的平均近婚系数？

4. 在 11 335 人中的血型检查结果是：O 型血为 5150 人、A 型血为 4791 人、B 型血为 1032 人、AB 型血为 362 人，试计算 A、B、O 三个等位基因的基因频率。

5. 一隐性致死基因的频率为 0.0001，在不考虑突变和移居的情况下，50 代以后，该基因频率是多少？

（赵文丽）

# 第十四章

# 医学遗传学专题

## 第一节　肿瘤遗传学

肿瘤(tumor)是一种体细胞遗传病,泛指由一群生长失去正常调控的细胞形成的新生物。在人们生活的环境中,各种环境因素(物理、化学和生物等)作用于机体,引起体内遗传物质(染色体或 DNA)的改变,导致正常细胞异常增殖和分化进而形成的大量细胞集合体就称为肿瘤,分为良性肿瘤和恶性肿瘤,恶性肿瘤通常又称为癌症(cancer)。目前发现,在人体的各种类型的细胞、组织、器官和系统都有肿瘤的发生,其种类已达一百余种。肿瘤形成后即可在原来的位置继续生长,也可经过浸润和转移到其他组织和器官持续生长,造成组织损伤和器官衰竭,最终导致机体死亡。肿瘤的发生是遗传因素和环境因素共同作用的结果,但在不同肿瘤的发生中,遗传因素与环境因素所起的作用不等。肿瘤遗传学(cancer genetics)是从遗传学的角度和应用遗传学的理论、技术和方法研究肿瘤的发生、发展过程,并对肿瘤的预防、诊断和治疗等问题进行探讨的一门学科。

## 一、肿瘤的遗传基础

流行病学调查研究发现,环境因素对肿瘤的发生有重要的影响。虽然每个人都不可避免地接触各种致癌因子,但却不是人人都发生肿瘤,可见肿瘤的发生除了环境因素外,还具有一定的遗传基础,存在着个体的遗传易感性。环境因素只有改变遗传物质的结构或功能才能使正常细胞转变为癌细胞。从遗传基础来看,有单基因遗传的肿瘤、多基因遗传的肿瘤和染色体畸变引起的肿瘤。

### (一) 单基因遗传的肿瘤

在人类的全部肿瘤中,有一部分较少见的恶性肿瘤是按孟德尔方式遗传的,即为单基因遗传的肿瘤,这部分肿瘤的遗传方式通常为常染色体显性遗传方式。较为多见的有视网膜母细胞瘤、肾母细胞瘤、神经母细胞瘤、家族性多发性结肠息肉综合征、多发性神经纤维瘤等。这些恶性肿瘤在临床上可分为遗传型和非遗传型两类。遗传型单基因遗传的肿瘤具有家族史、发病年龄较早、双侧性和多发性等特点,非遗传型患者常为单侧性发病,发病年龄较晚,与遗传的关系不大。如视网膜母细胞瘤(retinoblastoma,RB;MIM #180200)是儿童中较多见的一种眼内恶性肿瘤,呈常染色体显性遗传,多见于幼儿,多数在 4 岁以前发病,发病率约为 $1/21\,000 \sim 1/10\,000$,70% 在 2 岁前确诊。临床表现为早期眼底有灰白色肿块,以后肿瘤逐渐长入玻璃体,使瞳孔呈黄色光反射,故称为"猫眼"。进一步发展,可引起青光眼、视力消失、眼球突出,肿瘤恶性程度高,既可通过视神经进入眼眶并沿视神经侵入颅内,也可随血液循环向全身转移而致死。该病分为遗传型和非遗传型两类。遗传型约占全部病例的20% ~25%,通常有家族史,发病年龄较早(多在1.5岁以前),累及双眼,遗传方式符合常染色体显性遗传,其发病机制是父母是致病基因携带者,或者是由正常父母生殖细胞突变引起的。非遗传型约占全部病例的75% ~80%,无家族史,发病较遗传型晚,多在2岁以后发病,且多为单侧发病。研究表明,视网膜母细胞瘤的基因突变位点是人类的13号染色体长臂的1区4带(13q14),该位点缺失或失活是该病发生的重要机制。

### (二) 多基因遗传的肿瘤

单基因遗传的肿瘤相对来说比较少见,大多数肿瘤的发生尤其是一些常见的恶性肿瘤(如肺癌、胃癌、肝癌、乳腺癌、子宫颈癌、前列腺癌等)都是遗传因素和环境因素共同作用的结果,即为多基因遗传的肿瘤,它们一般表现为患者一级亲属的发病率明显高于一般群体发病率(为3 ~10倍),如胃癌患者一级亲属的患病率比一般群体高3 ~4倍,而肺癌患者一级亲属的发病率高于一般群体10倍。

如对肺癌的研究显示,吸烟是诱发肺癌的主要因素,但并不是所有吸烟者都会发生肺癌。近年研究发现遗传决定的芳烃羟化酶(arylhydrocarbon hydroxylase,AHH)的活性与肺癌的易感性有关。AHH是一种氧化酶,又是一种诱导酶,它能在体内激活许多潜在致癌的多环芳烃,从而诱导癌症的发生,其诱导活性的高低受遗传因素控制。决定AHH活性高低的基因位于人类2号染色体的短臂2区3带(2p23),基因A决定AHH低活性,等位基因a决定AHH高活性,所以基因型AA者AHH的活性较低,基因型Aa者AHH的活性中等,而基因型aa者的活性较高。调查发现,AHH的诱导活性在人群中具有遗传多态性,其中45%呈低诱导,46%呈中等诱导,9%呈高诱导,而高诱导活性者易将香烟中的多环碳氢化合物活化为致癌物,患肺癌的风险远高于低诱导活性者。在大量吸烟而患肺癌的患者中,大部分患者的基因型为aa或Aa(AHH高活性或中等活性),大量吸烟而不患肺癌的人群中,他们的基因型多为AA(AHH低活性),而那些不吸烟患有肺癌的患者中,他们的基因型与正常人无差异(AHH的活性与正常人无差异),这表明AHH诱导活性的多态性,反映了人群中肺癌的遗传易感性的差异。

### (三) 染色体异常与肿瘤

肿瘤与染色体异常的关系一直是科学研究者多年以来高度关注的问题。研究发现,染色体异常几乎在所有人类恶性肿瘤细胞中都可观察到,而在某些染色体病患者中,也可看到某些肿瘤的发生率要比一般人群高,因此,染色体异常与恶性肿瘤的发生发展有着十分密切的关系。

肿瘤细胞中染色体异常,既可能是数目异常也可能是结构异常。肿瘤细胞的染色体数目改变多为非整倍体,而且在同一肿瘤内各细胞核型染色体数目常常又不完全一样,并且在肿瘤发展过程中各核型波动的幅度也较大,不断地发生演变。恶性肿瘤发展到一定阶段往往可以看到1 ~2个较突出的细胞系,这种细胞系的全部细胞内染色体数目和形态都相同。在同一肿瘤中,生长占优势、细胞的百分数占多数的细胞系就称为该肿瘤的干系(stem line)。干系细胞的染色体数目称为众数(model number)。肿瘤的生长主要是干系这个细胞群体增殖的结果,它是肿瘤中最常见的核型构成的细胞群体。而干系以外细胞生长处于劣势、细胞比例较小占非主导细胞系称为旁系(side line)。恶性肿瘤可以不止一个干系,有时可见二三个干系,而这些干系的众数细胞百分比较低,一般20% ~30%。有的肿瘤没有干系。在肿瘤的生长过程中,如果所处的周围环境条件发生变化,旁系可以发展为干系,干系变为旁系。

在正常人体细胞中,染色体为 2 倍体,即 46 条染色体,干系就是以 46 为众数的细胞系,其众数细胞的百分比一般可达 98% ~100% 。但在恶性肿瘤中,染色体数目常为非 2 倍体,多余或少于 46 条,比 46 条多的称为超 2 倍体,少于 46 条的为亚 2 倍体。有的恶性肿瘤细胞染色体数目成倍地增加,比如实体瘤的染色体数目多为 3 倍体左右。

肿瘤的染色体结构异常是指在肿瘤的发生发展过程中,由于肿瘤细胞的增殖失控等原因,导致细胞有丝分裂异常并产生部分染色体断裂与重接。如果一种结构异常的染色体在某种肿瘤的较多细胞内出现,这个异常染色体就称为标记染色体(marker chromosome)。同一个干系内的标记染色体往往相同,说明肿瘤起源于同一个祖细胞。标记染色体是恶性肿瘤特点之一,有特异性和非特异性之分。

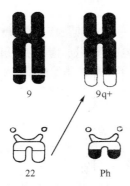

图 14-1　Ph 小体的形成

特异性标记染色体是指经常出现在同一种特异的肿瘤内的标记染色体,它的出现是随机的。特异性标记染色体能够在肿瘤中稳定遗传,与肿瘤的恶性程度及转移能力密切相关。肿瘤中的特异性标记染色体最典型的例子是慢性粒细胞性白血病(chronic my-elocytic leukemia,CML)中的费城染色体(Philadelphia chromosome,Ph 小体)。Ph 染色体是 Nowell 和 Hungerford 在 1960 年首次在美国费城(Philadelphia)发现的,因此而得名。在慢性粒细胞性白血病患者的核型里,Ph 染色体是比 G 组染色体还小的异常染色体。最初认为 Ph 小体是第 22 号染色体的长臂缺失所致,后经显带证明是 9 号和 22 号染色体长臂易位形成的畸变染色体,即 t(9;22)(9qter→9q34∷22q11→22pter)(图 14-1)。Ph 染色体的临床意义在于,大约有 95% 的慢性粒细胞白血病患者 Ph 是阳性,因此它可以作为诊断此病的依据,也可以用于区别临床上相似,但 Ph 阴性的其他血液病。可见于 CML 患者前期的骨髓细胞中,因此有早期诊断的价值。治疗显效后,Ph 小体可消失,故可作为判断治疗效果的一个指标。Ph 染色体的发现首次证明了特异性肿瘤和染色体异常之间的特殊恒定关系,因此被认为是肿瘤细胞遗传学研究的里程碑。

除了 Ph 染色体外,还发现了一些其他非随机性的特异性标记染色体,它们的特点是与特定的肿瘤相关,但阳性检出率不如 Ph 高,表 14-1 列出了一些常见的染色体异常与某种特异性肿瘤之间的关系。

除了一些特殊的标记性染色体外,还有一些染色体异常是非标记性染色体。非特异性标记染色体对整个肿瘤来说不具有代表性,只见于少数肿瘤细胞,它不属于某一种肿瘤所特有,即一种肿瘤可以有不同的标记染色体,或同一类的标记染色体可以见于不同的肿瘤中,这些异常的染色体称为非特异性标记染色体。如巨大近端着丝粒标记染色体(LAM)为近端着丝粒的巨大染色体。在很多种肿瘤,如胃癌、肺癌、

**表 14-1　一些特异性肿瘤与染色体异常的关系**

| 肿瘤名称 | 染色体异常 |
| --- | --- |
| 慢性粒细胞性白血病 | Ph 染色体 t(9;22) |
| 急性白血病 | −7 或+9 |
| 慢性粒细胞白血病急性变 | +8 或 17q$^+$ |
| Burkitt 淋巴瘤 | t(8;14) 或 t(2;8) 或 t(8;22) |
| Wilms 瘤 | del(11)(p13→p14) |
| 视网膜母细胞瘤 | 13q14$^-$ |
| 脑膜瘤 | −22 或 22q$^-$ |
| 神经胶质细胞瘤 | 1 或 22 染色体变异 |
| 肺腺癌与肺鳞癌 | del(6)(q23→qter) |
| 胃癌 | 22;17;18 染色体畸变 |
| 黑色素瘤 | 1 号(1p12→q12)和 1 号与 6 号重排 |
| 乳腺癌 | 1q 易位 |
| 鼻咽癌 | t(1;3)(q41;p11) |
| 小细胞肺癌 | del(3)(p14→p23) |
| 结肠息肉 | +8 或+14 |

宫颈癌、膀胱癌等都可见 LAM。

尽管有研究者认为染色体异常有可能是肿瘤发生的原因，但并非每种肿瘤都有特异性的标记染色体，所以染色体异常是否是肿瘤发生的原因，尚无明确解释。根据现有的认识，染色体畸变不是肿瘤的始动因素，它本身不是致癌因子作用的结果，但可能是细胞癌变过程中的重要环节，即畸变可能使与肿瘤发生有关的基因扩增、激活或是正常的基因丢失，从而导致细胞的癌变。但所有这些只是在癌基因和肿瘤抑制基因发现后，其作用机制才逐渐明确。

# 二、癌基因与抑癌基因

机体细胞的正常分裂、增殖是受体内复杂调控系统进行精密调控的，调控系统是受众多基因参与和编码的，那么细胞能否进行正常的分裂和增殖与这些基因是否正常密切相关。基因一旦发生异常就会导致细胞恶性增殖进而形成肿瘤。因此，基因的改变是肿瘤起源与发展的分子基础。而与肿瘤发生相关的基因有两大类：癌基因（oncogene）和抑癌基因（recessive oncogene）。这两大类基因在肿瘤的发生中的作用正好相反。癌基因能促进肿瘤细胞的生长和增殖，具有潜在的致癌能力；抑癌基因通过抑制肿瘤细胞的增殖进而抑制肿瘤形成。癌基因和抑癌基因的异常，或增强细胞生长和增殖，或去除正常的生长抑制，结果都会导致肿瘤发生。

## （一）癌基因

癌基因又名转化基因，通常是指能够使细胞发生癌变的 DNA 片段，是由原癌基因（proto-oncogene）突变而来的。原癌基因是人类细胞、其他动物细胞及致癌病毒中固有的一类基因，在细胞增殖、分化和胚胎发育中具有重要的功能，在进化上高度保守，通常情况下处于不表达或低表达水平，本身并无致癌作用，但这些基因具有转化的潜能，可被激活成为癌基因，并诱导易感细胞出现肿瘤表型。癌基因原是正常细胞生长发育所必需的一类基因，一旦这些基因在表达时间、表达部位、表达数量及表达产物结构等方面发生异常，就可以导致细胞无限增殖，最终恶性转化。

**1. 病毒癌基因** 病毒癌基因（virus oncogene，v-oncogene，v-onc）是存在于病毒基因组中的，能使细胞发生恶性转化的基因。Rous 于 1910 年首次发现一种病毒可使禽类产生肿瘤，此病毒能使鸡胚成纤维细胞在培养中转化，在给鸡接种后能诱发肉瘤，称为 Rous 肉瘤病毒（Rous sarcoma virus，RSV），后来证实此病毒是一种 RNA 反转录病毒，除含有病毒复制所需要的基因外，还含有额外的与致癌有关的 *src* 基因，这个基因不编码病毒的结构成分，对病毒的复制也没有作用，但它能引起细胞的恶性增殖而致癌，这个基因就是病毒癌基因。在不同的致癌病毒中存在的病毒癌基因是不同的，其共同特点是可以维持细胞持续增殖，可能有利于病毒的增殖，所以这种基因在进化中不会被丢失。

病毒本身具有完整的转录启动功能。当逆转录病毒进入宿主细胞后，在逆转录酶的作用下可将病毒 RNA 反转录成 cDNA，cDNA 重组插入到宿主细胞的基因组中并进行转录表达，病毒基因组中的癌基因也随着表达，从而导致肿瘤的发生。经核酸杂交实验确定，病毒癌基因来自动物的宿主细胞。当病毒 DNA 整合到宿主细胞基因组中某个原癌基因附近时，通过复杂的 DNA 重组，可将宿主细胞的原癌基因导入到病毒基因组中。细胞癌基因一旦被摄取和重排，便成为具有致癌作用的病毒癌基因，而这些病毒也成为具有致癌作用的肿瘤病毒。所以当从 Rous 肉瘤病毒中得到 *src* 癌基因时发现，*src* 癌基因并不是真正的病毒基因，而是由一个祖先的病毒经转导而携带出的宿主基因，这个相应的宿主基因就是第一个被发现的原癌基因。

**2. 细胞癌基因** 在正常细胞基因组中存在有与病毒癌基因同源序列的基因，在人类的正常基因组中,这类基因不仅存在,而且是有表达的,称为细胞癌基因(cellular oncogene,c-onc)。细胞癌基因存在于多种生物体中,还有一些甚至能在酵母中见到,表明细胞癌基因在细胞增殖和分化过程中起着非常重要的作用。所以细胞癌基因在正常细胞中只能调控细胞增殖,并不具有致癌活性,当这些调控发生改变时,就可能导致细胞无限制地增生而发生恶性转化。研究发现细胞癌基因有一百余种,它们与病毒癌基因在结构上十分相似,在序列上存在一定程度的同源性,基因产物也基本相似,表明细胞癌基因具有进化上的保守性。

根据细胞癌基因产物在细胞内的定位及功能可将其分为五大类。

（1）生长因子类:生长因子是分泌性多态,作为细胞外信号与特异的受体结合从而刺激靶细胞生长和增殖。该类基因在细胞恶性转化和肿瘤发生过程中起着重要的始动作用和维持作用。如 sis 癌基因的产物是血小板生长因子(PDGF),它可促使有丝分裂、促进伤口愈合和早期胚胎生长,过量表达时使细胞生长失控。

（2）生长因子受体类:与生长因子结合后,激活络氨酸蛋白激酶,触发细胞内的一系列反应,如原癌基因 ERBB 的产物为表皮生长因子受体,其突变后的基因产物可以在无配体的情况下持续发出增殖信号,加速癌变过程。

（3）信号传递蛋白类:可进一步分为两种。一是酪氨酸激酶,与膜结合蛋白,可把 ATP 末端的磷酸基转移到其他蛋白质的酪氨酸残基上,从而改变其功能,影响细胞的生长和分化;二是丝氨酸/苏氨酸激酶,位于细胞质内,可把 ATP 末端的磷酸基转移到其他蛋白质的丝氨酸或苏氨酸残基上,改变其功能,影响细胞的生长和分化。

（4）核内转录因子类:多与细胞核结合,调节某些基因转录和 DNA 的复制,促进细胞的增殖,如原癌基因 myc、jun 等。

（5）程序性细胞死亡调节因子:程序性细胞死亡是正常胚胎形成和器官发育中的一个重要调节机制。研究发现不受程序性细胞死亡调节的细胞可使细胞产生无限增殖并容易恶性化形成肿瘤,如原癌基因 bcl-2。

### （二）抑癌基因

抑癌基因即肿瘤抑制基因(tumor suppressor gene,TSG)又称为抗癌基因(anti-oncogene),是存在正常细胞中的一类基因,具有稳定染色体、抑制细胞的生长和促进细胞的分化的功能。抑癌基因在调控细胞增殖和分化方面与癌基因同等重要,与原癌基因共同调控细胞生长和分化的基因,其作用正好相反。抑癌基因是一类负调控基因,主要是抑制细胞进入增殖周期,诱导细胞分化和凋亡,抑制细胞的异常生长和恶性转化。正常情况下,癌基因和抑癌基因的正负作用保持动态平衡,精确地调控细胞的生长、增殖、分化和死亡。抑癌基因突变、失活或缺失时,癌基因的作用失去制约,细胞调控发生紊乱而导致肿瘤的发生。当一对抑癌基因因突变或缺失均丧失功能或失活后,形成隐性纯合状态时,细胞就会因为失去抑制肿瘤发生的作用而恶性转化,所以,也称为隐性癌基因(recessive oncogene)。如遗传性视网膜母细胞瘤(retinoblastoma,RB)基因,是首次发现的肿瘤抑癌基因,由于是在研究视网膜母细胞瘤发现的,所以称为 RB 基因。RB 基因位于人类13q14.1,全长200kb 以上,由 27 个外显子和 26 个内含子组成,转录可产生 4.7kb 的 mRNA,蛋白产物为核蛋白,含 928 个氨基酸,相对分子质量为 105 000。正常情况下,它可与 DNA 结合,具有抑制细胞增殖和细胞转化作用,控制着视网膜母细胞的正常发育和分化。当 RBRB 基因型的个体的生殖细胞发生一次突变,使一个 RB 改变为 rb 时,其后代的基因型为 RBrb,个体不发病。而出生后发生一次基因突变或染色体丢失,使视网膜母细胞中的另一个等位基因 RB 突变成 rb 或丢失,形成 rbrb 的纯合子或 rb 半合子,就会失去抑癌的功能而导致视网膜母细胞瘤的发生。P53 基因也是一种抑癌基因,P53 基因的缺失或突变是许多肿瘤(胃癌、肺癌、乳腺癌、膀胱癌、白血病、脑瘤等)的致癌原因。所以 P53 基因异常与肿瘤发生的关系研究较多,它是迄今为止人类恶性肿瘤中最常见的基因突变,大约 50% 的人类各种肿瘤都存在 P53 基因的突变,这说明该基因在抑制肿瘤的发生、发展过程中具有重要的作用。P53 基因位于人类染色体 17p13,长约 20kb,有 11 个外显子和 10 个内含子,可转录出一个大小约为 2.5kb 的 mRNA,其产物是一个相对分子质量约为 53 000 的蛋白质。正常 P53 蛋白质功能受其总含量及是否磷酸化的影响。在细胞有丝分裂后,p53 的水平很低,到 $G_1$ 期时才开始升高,而到 S 期时由发生磷酸化从而使抑制 DNA 复制的作用增强。此外常见的肿瘤抑制基因还有 P16、MCC、NF1、DCC、WT、APC 等。这些基因的共同特点是当两个等位基因都突变时,细胞才会因正常抑制的解除而恶性转化。

# 三、肿瘤的发生机制

## (一)原癌基因恶性激活理论

原癌基因是细胞生长、分裂、增殖、分化等生命活动所不可缺少的基因,在正常细胞中转录活性较低或虽有转录但对细胞无害,其本身并无致癌作用。正常的原癌基因受不同的因素影响后可发生突变,成为导致细胞恶性转化的癌基因。这种变化,就称为原癌基因的激活,亦称为恶变性激活。原癌基因被活化成为癌基因后便大量地转录,或者发生突变后便转录出异常的产物,这两种情况都会导致细胞癌变。原癌基因通常通过下列几种方式被激活而过度表达。

**1. 点突变**　原癌基因在受到射线、化学致癌物等作用后,可发生单个碱基的改变即点突变,使其被激活成为有活性的癌基因,而产生异常的基因产物。也可由于点突变使基因摆脱正常的调控而过度表达,导致细胞恶性转化。人类肿瘤原癌基因 ras 家族(H-ras、K-ras、N-ras)中经常可以检测到点突变。最典型的例子是 ras 基因的活化,在随机挑选的肿瘤中每 15% ~ 20% 的病例中就有一个 ras 基因突变。如在人膀胱癌患者体内,正常细胞的 H-ras 基因和肿瘤细胞的 H-ras 基因仅有一个碱基不同的差异。在正常细胞的 H-ras 基因中第 12 位密码子为 GGC,而在肿瘤细胞的 H-ras 基因中为 GTC,使这个基因编码的 P21 蛋白的第 12 位氨基酸残基在正常细胞中为甘氨酸,而在肿瘤细胞中为缬氨酸,这种肿瘤细胞的点突变,便产生了能刺激细胞发生转化的异常蛋白,使正常细胞发生恶变。虽然原癌基因与点突变生成的癌基因及其编码的蛋白质彼此间仅有微小的结构差异,但在功能上却有极大的差别,一个能促进细胞的正常生长与增殖,另一个却能引起细胞恶性转化。

**2. 启动子插入**　当原癌基因附近被插入一个强大的启动子,也可使该原癌基因表达增加,促使细胞恶性转化。如非急性转化病毒的本身并不含有癌基因,而在它的前病毒中含有强启动能力的一段重复序列,若其插入到细胞癌基因附近,就会使该细胞癌基因表达增加,这个强启动子可促使 C-myc 基因的表达水平比正常时增高 30 ~ 100 倍。产生具有致癌活性的蛋白质。这表明 C-myc 基因已被激活,感染新生雏鸡后形成肿瘤。此外,原癌基因除了可因连接病毒基因的启动子而被激活,还会因获得正常细胞的强启动子而活化。

**3. 染色体易位或重排**　由于染色体断裂与重排导致原癌基因在染色体上的位置发生改变(易位),使原来无活性或低表达的原癌基因移至某些强大的启动子、增强子或转录调节元件附近而被活化,或由于易位改变了原癌基因的结构并与其他高表达的基因形成所谓的融合基因,以至原癌基因表达增强,癌细胞的正常调控机制作用减弱,导致肿瘤发生。如在人 Burkitt 淋巴瘤细胞中,位于 8 号染色体上的 c-myc 基因易位但 14 号染色体上免疫球蛋白重链基因附近,由于免疫球蛋白基因是一个相当活跃的基因,它有一个强大的启动子,因此易位而来的 c-myc 基因的转录活性明显提高。

**4. 基因扩增**　正常细胞中,原癌基因 DNA 不断复制可使其拷贝数大量增加,称为基因扩增(gene amplification)。基因扩增在细胞遗传学上往往以两种方式存在而可检测到,即均质染色区(HSR)和双微体(DM),均质染色区为染色体某个节段上出现相对解旋的浅染区,这些区中扩增的 DNA 脱离染色体后,即可形成多数分散的、成双的点状染色质小体,称为双微体。研究资料表明,在人体肿瘤细胞中可见到原癌基因的大量扩增,扩增的拷贝数可达正常细胞的十倍至百倍,甚至数千倍。例如,人早幼粒白血病细胞株 HL-60 中,C-myc 比相应的细胞多 20 倍。在许多癌细胞中发现了 C-myc 扩增,最高可达 140 倍。显然,基因扩增的直接后果就是这些原癌基因的过量表达。

**5. DNA 去甲基化**　DNA 分子中的甲基化可维持其双螺旋结构,抑制基因的转录。当 DNA 去甲基化时,DNA 解旋,使转录水平提高,产生的过量蛋白质将促使细胞恶变。例如在小细胞肺癌和结肠腺癌细胞中发现 c-ras 基因的 DNA 甲基化水平明显低于正常的细胞。

### (二)肿瘤的单克隆起源假说

肿瘤的单克隆起源假说的主要论点:肿瘤细胞是由单个细胞突变增殖而成的,即肿瘤是突变细胞的单克隆增殖细胞群。肿瘤的细胞遗传学研究发现,几乎所有的肿瘤都是单克隆起源,也就是说患者的所有肿瘤细胞都起源于一个前体细胞。起初是一个关键的基因突变或一系列相关事件导致单一细胞向肿瘤细胞的转化,随后产生不可控制的细胞增殖,最后形成肿瘤。通过对同一肿瘤中所有肿瘤细胞研究发现,这些肿瘤细胞都具有相同的标记染色体,进而证明了恶性细胞的单克隆起源假说。同时,有许多证据证明肿瘤的克隆特性,如白血病和淋巴瘤非分子水平分析表明所有的淋巴细胞都有相同的免疫球蛋白基因或 T 细胞受体基因重排,提示它们来源与单一起源的 B 细胞或 T 细胞。

### (三)二次突变假说

1973 年 Knudson 在研究视网膜母细胞瘤时提出了二次突变假说,以解释肿瘤发生的遗传机理。二次突变假说认为,人体内的肿瘤细胞都必须经过两次或两次以上的细胞突变才能形成,而两次突变所发生的时期或阶段就决定了是否属于遗传型。在遗传性肿瘤中,第一次突变发生于生殖细胞或由父母遗传而来,突变的生殖细胞受精后所发育个体的每一个体细胞实质都是潜在的癌前细胞,因此任何细胞只要再发生一次突变(即第二次)突变,就可转化为肿瘤细胞。这种肿瘤细胞在一定条件,形成增殖优势,最后演变成恶性肿瘤。因此这种肿瘤的具有早发性、家族性、多发性、双侧性等特点。而非遗传性(散发性)肿瘤的发病原因是第一次突变发生在某个个体的体细胞中,只影响到来自这个体细胞增殖的细胞克隆,成为癌前细胞,如果在这个体细胞及其克隆发生第二次突变即可形成肿瘤。所以,非遗传型肿瘤的特点是散发、单发、晚发和单测性等。如视网膜母细胞癌有遗传性和非遗传性。这一假说被用于分析除了视网膜母细胞瘤外,还解释了神经母细胞瘤、肾母细胞瘤、嗜铬细胞瘤等。二次突变假说也解释了遗传性肿瘤发病率较低的现象,因为一个个体发生了第一次突变后再发生第二次体细胞的突变的概率是很低的,且突变基因并不一定外显。

### (四)肿瘤发生的染色体不平衡假说

1914 年德国学者 Boveri 提出了肿瘤的染色体不平衡学说,认为染色体异常是肿瘤发生的原因。在大多数肿瘤细胞中都可见到染色体异常或标记染色体,染色体异常已成为肿瘤的特征之一。近年来通过显带技术对肿瘤染色体统计与分析发现,多数肿瘤虽然没有高度特异的标记染色体,但它们的染色体改变并不是随机和无规律的。某些肿瘤经常有某几条染色体参与畸变,这种现象称为肿瘤染色体畸变的非随机性或聚集性,例如急性粒细胞性白血病集中于 8、21、7、17、5 号等。染色体非随机断裂和由此而形成的染色体畸变,改变了细胞原有的遗传物质平衡,使细胞生长和分化失调而发生癌变。

### (五)肿瘤的多步骤遗传损伤学说

许多实验研究证明,大多数肿瘤的发生一方面是细胞癌基因的激活,促进细胞增殖,使正常细胞转变为恶性,另一方面是抑癌基因的缺失或失活,也促进细胞的恶变。一种肿瘤会有多种基因的变异,而同一种基因的改变也会在不同种类肿瘤的发生中起作用,这两方面的变化都是肿瘤发生不可缺少的因素。因此,肿瘤的发生是一个多步骤,多阶段,连续发生的过程,涉及多个基因(包括癌基因和抑癌基因)的改变。研究表明,细胞癌变至少需要两种致癌基因的联合作用,每一个基因的改变只是完成其中的一个步骤,而与其他变异基因的共同作用才最终完成癌变过程。这就形成了肿瘤发生的多步骤致癌假说,也称多步骤遗传损伤学说。如结肠癌的逐步发生就涉及多个基因的改变,发展过程可分为以下 6 个阶段:①上皮细胞过度增生;②早期腺癌;③中期腺癌;④晚期腺癌;⑤腺癌;⑥转移癌,每一个阶段的变化都涉及不同的肿瘤相关基因。

> **临床联系 ▶▶**
>
> 肿瘤的发生几乎涉及人体的各种组织器官和脏器,其发生率呈逐年上升的趋势。恶性肿瘤的死亡率非常高,居所有疾病死亡率的首位,严重地威胁着人类的健康和生命,所以应引起人们高度的重视。那么,出现哪些不正常的临床症状提示可能为早期的恶性肿瘤呢?①原因不明的体重减轻,且短时间内体重减轻超 10%;②原因不明的持续发热;③皮肤改变,如黑痣突然增大或破溃、出血等;④便血、无痛性血尿;⑤久治不愈的痰中带血或干咳;⑥长期消化不良,进行性食欲减退,吞咽困难;⑦原因不明的鼻塞、单侧头痛;⑧月经不规律、大出血或中年以上出现不规律的阴道流血或分泌物;⑨皮肤、黏膜等处无外伤而溃疡且长期不愈;⑩颈部、乳腺或腹部出现肿块,在短时间内逐渐增大,或者是以前较稳定而现在发生了明显的变化。

# 第二节　药物与遗传

临床医生在给患者用药的过程中,经常会发现不同的个体间存在明显的差异,不同个体对某一药物可能产生不同的反应,甚至可能出现严重的副作用或完全相反的药效,这种现象称为个体对药物的特应性(idiosyncracy)。个体间对药物的特应性产生虽然受食物、药物、年龄、性别、营养状况和给药方法等的环境影响,但起主要作用和影响的还是遗传因素。因此,个体对药物的特应性主要是由遗传因素决定的。

了解遗传因素对药物代谢和药物反应的控制机制,特别是由于遗传因素引起的异常药物反应的分子基础,对临床医师正确用药,掌握用药的个体化原则,降低毒性,提高药效,减少不良药物反应,从而防止各种与遗传有关的异常药物反应具有重要的意义。

## 一、药物代谢的遗传控制

药物在机体内的代谢过程包括机体对药物的摄入、吸收、药物在不同器官的分布、药物与细胞上受体的相互作用及药物经转化或分解后的排泄。药物进入机体后,仅一部分药物在经过上述过程发生药效,而大部分药物经降解或生物转化(解毒)后排出体外。药物在机体内的过程中,许多环节与特定的酶、受体或转运蛋白有密切的关系。酶和受体都是蛋白质,蛋白质是基因表达的产物,受基因控制,所以体内药物的代谢过程间接地受基因的控制。如基因发生突变就会影响到这些蛋白质的合成,从而影响药物代谢的一定环节,出现异常的药物反应。基因突变导致的酶和受体遗传缺陷主要从以下几个途径改变药物作用。

### (一)药物的吸收

药物吸收相应的膜转运蛋白帮助通过细胞膜才能进入细胞。所以,膜转运蛋白的异常直接影响药物在细胞内的有效浓度和疗效。如幼年性恶性贫血就是由于胃黏膜缺少内因子(一种黏蛋白)而影响消化道对维生素 $B_{12}$ 的吸收所致。

### (二)药物的分布

药物摄入机体后通过借助于血清蛋白和血浆蛋白进行运输。血清蛋白缺乏时影响药物在体内的分布;血浆蛋白异常,则失去与药物结合的能力,同样影响药物在机体内的分布。如遗传性甲状腺素结合蛋白缺乏症的患者总 $T_4$ 水平下降,就是因为控制甲状腺素结合蛋白的基因发生突变或缺失造成的。

### (三)药物与靶细胞的相互作用

如果与药物结合的靶细胞受体异常,则使药物与靶细胞不能发生正常的药物反应。如睾丸女性化综合征的部分患者,虽然雄激素水平正常,但雄激素受体基因突变使该受体功能缺陷,导致雄激素不能发挥作用。

### (四)药物的降解和转化

被吸收的药物大部分在肝脏中经酶促反应降解、解毒和失活。药物代谢酶的基因发生突变,会直接影响药物的代谢和安全性。酶活性过低,会导致药物或中间代谢产物贮积,损害细胞正常功能;如果酶活性过高,则降解速度过快,达不到有效浓度。如抗结核药物异烟肼的乙酰化作用的快慢,直接影响其疗效及副作用的发生与否。

### (五)产生异常药物反应

遗传因素不仅影响药物代谢,也可影响机体对药物的反应,改变药物的通常效应,引起异常的药物反应,如某些麻醉剂引起的恶性高热等。

## 二、药物代谢的遗传变异

### (一)异烟肼慢灭活

异烟肼(isoniazid)又称雷米封,是临床上常用的抗结核药。在体内主要通过 N-乙酰基转移酶的作用将其乙酰化而失活,然后由肾排出。在人群中按照异烟肼乙酰化失活的速率分为两种不同的类型:慢灭活者,属于隐性基因纯合子,由于乙酰基转移酶缺陷,异烟肼灭活较慢,血中半衰期一般为 2～5h,我国人群中约占 25.6%;快灭活者,显性纯合子,灭活较快,血中半衰期为 0.5～1.6h,我国人群中约占 49.3%。杂合子异烟肼灭活的速度居中。

长期服用异烟肼者中,慢灭活者由于体内异烟肼浓度在较长时间内维持较高水平,异烟肼

可与维生素 $B_6$ 相互作用,导致维生素 $B_6$ 缺乏,而引发多发性神经炎(占 80% ),而快灭活者就少发生(占 20% ),所以,给予慢灭活者维生素 $B_6$ 可预防此副作用。相反,在长期服用异烟肼时,异烟肼快灭活者可快速水解异烟肼为乙酰异烟肼,后者对肝有毒害作用,86% 快灭活者服用异烟肼后会发生肝炎,甚至肝坏死。

### (二)琥珀酰胆碱敏感性

琥珀酰胆碱(succinylcholine)是一种肌肉松弛药,其作用是阻滞神经冲动由神经末梢传到肌纤维,使骨骼肌松弛。它是一种麻醉辅助药,用于外科手术上。正常情况下,琥珀酰胆碱作用时间很短,很快被血中和肝脏中的胆碱酯酶水解而失效,所以,一般人在静注使用常规剂量的琥珀酰胆碱时,骨骼肌松弛,呼吸肌麻痹而致呼吸暂停 2~3min 后,即可恢复正常。但少数患者用药后,呼吸停止可持续 1h 以上,如不及时抢救可出现生命危险,这种现象称为琥珀酰胆碱敏感性(succinylcholine sensitivity)。研究证明,这种异常反应现象是由于这种患者胆碱酯酶活性降低,不能及时地水解琥珀酰胆碱,使琥珀酰胆碱作用时间延长,引起持续的呼吸肌麻痹。

### (三)葡萄糖-6-磷酸脱氢酶缺乏症

葡萄糖-6-磷酸脱氢酶(glucose-6-phosphate dehydrogenase,G6PD)缺乏症俗称蚕豆病,进食蚕豆或服用伯氨喹类等氧化性药物时,出现血红蛋白尿、贫血及黄疸等急性溶血反应。全世界大约有 1 亿人受累,是热带、亚热带常见的遗传病。G6PD 缺乏症呈全球性、多民族和多种族分布,主要分布于中东、东南亚、非洲、地中海沿岸、美国黑人等,我国主要分布在广西、广东,西南各省,发病率一般为 5%~20% 。

G6PD 是红细胞戊糖旁路代谢中重要的酶,它可将 6-磷酸葡萄糖脱氢,经由 NADP 传递给谷胱甘肽(GSSG),使其成为还原型谷胱甘肽(GSH)。GSH 有保护红细胞和血红蛋白巯基免受氧化作用。G6PD 活性正常时,可以生成足量的 NADPH,从而红细胞中的 GSH 的含量,发挥其正常的作用。G6PD 缺乏症患者由于 G6PD 的缺陷,NADPH 生成不足,使 GSSG 增多,GSH 减少,含巯基的膜蛋白、酶和血红蛋白不能得到有效地保护。当患者进食蚕豆或服用伯氨喹类等氧化性药物时,导致体内 $H_2O_2$ 大量聚积,$H_2O_2$ 可迅速将 GSH 破坏,使含巯基的膜蛋白和酶受到损害,破坏红细胞而引起溶血。另一方面 GSS-Hb 在红细胞内大量堆积,形成 Heinz 小体,有 Heinz 小体的红细胞变形性降低,不易通过脾窦或肝窦而引起溶血。

G6PD 缺乏症属于 X-连锁不完全显性遗传,基因定位于 Xq28,全长 18kb,由 13 个外显子和 12 个内含子组成,编码 315 个氨基酸。G6PD 基因突变是产生 G6PD 缺乏症的原因。根据 G6PD 酶的活性以及临床表现,G6PD 变异型可分为 3 类:①酶活性严重缺乏(低于 10% ),可在无诱因作用下反复发生慢性溶血;②酶活性严重或中度缺乏(10%~60% ),仅在食蚕豆或服用伯氨喹等药物后发生溶血,我国多属此类型;③酶活性轻度降低或正常(60%~100% )或升高(高于 150% ),该类型一般不发生溶血。

G6PD 缺乏症是一些常见药物性溶血反应的遗传基础。G6PD 缺乏症患者不仅对伯氨喹过敏,现已知数十种药物也能引起患者溶血,如阿司匹林等解热镇痛药、呋喃西林等呋喃类药物、磺胺类药物和砜类药物等。

### (四)恶性高热

恶性高热(malignant hyperthermia syndrome,MHS)是全身麻醉时发生的一种较少见的并发症。患者平时无异常表现,在全麻过程中接触挥发性吸入麻醉药(如氟烷、安氟醚、乙醚和异氟醚等)和肌肉松弛剂(琥珀酰胆碱)后出现体温突然升高(可达 42℃甚至以上),并伴有骨骼肌强直性收缩,心动过速、出汗、呼吸困难、酸中毒和电解质紊乱等症状,这种体温的升高用一般临床降温措施难以控制,如降温等处理不及时,可因心脏停搏而导致死亡。本病一般在儿童和少年期发病,分布遍及全世界。本病的发病机制不完全清楚,有人认为可能是由于心肌与骨骼肌的肌浆网膜与钙离子的结合能力降低导致大量的 $Ca^{2+}$ 释放入肌浆网,引起肌强直和代谢亢进,体温升高。丹曲洛林(dantrolene)是治疗恶性高热的特效药物。

恶性高热为常染色体不完全显性遗传,但有遗传异质性,有些恶性高热患者血清磷酸肌酸激酶(CPK)活性升高。因此,在有此遗传缺陷的患者的亲属进行麻醉前,应检查其 CPK 水平及做肌电图和肌组织离体接触麻醉剂试验等,以预测其发病危险性。

## 三、药物基因组学

药物在人体内的代谢是一个十分复杂的过程,需要人体的许多基因参与,也涉及多个基因的相互作用,因此,不能用单个的基因来研究,应用整个基因组来考虑。随着分子生物学、分子遗传学的发展和人类基因组计划的顺利实施,大量的人类基因被相继发现,人类基因组的多态性也不断地被发现和证实。药物基因组学是应用基因组学与分子药理学为基础,从整个基因组的范畴去研究遗传与药物代谢的关系,从分子水平证明和阐述药物疗效以及药物作用的靶位点、作用模式和毒副作用。药物基因组学是基于药物反应的遗传多态性提出来的,遗传多态性是药物基因组学的基础。药物遗传多态性表现为药物代谢酶的多态性、药物受体的多态性和药物靶标的多态性等。这些多态性的存在可能导致许多药物疗效和不良反应的个体差异。药物基因组学以药物安全性为目标,研究各种基因变异与药效及安全性之间的关系,应用基因组学的知识和研究技术,根据不同人群及不同个体的遗传特征来研制药物或设计不同的用药方案,即针对地研制药物,采用因人而异的用药方案,最终达到个体化治疗的目的。因此,药物基因组学可以在临床合理用药中得到广泛应用,依据不同患者基因组的特征为特定人群设计最有效地药物和最理想的用药方案,真正做到对人下药,为临床个体化用药开辟一条新的途径。

## 第三节　线粒体遗传病

线粒体是真核细胞中一个非常重要的细胞器,它是细胞的氧化中心和动力工厂。同时,线粒体有相对的独立性,含有自己的 DNA 和蛋白质合成系统,线粒体内的 DNA 称为线粒体 DNA(mitochondrial DNA,mtDNA)。线粒体遗传为母系遗传。1987 年研究者通过对 mtDNA 突变和 Leber 病之间关系的研究,明确地提出线粒体 DNA 突变可导致人类疾病即线粒体遗传病。近几十年中,已发现人类多种疾病与线粒体 DNA 突变有关,线粒体 DNA 突变引起的人类疾病在人类遗传学上引起了人们极大的研究兴趣。

## 一、线粒体 DNA 的结构和功能特征

mtDNA 也称为人类的第 25 号染色体,是独立于核染色体外的基因组,也是人类基因组的重要组成部分。

### (一) 线粒体 DNA 的结构特点

**1. 线粒体基因组**　　线粒体是真核细胞核外唯一含有遗传物质 DNA 的细胞器。人类线粒体 DNA 全长为 16 569bp,主要编码与线粒体功能相关的 tRNA、rRNA 及蛋白质。mtDNA 是一种裸

露的闭环双链分子,根据双链的转录产物在 CsCl 中密度的不同,将双链分为重链和轻链,外环为重链(H),内环为轻链(L),2 条链不与组蛋白结合,均有编码功能。mtDNA 除与复制及转录有关的一小段 D 环区(D-loop)外,几乎不含非编码区,无内含子,各基因之间排列紧凑,部分区域还出现基因重叠。

人类 mtDNA 编码 13 种蛋白质、22 种 tRNA 和 2 种 rRNA(12S、16S)。线粒体是两种不同遗传系统的共同产物。大约有 1000 种线粒体蛋白用于启动复制、转录和翻译、促进各种物质通过线粒体膜的转运以及脂肪酸和丙酮酸盐的代谢等;此外,线粒体基因组编码的 13 种蛋白质在线粒体基质中翻译,并参与氧化磷酸化过程,与核基因编码的其他 70 种蛋白质共同组成氧化磷酸化系统。

**2. 线粒体遗传密码**　线粒体基因序列的遗传密码与核 DNA(nuclear DNA,nDNA)的不完全相同,最显著的是 mtDNA 中的 UGA 编码色氨酸,而 nDNA 中则为终止信号,tRNA 兼用性也较强,仅用 22 个 tRNA 来识别多达 48 个密码子,而核基因组中的通用密码中最少有 32 种 tRNA。所以,如果要将一个正常的外源 mtDNA 基因导入或整合到核基因中时,首先要考虑修改 DNA 序列,以应对不同的遗传密码系统。

**3. 线粒体 DNA 具半自主性**　线粒体虽具有自己的遗传物质,能够编码自己的 mRNA、rRNA 和 tRNA,并能够独立地复制、转录和翻译蛋白质。但线粒体只编码少量的线粒体蛋白质,大多数蛋白质是核基因编码的,并且它的复制与表达所需要的许多种酶,也是由核基因所提供的,所以又在一定程度上受到核基因的控制,因此,线粒体 DNA 具半自主性。

**4. 线粒体 DNA 的突变**　mtDNA 不与组蛋白结合,缺乏组蛋白的保护和必要的修复机制,又直接暴露于氧化磷酸化过程中产生的活性氧中,因此有着比 nDNA 高 10~20 倍的突变率,这就是 mtDNA 易于发生突变并容易得到保存的分子基础。另外,由于 mtDNA 中基因排列极为紧凑,因此,任何 mtDNA 的突变都会影响到其基因组内的重要功能区域。

## (二) mtDNA 的遗传特征

与 nDNA 相比,mtDNA 表现出一些特有的遗传学特征。

**1. 母系遗传**　mtDNA 的传递与孟德尔遗传方式不同,在精卵结合的受精过程中,合子中的线粒体几乎全都来自于卵子,所以线粒体遗传表现为母系遗传(maternal inheritance),即母亲将 mtDNA 传递给她的儿子和女儿,但只有女儿能将其 mtDNA 传递给下一代,父亲几乎不将其 mtDNA 传递给后代。由线粒体基因突变所致的疾病也遵循母系遗传的规律。因此,如果家系中发现一些成员具有相同的临床症状,并且是从受累的女性传递下来,而不是由受累的男性传递时,就应考虑是由于 mtDNA 突变造成的。通过对 mtDNA 的序列分析可以确定是哪一种类型的突变。

**2. 纯质性和异质性**　纯质性(homoplasmy)或同质性的细胞是指一个细胞或组织中所有的线粒体 DNA 具有相同的基因型,都是野生型序列或者都是突变型序列。异质性(heteroplasmy)或杂质性表示一个细胞或组织既含有野生型 mtDNA,又含有突变型 mtDNA。人类每个体细胞含有数以百计的线粒体,每个线粒体内含有 2~10 个拷贝 mtDNA 分子。mtDNA 的突变可导致细胞内同时存在野生型 mtDNA 和突变型 mtDNA,异质性的细胞在分裂时,随机分离到 2 个子细胞中的野生型 mtDNA 和突变型 mtDNA 的比例会发生漂变。在异质性细胞中野生型和突变型 mtDNA 的比例决定细胞内的能量生成是否正常,细胞携带突变型 mtDNA 少时,能量生成不会受到明显影响,大量突变型 mtDNA 存在时将会发生能量短缺,从而影响细胞正常功能。

**3. 随机遗传**　随机遗传是线粒体基因组不同于核基因组的另一特性。正常情况下,随着细胞有丝分裂,nDNA 被均等的分配到 2 个子细胞中去,确保了核遗传物质在上下代细胞中的稳定性,mtDNA 的遗传则不受任何系统左右,没有任何机制可以确保其完全均等分配,因此子细胞中突变型 mtDNA 分子的比例会发生不同的变化,其表现型也会有相应的改变。

另外,mtDNA 分子在上代和下代个体中的遗传存在一种特殊现象被称为遗传瓶颈效应(genetic-bottle neck effect)。人类卵母细胞中约包含有 10 万多个线粒体,但绝大多数线粒体在卵母细胞成熟时的减数分裂过程中丧失掉,留下的线粒体少则低于 10 个,多则不过 100 个。但在随后的胚胎发育中线粒体会迅速繁殖起来。遗传瓶颈现象的存在与个体的随机积累过程,可以造成子代个体迥异于亲代个体。

**4. 阈值效应**　阈值效应(threshold effect)或阈效应指能引起特定组织器官功能障碍的突变 mtDNA 的最少数量。即当突变 mtDNA 达到一定的比例时,才有受损表型出现。mtDNA 突变导致氧化磷酸化缺陷的严重性受 2 个因素的影响:①特定组织中突变型 mtDNA 与野生型 mtDNA 的相对比例。②不同的组织具有不同的能量阈值,因而对氧化磷酸化损伤的反应不同。只有当突变型 mtDNA 达到阈值时才足以引起某些器官或组织功能异常。女性携带者因细胞中异常 mtDNA 未达到阈值或因核基因的影响而未发病,但可将突变型 mtDNA 向后代传递。由于异质性和阈值效应,子女中得到较多突变型 mtDNA 者将发病,得到较少突变型 mtDNA 者不发病或病情较轻。

中枢神经系统和肌组织对能量依赖程度最高,因此最易受累。心脏、骨骼肌、肾、内分泌腺对氧化磷酸化缺陷也较敏感。肝脏中如有 80% 的突变型 mtDNA 时,不表现出病理症状,而肌组织或脑组织中突变型 mtDNA 达同样比例时就表现为疾病。另外,同一组织在不同时期对氧化磷酸化的敏感性也不同,例如肌组织中 mtDNA 的部分耗损或耗竭在新生儿中不引起症状,但随着生长,受损的供能系统不能满足机体对能量代谢日益增长的需求,就会表现为肌病。

# 二、基因突变与线粒体病

## (一)线粒体基因的突变

在线粒体基因组中,发现有五十多种 mtDNA 点突变和一百多种 mtDNA 重排与人类疾病相关联,涉及各种各样的多系统紊乱。大约 60% 的点突变影响 tRNA,35% 影响多肽链的亚单位,5% 影响 rRNA。mtDNA 基因突变可影响 OXPHOS 功能,使 ATP 合成减少,一旦线粒体不能提供足够的能量则可引起细胞发生退变甚至坏死,导致一些组织和器官功能的减退,出现相应的临床症状。'

mtDNA 的突变有不同的分类,以突变基因结构和数量变化可将 mtDNA 突变分为碱基突变(错义突变、蛋白质生物合成基因突变)、缺失和插入突变、mtDNA 拷贝数目突变。由于 mtDNA 突变造成的临床症状十分复杂,同一家系中携带有同一突变的患者临床表现也不尽相同,男女之间的外显度也不同,其病理机制尚未完全清楚,但至少 4 个方面的因素会造成这种临床表现的差异:①mtDNA 的单倍型的差异;②环境因素的差异,如 A1555G 突变造成的耳聋,通常是由链霉素族抗生素诱发的;③核基因的遗传背景差异,如已经被证明的修饰基因的存在;④组织特异性的基因之间的相互作用,这些方面的因素都可以是造成同质性突变在患者中表现度的差异。

## (二)核基因组基因突变与线粒体病

近十多年来,对核基因组基因突变导致线粒体疾病有了很多新的发现,不断被发现有新的核基因与线粒体疾病相关。由于这些核基因多位于常染色体上,故与其他的核基因组突变有相同的遗传特点,即可分为 AR 和 AD 遗传,但更多的是以散发性的病例出现。由于突变造成呼吸链功能受损,所以临床表现与 mtDNA 突变所引起的疾病有很高的相似性。

# 三、常见线粒体遗传病

线粒体 DNA 突变引起的疾病,称为线粒体病(mitochondrial disease)。线粒体遗传病的临床表现有以下特征:肌病、心肌病、痴呆、突发性肌阵挛、耳聋、失明、贫血、糖尿病和大脑供血异常等。所以当患者同时出现多个器官、多个组织症状而又无法解释其病因时,应考虑线粒体病。目前发现的线粒体病集中在神经和肌肉系统,内分泌系统等疾病也与线粒体功能障碍有关。

## (一) Leber 遗传性视神经病

Leber 遗传性视神经萎缩(Leber hereditary optic neuropathy,LHON;OMIM 535000)是一种由于 mtDNA 突变累及视神经的线粒体遗传病,是一种罕见的眼部疾病。德国的眼科医生 Leber 于 1871 首次发现的,故称为 Leber 遗传性视神经病。典型的 LHON 首发症状为视物模糊,接着在几个月之内出现无痛性、完全或接近完全失明,通常是双眼同时受累。本病的主要病理特征是视神经和视网膜神经元退化,同时伴有周围神经的退行性变、心脏传导阻滞和肌张力减退等。临床表现为急性或亚急性双侧中心视力减退以致丧失,眼底呈视神经退行性变,常伴有心血管系统和神经系统病变(图 14-2)。本病发病年龄通常在 20~30 岁,但发病年龄范围可从儿童期一直到七十多岁,我国 LHON 病通常发病年龄在 18~20 岁,男性(占 85%)多于女性。LHON 的 mtDNA 突变分为 2 种类型:第一种是指单个的线粒体突变就足以导致

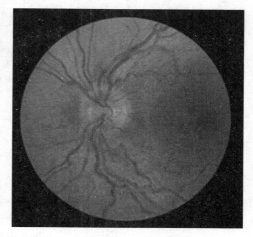

图 14-2　Leber 遗传性视神经病患者

出现 LHON 表型,在这种类型中,大约 95% 的病例被证实存在 3 种突变中的 1 种,这 3 种突变分别为 G11778A、G3460A、T14484C,这 3 种原发突变在世界范围内有很大的差异;第 2 种是指需要二次突变或其他变异才能产生的临床表现,这种类型很少见,其生物学基础不完全清楚。本病属于母系遗传,迄今为止尚未发现有一个男性患者将此病传给后代的例子。

## (二) 氨基糖苷类诱发的耳聋

氨基糖苷类抗生素(AmAn)诱发的耳聋(AAID)(OMIM 580000,561000)是指使用此类抗生素(链霉素、庆大霉素、卡那霉素和新霉素等)而引起的失聪。慢性毒性反应之一是对耳蜗系损害,一般发生较迟,常在用药数月后或停药以后发生,主要症状是耳鸣和耳聋。AAID 的发病机制是氨基糖苷干扰了耳蜗内毛细胞线粒体 ATP 的产生。AAID 在我国的发病率为 0.035%,并有逐年上升的趋势,已成为我国聋病的主要病因。mtDNA 12S rRNA 基因 1555 位点的 A→G 的突变是氨基糖苷类抗生素(AmAn)所致耳聋的重要诱因之一。该类耳聋属于母系遗传。

我国每年都有约 3 万名新增耳聋患者被确诊因使用了氨基糖苷类抗生素而致聋,这类耳聋患者中有 30%~40% 的患者携带有 mtDNA 的单一突变(A1555G)。这类突变的携带者都是高风险的氨基糖苷类抗生素敏感性耳聋易感者。但即使在同一家族的成员之间,易感程度也不

同,使用氨基糖苷类抗生素后的起病时间和听力受损程度也不同。因此,不能因家庭中有成员曾经使用氨基糖苷类抗生素未致聋来推断其他家庭成员为非易感者。若一家族成员被确认为突变携带者或氨基糖苷类抗生素敏感性耳聋患者,应建议同一家族的所有成员都做遗传咨询,并终身避免使用氨基糖苷类抗生素。

### (三) MERRF 综合征

肌阵挛性癫痫和破碎红纤维病(myoclonnus epilepsy and ragged red fibers,MERRF;OMIM 545000)是一种线粒体遗传病,具有多系统紊乱,包括肌阵挛性癫痫的短暂发作、共济失调、肌

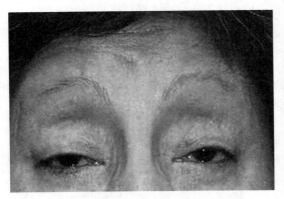

图 14-3　KSS 综合征患者

病、轻度痴呆、耳聋、脊髓神经退化等。破碎红纤维是指大量的团块状异常线粒体主要聚集在肌细胞中,电子呼吸链中复合体 Ⅱ 的特异性染料能将其染成红色。本病多见于儿童,发病年龄通常在 10～20 岁,有家族史。最常见的突变类型是 mtDNA 第 8344 位点(位于 tRNA$^{Lys}$基因处)A→G 的碱基置换。该突变破坏了 tRNA$^{Lys}$ 中与核糖体连接的 TΨC 环,蛋白质合成受阻,结果影响了氧化磷酸化复合体 Ⅰ 和复合体 Ⅱ 的合成,造成氧化磷酸化的功能下降,导致肌阵挛癫痫的多系统病变(图 14-3)。

### (四) MELAS 综合征

MELAS 综合征又称线粒体肌病脑病伴乳酸中毒及中风样发作综合征(mitochondrial encephalomyopathy with lactic acidosis and stroke like episodes,MELAS;OMIM 540000),是较为常见的线粒体病。本病的主要症状:阵发性呕吐、乳酸中毒和具有可逆性的中风等。患者 40 岁前就开始出现复发性休克、肌病、共济失调、肌阵挛、痴呆并耳聋。眼外肌无力或麻痹,使眼的水平运动受限(进行性眼外肌麻痹,PEO),眼睑下垂,肌无力,身材矮小。本病患者的一个特征性病理变化就是在脑和肌肉的小动脉和毛细血管壁中有大量的形态异常的聚集的线粒体。主要突变类型是 mtDNA 的 3243 位点 A→G 的碱基置换,该突变改变了蛋白质翻译的终止密码,从而引起疾病。

### (五) KSS 综合征

KSS 综合征(kearns sayre syndrome,KSS;OMIM 530000)又称为慢性进行性外眼肌麻痹(CPEO),是一种累及全身多个系统的线粒体病。主要临床表现为眼肌麻痹和色素性视网膜炎。通常在 20 岁以前发病,伴有脑脊液蛋白浓度增高、心脏传导系统异常、共济失调、痴呆、耳聋和糖尿病等,大多数患者在确诊后几年内死亡。KSS 和 CPEO 与 mtDNA 大片段缺失有关,缺失部位多发生在重链和轻链 2 个复制起始点之间,缺失片段在 20～70kb。由于涉及多个基因的缺失,患者可出现不同程度的线粒体蛋白质合成缺陷,影响 4 种呼吸链复合体(图 14-4)。

### (六) 帕金森病

帕金森病(parkinson disease,PD)又称震颤性麻痹,是一种晚年发病的运动失调症,有震颤、动作迟缓等症状,少数患者有痴呆症状,患者脑组织特别是黑质中存在 mtDNA 缺失。帕金森病

患者线粒体基因组中可以检测到 4977 bp 长的一段 DNA 缺失,缺失区域从 ATPase 8 基因延续到 ND 5 基因,结果导致线粒体复合体中的 4 个亚单位功能失常,进而引起神经元中能量代谢障碍。研究发现正常人与帕金森病患者细胞中均可见 2 种 mtDNA,正常人细胞中突变型 mtDNA 只占野生型的 0.3%,而帕金森病患者可达 5%,比正常人高出十多倍。说明此类 mtDNA 突变具有一定的阈值,当突变积累超越一定阈值时,导致发病。所以推测临床上帕金森病的患者多见于中年以上个体的原因,是由于 mtDNA 突变累加效应而致。

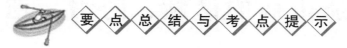

要 点 总 结 与 考 点 提 示

1. 肿瘤发生中涉及的遗传基础。
2. 癌基因和抑癌基因的概念,它们在恶性肿瘤发生过程中的作用。
3. 药物的遗传控制和药物基因组学。
4. 线粒体 DNA 的结构和功能特征,常见的线粒体遗传病的发病机制及其典型的临床表现。

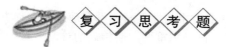

复 习 思 考 题

一、选择题

1. 下列哪种为慢性粒细胞白血病的标志染色体(　　)
   A. 5p-　　　　　　　　B. t(7;14)
   C. 12q14-　　　　　　D. 22q-
   E. 16q+

2. 视网膜母细胞瘤的致病基因是(　　)
   A. NM23　　　　　　B. p22
   C. RB　　　　　　　D. RAS
   E. MTS2

3. 肝癌属于(　　)肿瘤
   A. 单基因遗传　　　　B. 多基因遗传
   C. 染色体畸变引起　　D. 遗传综合征
   E. 遗传易感性

4. 家族性结肠癌属于(　　)肿瘤
   A. 单基因遗传　　　　B. 多基因遗传
   C. 染色体畸变引起　　D. 遗传综合征
   E. 遗传易感性

5. 对肺癌的研究显示,吸烟是本病的主要诱因,但也与(　　)有关
   A. 精神因素　　　　　B. 物理辐射
   C. 环境污染　　　　　D. 遗传因素
   E. 微生物感染

6. 癌基因原是(　　)中的一些基因,是细胞生长发育所必需的
   A. 正常组织　　　　　B. 正常细胞

   C. 癌周细胞　　　　　D. 癌细胞
   E. 癌组织

7. 异烟肼快灭火者长期服用异烟肼会导致(　　)
   A. 肺炎　　　　　　　B. 肾炎
   C. 肝炎　　　　　　　D. 脑膜炎
   E. 神经炎

8. 未来,可以通过(　　)来避免一些少数个体因个体差异而出现异常的药物反应
   A. 基因分型　　　　　B. 染色体检查
   C. 血液检查　　　　　D. 尿液检查
   E. CT 检查

9. 线粒体高突变率的原因不包括(　　)
   A. 基因排列紧凑　　　B. 缺乏组蛋白保护
   C. 容易遭受氧化损伤　D. 缺乏有效的修复能力
   E. 缺乏复制能力

10. 与线粒体功能障碍有关的疾病是(　　)
    A. 白化病　　　　　　B. 先天性聋哑
    C. 糖尿病　　　　　　D. 帕金森病
    E. 高血压

二、分析题

1. 什么是癌基因? 它分为哪几类? 癌基因激活的机制有哪些?

2. 讨论肿瘤发生机制中涉及的主要的学说。

3. 通过对线粒体病的学习,分析一种常见的线粒体遗传病的临床特征、发病机制。

(张子波)

# 第十五章

# 遗传病的诊断、防治与遗传咨询

## 第一节　遗传病的诊断

在当前绝大多数遗传病和遗传相关性疾病还没有理想的治疗方法的状况下,其诊断(特别是产前诊断和杂合子检出)就显得特别重要。遗传病的诊断是进行遗传病预防和治疗的前提,既有与其他疾病相同的诊断方法,也有其特殊的诊断方法。

在分子水平上,遗传病是与基因相关的疾病,在人类基因组计划全部完成的今天,确定致病基因及其致病机制成为今后遗传学研究的重要内容。越来越多致病基因的确认,丰富了人类对自身基因的认识,也为遗传病的诊断特别是分子诊断奠定了坚实的基础。

遗传病的诊断是一项复杂的工作,几乎涉及各个临床学科。因此遗传病的诊断需要各个学科的配合,需要高水平的综合性医院和专业人员及实验室。由于遗传病的种类很多,加之遗传异质性,要确诊一种疾病是否为遗传病,临床上除采用一般疾病的诊断方法外,还必须辅以遗传学特殊的诊断手段,如系谱分析、染色体检查、生化检查、皮纹分析、产前诊断等,而且遗传病的特殊诊断往往是确诊的关键。

目前,临床上的遗传病诊断主要包括:临床诊断、产前诊断、基因诊断。

## 一、临床诊断

### (一) 常规临床诊断

**1. 询问病史**　遗传病的性质决定了其多有家族聚集倾向和特异的遗传规律,所以病史采集的准确性和完整性至关重要。除一般病史外,应着重询问患者的家族史、婚姻史、生育史。病史的采集主要通过采集对象的描述和有关个体的病案查询。实践中还应注意不同个体描述是否可以相互印证,以确定资料的可信度。

(1) 家族史:采集家族史要特别注意,由于代诉人文化程度、记忆能力、判断能力、思维能力和精神状态的差异,可能对症状、体征的描述不够准确或不够全面;或者患者和代诉人提供假材料等,都会影响到家族史材料的准确性。

(2) 婚姻史:着重调查婚龄、次数、配偶关系、健康状况及是否为近亲结婚等。

(3) 生育史:着重询问生育年龄、子女数目及健康状况,有无流产、死产和早产史,如有新生儿死亡或患儿,除询问父母及家庭成员上述情况外,还应了解患儿有无产伤、窒息,妊娠早期有无患病毒性疾病和接触过致畸因素,如是否服用过药物或接触过电离辐射、有害化学物质等。

**2. 症状与体征**　症状和体征是患者就诊的主要原因,也是遗传病诊断的重要线索。遗传病既有与其他疾病相同的症状和体征,又有其本身特异的综合征,可为准确诊断提供初步线索。通过对症状和体征的了解,有助于提示患者可能的疾病类型,甚至基本判断所罹患的疾病,如白化病。但是绝大多数遗传病必须通过进一步检查才能确定。例如痴呆面容提示可能为 Down 综合征,但必须通过染色体检查才能确定,以防可能为 22 三体或 18 三体。

由于大多数遗传病在婴儿或儿童期即可有体征和症状表现,故除观察外貌特征外,还应注意身体发育快慢、体重增加速度、智力发育情况、性器官及第二性征发育状态、肌张力强弱以及啼哭声是否异常等。此外,皮肤纹理的特征也可作为遗传病的辅助诊断之一。

但是,也有许多遗传病的症状不明显,体征特异性并不高,此时若仅凭症状、体征资料做出诊断还是有一定困难的,因此必须结合其他诊断手段进行综合分析。

## （二）系谱分析

系谱分析是诊断遗传病的重要环节,进行系谱分析有助于判断患者是否患有遗传病,又有助于区分是单基因病还是多基因病,以及进一步判定其遗传方式。

遗传病诊断时一定要有一个完整、准确、系统的系谱,一个完整的系谱应有三代以上家庭成员的患病情况、婚姻情况及生育情况。进行系谱分析时,应注意以下几点。

（1）遗传工作者在咨询时,要态度和蔼,向其说明了解病史和家族史的意义,耐心而有针对性的提出问题。

（2）采集家族史时,资料必须可靠,个体的文化程度、家系成员的分散程度、被调查者的年龄、记忆和判断能力等,都是影响资料准确度的因素。对每个家庭成员都要做详细的记录,对死亡者必须查清死亡原因,还要查清有无近亲结婚、有无死胎、流产史等,以及家族中表型正常的携带者。

（3）分析显性遗传病时,应特别注意外显不全、延迟显性、新突变基因、动态突变、易位基因、基因组印迹等问题,还要充分考虑主基因和遗传背景、基因和环境综合作用等问题。在个别系谱中,仅有一个先证者,要认真分析是常染色体隐性遗传所致,还是新的基因突变引起。

（4）由于遗传病存在遗传异质性,因此由不同遗传方式引起的遗传病易被误认为是由同一种遗传方式引起的。观察指标的不同,可能遗传方式也不同。

（5）分析系谱时,要把家系中各支综合起来共同分析,才能看到分离率的比例关系。

## （三）细胞遗传学检查

细胞遗传学检查,即染色体检查或称核型分析,是较早应用于遗传病诊断的辅助手段。目前随着显带技术的应用以及高分辨率染色体显带技术的出现和改进,能更准确地判断和发现更多的染色体数目和结构异常综合征,还可以发现新的微畸变综合征,因而该方法是确诊染色体病的主要方法。但是在临床应用上,进行染色体分析的指征很难掌握,因此异常核型的检出率常常较低,可能会使一些阳性病例漏诊。

**1. 染色体检查**　染色体检查标本的来源,主要取自外周血、绒毛、羊水中脱落细胞和脐血、皮肤等各种组织。待检组织通过体外细胞培养,一定量的秋水仙碱处理,经收获细胞、低渗、固定、滴片等过程,即可制备染色体标本片。在染色体标本制备过程中,经各种不同方法处理,可显示不同的染色体带纹,供核型分析,核型分析是确诊染色体病的主要方法。

在临床工作中,如遇到下列情形之一,应建议作染色体相关检查。

（1）有明显的智力发育不全、生长迟缓或伴有其他先天畸形者。

（2）夫妇之一有染色体异常,如嵌合体、平衡结构重排。

（3）已生育过染色体异常或先天畸形患儿的妇女。

(4) 多发性流产的妇女。

(5) 原发性闭经,女性不孕症患者。

(6) 无精子症男子和男性不育症患者。

(7) 两性内外生殖器畸形者。

(8) 性腺发育不全和先天性睾丸发育不全者。

(9) 长期接受 X 线、电离辐射的人员,孕前或孕期曾接触致畸物的孕妇。

(10) 35 岁以上的高龄孕妇。

**2. 性染色质检查** 性染色质包括 X 染色质和 Y 染色质。性染色质检查材料来自发根鞘细胞、皮肤或口腔上皮细胞、女性的阴道的上皮细胞,也可取自绒毛和羊水的胎儿脱落细胞等。主要用于疑为性染色体数目异常疾病的诊断,但确认仍需依靠染色体检查。

### (四) 生化检查

生化检查是遗传病诊断中的重要辅助手段,包括一般的临床生化检查和遗传病的特异检查。生化检查主要是对蛋白质和酶结构或功能活性的检测。该方法特别适用于分子病、先天性代谢缺陷、免疫缺陷等遗传病的检查。此外生化检查还包括了反应底物、中间产物、终产物和受体与配体的检查。生化检查的材料主要有血液、活检组织、尿、粪便、脱落细胞、阴道分泌物等。表 15-1 列举了部分可以通过酶活性检测的遗传代谢缺陷病,表 15-2 列举了部分通过血清或尿液检测的遗传代谢缺陷病。

**1. 代谢产物分析** 遗传代谢缺陷病中大部分为常染色体隐性遗传,少数为 X 连锁隐性遗传。酶缺陷导致一系列生化代谢紊乱,从而使代谢中间产物、底物、终产物和旁路代谢产物发生变化。因此,检测某些代谢产物的质和量的改变,可间接反映酶的变化而做出判断。例如疑为苯丙酮尿症的患者,可检测血清苯丙氨酸或尿中苯乙酸浓度;黏多糖病可测定尿中硫酸皮肤素、硫酸乙酰肝素。

表 15-1 常见通过酶活性检测的遗传代谢缺陷病

| 疾病名称 | 检查的酶 | 材料 |
|---|---|---|
| 白化病 | 酪氨酸酶 | 毛囊 |
| 精氨酸琥珀酸尿症 | 精氨酸代琥珀酸裂解酶 | 红细胞 |
| 胱硫醚尿症 | 胱硫醚酶 | 肝、白细胞、成纤维细胞 |
| 组氨酸血症 | 组氨酸酶 | 指(趾)甲屑 |
| 同型胱氨酸尿症 | 胱硫醚合成酶 | 肝、白细胞、成纤维细胞 |
| 酮性高甘氨酸血症 | 丙酰辅酶 A 羧化酶 | 肝、白细胞、成纤维细胞 |
| 枫糖尿病 | 支链酮酸羧酶 | 肝、白细胞、成纤维细胞 |
| 苯丙酮尿症 | 苯丙氨酸羟化酶 | 肝 |
| 酪氨酸血症 Ⅰ | 对羟苯丙酮酸羟化酶 | 肝、肾 |
| 酪氨酸血症 Ⅱ | 酪氨酸氨基转移酶 | 肝 |
| 半乳糖血症 | 半乳糖磷酸尿苷转移酶 | 红细胞 |
| 家族性黑矇性痴呆 | 氨基己糖酶 | 白细胞 |
| 高血压病 | β 葡萄糖苷酶 | 皮肤成纤维细胞 |
| 腺苷脱氨酶缺乏症 | 腺苷脱氨酶 | 红细胞 |
| 糖原累积病 Ⅰ 型 | 葡萄糖-6-磷酸酶 | 肠黏膜 |

续表

| 疾病名称 | 检查的酶 | 材料 |
|---|---|---|
| 糖原累积病Ⅱ型 | A-1,4-葡萄糖苷酶 | 皮肤成纤维细胞 |
| 糖原累积病Ⅲ型 | 红细胞脱支酶 | 红细胞 |
| 糖原累积病Ⅳ型 | 支化酶 | 白细胞、皮肤成纤维细胞 |
| 糖原累积病Ⅴ型 | 肝磷酸化酶 | 白细胞 |
| 氨酰脯氨酸缺乏症 | 氨酰脯氨酸酶 | 白细胞 |
| 高苯丙氨酸血症 | 二氢蝶啶还原酶 | 皮肤成纤维细胞 |
| 瓜氨酸血症 | 精氨酰琥珀酸合成酶 | 皮肤成纤维细胞 |
| 进行性肌营养不良 | 肌磷酸激酶 | 血清 |

表 15-2　部分通过血清和尿液检测的遗传代谢缺陷病

| 疾病名称 | 血清检测物 | 尿液检测物 |
|---|---|---|
| 精氨酸琥珀酸尿症 | | 精氨酸代琥珀酸 |
| 瓜氨酸血症 | 瓜氨酸 | 瓜氨酸 |
| 胱硫醚尿症 | | 胱硫酸 |
| 胱氨酸尿症 | | 胱氨酸、赖氨酸、精氨酸、鸟氨酸 |
| 胱氨酸病 | 胱氨酸 | |
| 同型胱氨酸尿症 | 甲硫氨酸 | 胱氨酸、其他氨基酸 |
| 羟脯氨酸血症 | 羟脯氨酸 | 同型胱氨酸 |
| 高甘氨酸血症 | 甘氨酸及其他有机酸 | 羟脯氨酸 |
| 高赖氨酸血症 | 赖氨酸 | 甘氨酸 |
| 高脯氨酸血症 | 脯氨酸 | 赖氨酸、鸟氨酸、氨基丁酸 |
| 低磷酸血症 | | 脯氨酸、羟脯氨酸、甘氨酸 |
| 枫糖尿病 | 缬氨酸、亮氨酸、异亮氨酸 | 磷酸乙醇胺 |
| 苯丙酮尿症 | 苯丙氨酸 | 酮衍生物 |
| 酪氨酸血症 | 酪氨酸 | 苯丙酮酸 |
| 组氨酸血症 | 组氨酸 | 酪氨酸、苯丙氨酸衍生物、组氨酸 |

**2. 酶和蛋白质分析**　基因突变引起的单基因病主要是特定的酶和蛋白质的质和量改变的结果。因此,对酶活性的改变和蛋白质含量测定是确诊某些单基因病的主要方法。检测酶和蛋白质的材料主要来源于血液和特定的组织、细胞,如肝细胞、皮肤成纤维细胞、肾及肠黏膜细胞等。但是,许多基因的表达具有组织特异性,因此,一种酶缺乏不一定在所有的组织中都能进行检测,例如苯丙氨酸羟化酶必须用肝组织活检,而在血细胞中无法得到。

随着人类对遗传病发病机制认识的深入和检测方法的改进,越来越多的单基因病,特别是代谢缺陷性疾病的诊断将更加迅速,更加简便。目前已经能够使用滤纸片或显色反应进行血液和尿液的检查,方法简便,非常适用于初检和普查。

# 二、产 前 诊 断

产前诊断又称宫内诊断,是对胚胎或胎儿在出生前是否患有某种遗传病或先天畸形做出的诊断。如果确认胎儿患有某种遗传或发育异常,即可终止妊娠,这是防止遗传病患儿出生的有效手段。遗传病的产前诊断可以追溯到 1966 年，Steele 和 Berg 发现胎儿的染色体可以通过羊水细胞的培养来进行。随着影像诊断、生化诊断和分子诊断的发展，产前诊断得到越来越广泛的应用。

## （一）产前诊断的适应证

产前诊断适应证的选择原则：一具有高风险且危害较大的遗传病；二临床上已有成熟的对该病进行产前诊断的手段与方法。这些遗传病包括以下几类：①有明显形态改变的先天畸形；②染色体病；③酶缺陷导致的遗传性代谢病；④已能够进行 DNA 检测的遗传病；⑤多基因遗传的神经管畸形。

应接受产前诊断的适应证包括如下情况：

（1）35 岁以上的高龄产妇。

（2）夫妇一方有染色体数目异常、结构异常或者为染色体平衡易位携带者。

（3）夫妇一方为单基因病患者。

（4）生过单基因遗传病患儿的孕妇。

（5）夫妇一方有神经管畸形者。

（6）生育过先天性神经管畸形缺陷儿的孕妇。

（7）具有两次以上不明原因流产的孕妇或生育过多发性畸形儿的孕妇。

（8）夫妇一方家族成员中有先天愚型或其他染色体病的患者。

（9）夫妇双方均为隐性遗传病的携带者。

（10）已知为 X 连锁隐性遗传病携带者的孕妇。

（11）孕妇早期服用过致畸药物或夫妇一方有明显致畸因子接触史。

（12）脆性 X 染色体综合征家系中的夫妇。

## （二）产前诊断的实验室检查

目前临床上常用的主要产前诊断方法如下。

**1. X 线检查** 主要用来检查妊娠 18 周以后胎儿的骨骼发育情况。X 线摄片可诊断无脑儿、脑积水、脊柱裂、小头畸形、软骨发育不全等。但因 X 线对胎儿有不良影响，现已很少使用。

**2. 超声波检查** 是一项非常简便且对母体、胎儿无损伤的产前诊断方法，能详细地检查胎儿的外部形态和内部结构，可通过某些细胞微改变提示染色体异常，使许多胎儿的遗传性疾病得以早期诊断。目前使用最多的是 B 型超声波诊断仪，可进行多胎妊娠、羊水过多、无脑儿、肢体短小、脊柱裂、多囊肾、脑膜膨出等疾病的诊断，还可用做胎盘定位以选择羊膜穿刺的进针部位和绒毛吸取术的部位选择。由于 B 超检查对胎儿和孕妇基本无损伤，因此该法成为目前临床上首选的诊断方法。

**3. 胎儿镜检查** 胎儿镜又称羊膜镜或宫腔镜，是一种带有羊膜穿刺的双套管光纤维内窥镜。它可以在进入羊膜腔后直接观察胎儿的外形、性别、有无畸形等，又可抽取羊水或胎血做各种检查，还可进行宫内治疗。于妊娠 15 ~ 21 周进行操作。因此理论上是一种最理想的方法。但由于操作困难，并易引起多种并发症，目前还不被医护人员所接受，加之 B 超被广泛使用，目前已很少使用。

## （三）产前诊断的标本及采集技术

**1. 羊膜穿刺术** 又称羊水取样，是指在 B 超引导下用注射器经孕妇壁、子宫到羊膜腔抽取胎儿羊水的技术，是产前诊断最基本的方法之一。羊水中含有一定数量的胎儿脱落细胞，多为成纤维样细胞和上皮细胞,可以通过体外培养达到增殖的目的,因此能够实现胎儿的染色体检查、生化检查和分子诊断的目的。抽出的羊水还可以进行某些生化测定而辅助判断胎儿患病信息。

例如当羊水中甲胎蛋白浓度过高时,可能意味着胎儿无脑、开放性脊柱裂、脊髓脊膜膨出和脑积水等;或为死胎、先天性肾病综合征、脐膨出、某些染色体病等。某些脂类代谢病、黏多糖病、氨基酸病、糖原累积病等也可通过羊水检查判断。

羊膜穿刺的最佳时间是在妊娠 16 ~ 20 周,此时羊水量较多,成功率高,羊膜穿刺的危险性相对较小,引起流产的风险为 0.5%,母体感染、Rh 溶血和其他妇科并发症发生率更低。羊水抽取量一般为 20 ~ 30ml,应为淡黄色,混浊,且无母血感染。

进行羊水细胞染色体分析的技术关键在于细胞培养的成功与否。胎儿脱落细胞虽然含有一部分活细胞,但是培养的成功率比外周血培养低,一般要培养 10 天以上才可供染色体制备,除了严格的无菌操作外,培养操作者的经验非常重要。对于分子诊断则无需培养,只要细胞结构完整,DNA、RNA 没有降解就可以。

**2. 绒毛取样法** 又称绒毛吸取术,是通过特制的取样器,经孕妇阴道、宫颈进入子宫,达到胎盘处后吸取一定数量的胎儿绒毛组织。获取的绒毛经处理后用于胎儿的染色体检查、生化检测及基因诊断。该方法的优点是可以在妊娠早期(9 ~ 12 周)进行,需要做选择性流产时,给孕妇带来的损伤和痛苦较小。缺点是引起流产的风险比较高,是羊膜穿刺的 2 倍,而且标本容易被细菌、真菌污染,不宜进行长期培养。有时标本中可能含有母体细胞,影响分析。另外绒毛组织直接制备染色体的质量不容易控制,影响染色体核型分析。

**3. 脐带穿刺术** 在 B 超监测下,用一细针经腹壁进入胎儿脐带采取脐静脉血。一般在妊娠 22 ~ 34 周进行。脐血可用于染色体或血液学各种检查,也可以用于因羊水培养失败,DNA 分析无法诊断,或者在错过绒毛和羊水取样时机的情况下利用脐血血浆或血细胞进行生化检测。在一些情况下,还可替代基因分析。此法成功率高且较安全,引起流产的风险约 1%,低于羊膜穿刺(2.5%)和绒毛取样(7%)的风险。

**4. 孕妇外周血分离胎儿细胞** 前述获取胎儿外周血细胞的方法对于母胎都可能有一定的损伤,都有流产和感染等风险。而从孕妇外周血中获取胎儿细胞的方法则是一个十分安全的方法。早在 1893 年就有学者发现母体中含有胎儿细胞,1964 年发现孕妇外周血含有未成熟的胎儿红细胞,1969 年在 22 个孕有男胎的孕妇外周血中,发现 19 例 46,XY 细胞,说明孕妇外周血中分离胎儿细胞进行产前诊断是可能的。并随着技术进步,该方法正向着实用性发展,称为非损伤性产前诊断的发展方向。但目前这项技术还不很成熟,还没有成为产前诊断的主流方法。

**5. 植入前诊断** 近年来,随着医学遗传学、胚胎发育学和分子生物学技术的发展,诞生了一项新的诊断技术——植入前遗传学诊断,它是指用分子或细胞遗传学技术对体外受精的胚胎进行遗传学诊断,确定正常后再将胚胎植入子宫。目前世界上已有五百余名通过此项技术诞生的健康婴儿,约 50 个生殖医学中心应用了此项技术并实施于临床。

# 三、基 因 诊 断

## (一) 基因诊断的概念

基因诊断是用分子生物学方法在 DNA 水平或 RNA 水平对某一基因进行分析,从而对特定的疾病进行诊断。其临床意义在于探知 DNA 或 RNA 的结构变化与否、量的多少及表达情况等,以确定被检查者是否存在基因水平的异常变化,以此作为疾病确诊或进行基因治疗的依据。它和传统的诊断方法主要差异在于直接从基因型推断表型,即可以越过产物(酶和蛋白质)直接检测基因结构而做出判断,这样就改变了传统的表型诊断方式,故基因诊断又称为逆向诊断。

这一诊断方法不仅可以对已发病的患者做出诊断,还可以在发病前做出症状前基因诊断,也能对有可能患遗传病的胎儿做出生前基因诊断。基因诊断的特点和优点主要表现在:①以探测基因为目标,属于"病因诊断",针对性强。②运用基因探针进行检测,灵敏度高,特异性强。③基因探针可以是任何来源、任何种类,其检测目标可为一个特定基因,也可为一种特定的基因组合,可以是内源基因,亦可是外源基因,因此适应强,诊断范围广。④被检测的基因是否处于活化状态对基因诊断来说并不重要,因此可对那些有组织和分化阶段表达特异性的基因及其异常进行检测和诊断。

基因诊断的直接对象是人体 DNA,因此基因诊断材料来源广泛,机体各种组织的有核细胞都可以作为基因诊断的材料。这是因为基因存在于所有的有核细胞中,机体有核细胞的基因组成是一致的。因此基因诊断不受基因表达的时空限制,也不受取材细胞类型和发病年龄的限制,为分析某些延迟显性的常染色体显性遗传病提供了可能。这一技术还可以从基因水平了解遗传异质性,有效地检出携带者。基因诊断为遗传病的诊断开辟了新的途径。

基因诊断始于 1978 年,Botstein 首先将限制性酶切片段长度多态性(RFLP)用于基因诊断,从而揭开了基因诊断的序幕。从分子生物学早期的核酸杂交到目前的基因芯片,手段不断丰富。从第一代遗传标志(限制性酶切片段长度多态性,RFLP)到第二代遗传标志(短片段串联重复序列,STR),信息量不断增加;而第三代遗传标志(单核苷酸多态性,SNP)已经浮出水面,它被认为是目前信息量最大的遗传标志,必将在基因诊断中发挥巨大的作用。

人类基因组计划为基因诊断的发展提供了一个更加广泛的空间,功能基因组学的研究将大大推动人类对自身基因(包括致病基因)的认识。

## (二) 基因诊断的原理

遗传性疾病发病的根本原因是组织细胞中行使生命基本功能的蛋白质的异常,而这种异常主要表现在四个方面:结构、种类、数量和消长时间。中心法则表明蛋白质结构最终由 DNA 序列所决定。因此 DNA 的检测是确定蛋白质结构和种类的有效方法。目前的基因诊断主要集中在结构和种类诊断上,也就是说进行基因突变的检测。基因突变的检测必须在所检测的基因序列完全明了的情况下进行,然而目前许多疾病基因结构还不清楚,还不能对这些基因直接检测,只能通过其他间接方法进行。

mRNA 检测也是基因诊断的一个方面,主要用于基因表达(数量和消长时间)的检测,同时它还特别适用于内含子拼接不稳定的融合基因产物或一些特大基因产物的检测。基因表达的检测还可以考虑检测蛋白质和酶的量与活性,以及代谢产物的检测。

对致病基因已知,并且定位基本确定,但其结构序列还不清楚的疾病,可以考虑采取基因连锁检测方法进行基因诊断。基因连锁检测是选择致病基因附近序列中的某些遗传标志进行的分析方法。所谓遗传标志是群体中存在多态性而遗传上遵循孟德尔规律,同时不受环境影响而改变的特征物,如染色体上的某些结构、HLA 类型以及特征性的 DNA 序列等。经典的连锁分析主要是使用限制性酶切片段长度多态性(RFLP)作为遗传标志。这种多态性在人群中广泛存在,并呈孟德尔式遗传。近年来发展起来的短片段串联重复序列(STR)和单核苷酸多态性(SNP)作为遗传标志,逐渐取代了 RFLP。它们具有高度的多态性,信息量明显大于 RFLP,结合PCR 技术,可以很方便地进行连锁分析。

基因诊断的原理简单地说,就是用已知核苷酸序列测定未知核苷酸序列。核酸分子杂交是其最基本的技术。所谓分子杂交,是指来源不同的两条单链核酸分子,在一定条件下按碱基互补规律形成双链的过程。杂交不仅能在 DNA 与 DNA 单链之间进行，也能在 DNA 与 RNA 单链之间进行。

## （三）基因诊断的技术

根据基因诊断所用技术大致可分为酶谱分析法、聚合酶链反应（PCR）、探针杂交分析法、DNA 测序等方法。实际上，临床上多将这几种技术联合应用。表 15-3 列出了常用的基因诊断方法。

表 15-3　常用基因诊断方法

| 基因异常类型 | 诊断方法 | 探针、引物或限制性酶 |
| --- | --- | --- |
| 基因缺失 | 基因组 Southern 印迹杂交 | 缺失基因的探针 |
| | PCR 扩增 | 引物包括缺失或在缺失部位内突变 |
| | RFLP 分析 | 导致其切点消失的限制性酶 |
| 点突变 | ASO 杂交 | 正常和异常的 ASO 探针 |
| | 产物的多态性分析 | 引物包括突变部位 |
| 基因已知但异常不明 | | |
| | 基因产物或旁侧序列多态性连锁分析 | 基因内或旁侧序列探针或引物 |
| 基因未知 | 与疾病连锁的多态性 | 与疾病连锁的多态位点探针或引物 |

注：ASO 探针，等位基因特异性寡核苷酸探针。

**1. 限制性酶切片段长度多态性**（RFLP）　人群中不同个体基因的核苷酸序列存在差异，称为 DNA 的多态性。DNA 顺序上发生变化而出现或丢失某一限制性内切酶位点，使酶切产生的片段长度和数量发生变化称为 RFLP。任何一个基因内切大片段的缺失、插入以及基因重排，即使不影响到限制性内切酶位点的丢失或获得，也很可能引起限制性酶切图谱的变化，使限制性酶切片段的大小和数量发生变化，因而这类基因突变可以通过限制性内切酶 DNA 或结合基因探针的杂交方法将突变找出。例如镰状红细胞贫血症的基因诊断、血友病 A 的诊断。

**2. 聚合酶链反应**　聚合酶链反应（PCR）是体外扩增 DNA 的常用技术，由于 PCR 灵敏度高，特异性好，操作方便，在我国发展很快。PCR 通过变性、退火、延伸的循环周期，使特定的基因或 DNA 片段在短短的 2~3 小时内扩增数十万至百万倍，大大缩短了诊断时间。PCR 常结合其他技术进行诊断。

（1）PCR-RFLP：是将聚合酶链反应与 RFLP 方法结合的一种检测技术。由于 DNA 序列的差异，造成了内切酶位点的变化，或是新的酶切位点的产生；或是原酶切位点的消失等，通过酶切后电泳图谱的判断，达到确定检测结果。该方法包括：①PCR，即利用一对或数对特异性引物，将目标 DNA 扩增；②酶切，即利用某些限制性内切酶消化 PCR 产物，如 PCR 产物中含有相应的酶切位点序列，DNA 链则被切开；③电泳，即利用琼脂糖凝胶或聚丙烯酰胺分离酶切后的 PCR 产物，根据电泳图谱判断结果。

如果某 DNA 序列已经全部搞定，则可以通过计算机辅助设计特异性 PCR 引物；扩增 DNA 片段和进行酶切位点分析，该方法简便易行，精确度也高。但是该方法也有一定的局限性，如果多态性位点的 DNA 序列没有相应的内切酶，则该方法不适用。

（2）PCR-ASO：等位基因特异性寡核酸的简称为 ASO。PCR-ASO 是基于核酸杂交的一种方法，它使用只有几十个核苷酸的探针，检测被检 DNA 中的同源序列。由于探针比较短，当被检 DNA 序列于探针不完全互补，甚至只要有一个碱基的差异，杂交分子就不能稳定形成，因此该方法灵敏度非常高，特异性也非常好。该方法包括：①PCR，即利用一对或数对特异性引物，将目标

DNA 扩增。②杂交,即利用标记的 ASO 探针与 PCR 产物杂交,根据杂交信号进行 HLA 多态性判断。如果 PCR 产物中的序列与探针序列完全配对,则出现经典型的杂交信号,如果不完全配对,杂交信号都将明显减弱甚至消失。通常进行 ASO 探针杂交时,选用一系列差异的探针,以求准确判定等位基因类型。

应该说 PCR-ASO 方法本身并不复杂,但杂交过程耗时比较多,不利于快速出结果。另外每一个探针检测范围只有几十个碱基,跨度太小,这些都是该方法的缺陷。

（3）PCR-SSCP：SSCP 是单链构象多态性的缩写。其原理是当双链 DNA 变性为两条单链后,各自会在中性条件下形成各自特定的空间构象,因而在电泳时将在不同的位置上出现各自电泳条带。如果 DNA 序列发生变化,甚至只有一个碱基变化,空间构象也有可能发生变化,电泳条带也随之变化。也就是说在相同条件下,当被检 DNA 电泳条带与已知序列的对照 DNA 电泳条带不一致时,可以认为被检 DNA 的序列于对照 DNA 不同。该方法包括：①PCR,即利用一对或数对特异性引物,将目标 DNA 扩增；②变性,即将 PCR 产物在变性缓冲液中加热变性；③电泳,即将已变性的 PCR 产物加载到中性聚丙烯酰胺凝胶中进行电泳,根据电泳条带的位置判断 DNA 序列是否发生变化。

（4）PCR 产物变性梯度凝胶电泳（DGGE）分析：DGGE 通常要用尿素甲酰胺浓度梯度,电泳在恒温水浴中进行。正常等位基因与突变等位基因因核酸不同而解链温度（即解离强度）不同,电泳过程中 DNA 逐渐由低强度进入高强度,解离温度较低的 DNA 片段先达到其解离强度（变性梯度）而解离成局部单链,泳动减慢；解离温度高的 DNA 片段保持原来的泳速继续前进,知道到达解离强度时才发生解离,速度减慢,通过溴化乙啶或银染观测区带的变化。

**3. DNA 测序**　DNA 序列测定方法的诞生为详细分析遗传病等疾病的基因结构与功能奠定了基础。目前 DNA 序列测定自动化已实现了分析反应自动化和读片自动化。使用 4 种不同颜色的荧光染料的无放射性标记的 DNA 测序法及毛细血管电泳的方法,是 DNA 序列分析自动化研究方面的一个重要进展。

DNA 测序技术可用来检测基因确定的突变部位与类型,是目前最基本的一种检测基因突变的方法。如检测基因片段的缺失或插入,动态突变等。

**4. DNA 芯片**　DNA 芯片又称微阵,属于生物芯片的一种,它是把上万种寡核苷酸或 DNA 样品密集排列在玻片、硅片或尼龙膜等固相支持物上,通过激光共聚焦荧光显微镜获取信息,电脑系统分析处理所得资料,一次微排列可对上千种甚至更多基因的表达水平、突变和多态性进行快速、准确的检测。

DNA 芯片技术是一种高效准确的 DNA 序列分析技术,基于 PCR 技术的检测方法大多用于检测突变是否存在,而不能确定突变性质。DNA 测序法能够准确确定突变的部位与性质,但目前的以凝胶电泳为基础的测序技术费时、费钱,所以在实际应用中较少采用直接测序来检测突变。DNA 芯片应用于检测基因突变,不仅可以准确地确定突变位点和类型,它的快速高效是目前的直接测序所无法比拟的,它可以同时检测多个基因乃至整个基因组的所有突变。

DNA 芯片除了用于检测基因突变外,还可用于遗传作图,杂交测序以及监测基因的表达水平等。

## （四）基因诊断的展望

任何疾病的发生都是遗传物质和环境因素相互作用的结果。人类疾病基因和相关基因的定位、分离和克隆,为现代医学带来了空前的机遇。一般而言,某一致病基因被发现后,几个月内即可用于诊断,而疾病相关基因一般只需 2～3 年就可被用于评估患病风险。疾病基因突变谱,尤其是 SNP 图谱的建立,势必为基因诊断提供强有力的工具。

基因诊断的发展趋势是：一方面应用现有的 DNA 分析技术不断扩大而进行基因诊断的疾病的病种；另一方面更突出地加强对疾病发病的分子基础的研究。这不仅表现在 DNA 水平上阐明疾病的分子缺陷，而且进一步探索在转录和翻译水平上疾病发生的分子病理学。因此，基因诊断应分为 DNA 诊断和 RNA 诊断两部分。DNA 诊断分析静态的基因结构，RNA 诊断检测动态的基因功能。

基因诊断是伴随着遗传学理论和细胞分子生物学理论技术迅速发展而产生的一种新型诊断技术。在基因诊断技术发展历程中，可以预见，提高自动化程度，提高稳定性、可靠性，以及简易快速、低成本将是发展方向，最终使人类直接受益。

# 第二节　遗传病的预防与治疗

遗传病不仅病种多、发病率高，而且还具有先天性、终生性和家族遗传性等特点。目前，对遗传病的治疗方法有限，有些方法虽然能纠正临床症状或防止发病，但仍不能改变生殖细胞中的致病基因并达到根治的目的，所以降低遗传病发生率的主要手段就是遗传病的预防。

## 一、遗传病预防

遗传病的预防主要是利用遗传学原理和技术，防止遗传病患儿的出生。遗传病对人类健康所造成危害是不能低估的，特别是病情严重者，会造成患者终身残疾，同时也给患者的家庭和社会造成极大的负担。遗传病的预防包括研究遗传病发生的规律，并制订相应的措施，贯彻以预防为主的原则，加强医学科学技术的投入，普及遗传学知识，避免遗传病患儿的出生，提高人口素质。

### （一）环境保护

环境中的一些物理或化学物质等可对人类的遗传物质造成伤害，影响健康。因此，一些新合成的化学物质、药品的遗传毒理学检查是必不可少的。对于个体的防护，妇女在孕早期尤其应注意避免接触致畸剂和诱变剂，如射线、苯及甲氨蝶呤等，以防止生出先天畸形患儿。孕期病毒感染也可诱发畸形，如风疹病毒、巨细胞病毒等。此外，乙醇和尼古丁对生殖细胞也有损伤作用。酗酒可能造成精子畸形，影响受精卵的质量；吸烟更会污染环境，危害后代及他人。总之，搞好环境保护，防止环境污染，是预防遗传病发生的重要措施之一。

### （二）遗传病的群体普查

遗传病的群体普查是应用流行病学方法，对一定范围人群进行某种遗传的普查。其目的是查清人群中遗传病的种类、分布、发病率、遗传方式、异质性、致病基因频率、携带者频率以及影响基因频率的因素，从而了解遗传病对人群的危害程度，为预防、监测遗传病提供科学依据。

遗传病普查可以是全民性的，也可以是选择性的。对调查中已确诊的病例，应尽早进行治疗，对检出的患者及其亲属进行系统登记，并给予婚育指导，以防止和推迟疾病的发生或避免向下一代传递。

### （三）新生儿筛查

新生儿筛查是在新生儿期针对某些疾病进行的检查，一般采取脐血或足跟血进行检测。新生儿筛查是群体筛查的一种，能在症状出现前及时诊断先天性代谢缺陷患者的有效手段。筛查的病种通常是发病率高,可致死、致残、致愚,能防治的疾病。利用新生儿筛查,往往能早期发现某些遗传病达到早期诊断、早期治疗的目的。因此,重视新生儿筛查及症状出现前预防,对预防遗传病以及减轻遗传病的损害具有重要意义。

目前我国的新生儿筛查工作开展较好的是对苯丙酮尿症、半乳糖血症和葡萄糖-6-磷酸脱氢酶缺乏症的筛查。如苯丙酮尿症患者,如果能在出生后 2 个月内被确诊并开始治疗,患者发育可基本正常。如果不及时诊断和治疗,则患者会出现非常严重的智力发育不全。

### (四) 携带者的检出

携带者是指带有致病遗传物质而表现型正常的个体,包括隐性遗传病的杂合体、染色体平衡易位的个体、倒位染色体的携带者、表现型正常的延迟显性个体及带有外显不全致病基因但不发病的个体。当他们生育后代时,便可能有患儿出现。因此检出携带者是非常必要的,对预防遗传病、实现优生有着重要意义。携带者的检出是在普查的过程中,采用一种经济、简便、准确的方法,其检出方法包括临床水平、细胞水平、酶和蛋白质水平和基因水平四大类,必要时还应结合系谱分析方法。临床水平的方法主要是从临床表现分析某人可能是携带者,但一般不能准确检出;细胞水平的方法有染色体检查等,主要是针对异常染色体的携带者;酶和蛋白质水平的方法主要是检测酶和蛋白质的量及活性;基因水平的方法主要是在分子水平上直接检测致病基因。

## 二、遗传病的治疗

随着分子生物学、医学遗传学的迅速发展,越来越多的遗传病的发病机制得以阐明,从而能在遗传病发病之前就采取有效的措施,以减轻或消除某些遗传病的临床症状。近年来,基因治疗已取得了一些突破性进展,为彻底根治遗传病带来了光明的前景。遗传病的治疗一般分为两类:传统治疗方法和基因治疗方法,传统治疗方法又分为手术疗法、药物疗法、饮食疗法。

### (一) 传统治疗方法

**1. 手术疗法**　手术疗法是通过手术切除或修补病变器官,或用移植器官来治疗某些遗传病的一种方法。例如通过脾切除治疗遗传性球形细胞增多症;唇裂、腭裂、先天性心脏病、外生殖器畸形等可以通过手术修补矫治。

**2. 药物疗法**　药物疗法是通过药物的作用而改善遗传病患者病情的一种方法。其治疗原则是"补其所缺,去其所余"。例如先天性免疫球蛋白缺失患者,可给患者补充丙种球蛋白制剂,可使感染次数明显减少,可达到治疗效果。而肝豆状核变性患者是由于体内铜代谢异常,铜在肝细胞和神经细胞中贮积过多,损伤细胞,所以在限制铜摄入的同时,用 D-青霉胺促进铜的排出,就可以缓解患者症状。

**3. 饮食疗法**　饮食疗法是通过控制饮食来治疗遗传病的一种方法。具有一定的预防性治疗作用。其治疗原则是"禁其所忌",即对因酶缺乏而造成的底物或中间产物堆积的患者,制定特殊的食谱,以限制底物或中间产物的摄入量,达到治疗的目的。例如苯丙酮尿症患儿,出生时一般无明显症状,若能早期发现,早期防治,在出生后 3 个月内,给予低苯丙氨酸饮食,可以防止患儿神经受损伤,促进其智力发育。此外,某些食物或药物可作为诱发因素,如 6-磷酸葡萄糖缺乏者食用蚕豆或伯氨喹类药物后引起溶血性贫血,故这类患者应禁食这类食物或药物。

### (二) 基因治疗方法

基因治疗(gene therapy)是治疗遗传病的理想的方法,基因治疗是指运用 DNA 重组技术设法修复患者细胞有缺陷的基因,使细胞恢复正常功能,而达到预防和治疗遗传病目的的一种临床治疗技术。基因治疗的途径有两个:一是生殖细胞基因治疗,将正常基因转移到患者的生殖细胞,使其发育成正常个体。显然,这是根治遗传病的方法,但目前由于伦理、宗教等因素较难以适用于人类。二是体细胞基因治疗,将正常基因转移到体细胞,使之表达基因产物,达到治疗目的。基因治疗目前在临床上普遍推广尚有困难,主要还处于试验阶段。1990 年安德森(Andersor)等学者,在两侧罕见的先天性免疫缺陷病腺苷脱氨酶(ADA)缺乏症的患儿身上,导入正常腺苷脱氨酶基因,开创了国际首例人类基因治疗试验,并获得成功。中国薛京伦教授领导的基因治疗研究小组,也于 1992 年对两名乙型血友病男性患儿(两兄弟)进行了基因治疗,使患者的凝血因子Ⅸ得到部分矫正。这些成就极大地鼓舞了人们对基因治疗的热情和期望。相信随着"人类基因组计划"的实施,基因治疗将成为根治遗传病,改善人类遗传素质的重要手段。

# 第三节　遗传咨询

## 一、遗传咨询的概念

遗传咨询也称为遗传商谈,是由咨询医生和咨询者就其家庭中遗传病发生和再发风险所面临的全部问题进行的讨论。即由医生或遗传学工作者通过询问、检查、收集家族史来解答遗传病患者或其亲属提出的有关该病病因、遗传方式、诊断、治疗及预防等问题,并估计再发风险率,提出建议供患者或其亲属参考。遗传咨询是做好优生工作,预防遗传病发生的是最主要手段之一。

## 二、遗传咨询的对象和内容

### (一) 遗传咨询的对象

需要进行遗传咨询的主要对象:夫妻多年不育者;本人或家系中有人患某种遗传病,询问是否影响下一代;35 岁以上的高龄产妇;曾有不明原因的习惯性流产、死产及新生儿死亡史的孕妇;已生育过遗传病患者的人员;有过致畸因素接触史的人员;不明原因的智力低下者;某些原因不明的畸形患儿。

### (二) 遗传咨询的内容

既有遗传学方面的内容,如遗传方式、再发风险等;也有医学的内容,如诊断、治疗和预防等。遗传咨询的核心内容是计算再发风险,这是遗传咨询有别于一般医疗门诊的主要特点。

## 三、遗传咨询的方法和步骤

### (一) 遗传咨询的方法

遗传咨询的方法可分为婚前咨询、产前咨询及一般咨询。

**1. 婚前咨询涉及的主要问题**　本人或对方有某种遗传病,能否结婚;本人或对方家属中有某种遗传病,能否结婚,后代健康估测等。

**2. 产前咨询涉及的主要问题**　双方中一方或家属为遗传病患者,生育小孩是否会患病,患病机会有多少;曾生育过遗传病患者,再妊娠是否会生育同样患者;双方之一有致畸因素接触史,是否影响胎儿发育等。

**3. 一般咨询涉及的主要问题** 有遗传病家庭史的,是否会累及本人或子女;习惯性流产者,多年不孕的原因及生育指导;有致畸因素接触者,是否会影响后代;某些畸形是否与遗传有关;已诊断的遗传病能否治疗等。

### (二) 遗传咨询的步骤

**1. 确诊** 确诊是遗传咨询的基础,也是最基本和最重要的一个步骤。当咨询者前来咨询时,咨询医生应根据咨询者的病史、婚姻史、生育史和家庭史来绘制系谱图,再通过临床诊断、染色体检查、生化与基因诊断、皮纹检查及辅助性器械检查等方法,明确诊断是否为遗传病,是哪种遗传病,并推算出该病的再发风险。若再发风险为 10% 以上属高风险,5% ~ 10% 为中度风险,5% 以下为低风险。高风险者不宜生育或需做产前诊断,低风险者对其生育可不必劝阻,中度风险者,可根据某种遗传病的病情程度予以适当指导。

**2. 告知** 在确诊的基础上,就可告知咨询者该病的发病原因、遗传方式、防治方法、预防及再发风险,并对其提出的婚姻和生育方面的有关问题进行解答。

**3. 商谈** 根据实际情况给咨询者提供切实可行的意见和可供选择的各种对策,并与之反复商讨以帮助作出最恰当的选择。如所要解决的是婚姻与生育问题,其主要对策如下:有些遗传病,子代有一定的再发风险,也较严重,但尚不会致死或致残,或者虽很严重,但可以治疗。这种情况下,可根据男女双方的意愿、就医条件和经济条件等因素,对结婚和生育进行慎重考虑。不影响结婚或对结婚生育影响不大的遗传病,如红绿色盲等,不必劝阻其结婚和生育。对病情比较严重,子代再发风险较高,没有可靠的治疗方法及产前诊断方法的遗传病,为了避免生出患儿,可以不结婚;或者虽结婚,但应采取避孕或节育措施。此外,对男方有遗传病者要采用人工授精,对女方有遗传病者可采用胚胎移植等方法,避免致病基因传给下一代。

**4. 随访** 为了证实咨询者所提供信息的可靠性,观察咨询效果,或为了降低发病率,追溯患者家庭成员的患病情况,查明携带者,建立完备的档案,以便进行随访和查询。

## 四、遗传咨询的注意事项

为了使咨询工作顺利、有效地进行,咨询医生必须抱着同情和支持的态度;在讨论有关遗传问题时,应力求解释清楚,并且要避免一些具有刺激性语言来形容患者,以便取得患者及其亲属的信任和充分合作;在推算遗传病再发风险时,医生不能、也不应该作出保证;同时要注意,在协助他们决定今后的婚姻和生育问题时,必须避免类似于强迫命令的情况出现。

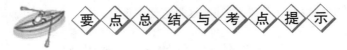

**要 点 总 结 与 考 点 提 示**

1. 遗传病诊断的概念和种类,每种类型常用的方法。
2. 治疗遗传病常用的方法。
3. 遗传咨询的概念、对象、方法和步骤。

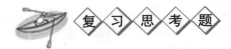

**复 习 思 考 题**

一、选择题
1. 需要进行核型分析辅助诊断的疾病是(　　)

A. 白化病
B. 血友病

C. 18 三体综合征

D. 家族性多发性结肠息肉

E. 视网膜母细胞瘤

2. 可考虑进行染色体检查的人是（　　）

    A. 血友病患者的同胞

    B. 多指症患者的子女

    C. 白化病患者的同胞

    D. 精神病患者

    E. 有习惯性流产史的夫妇

3. 可辅助诊断苯丙酮尿症患者的检查是（　　）

    A. 血型分析

    B. 核型分析

    C. 皮肤纹理分析

    D. 检测血清中的苯丙氨酸浓度

    E. 系谱分析

4. 产前诊断应用最广的方法是（　　）

    A. X 线　　　　B. 胎儿镜

    C. B 超　　　　D. 羊膜穿刺术

    E. 脐带穿刺术

5. 可在短时间内改善和矫正遗传病患者症状的临床方法是（　　），对遗传病的治疗来说，最理想的方法是（　　）。

    A. 手术疗法　　B. 宫内疗法

    C. 饮食疗法　　D. 基因疗法

    E. 药物疗法

6. 不属于遗传病预防的主要措施是（　　）

    A. 群体调查　　B. 婚前检查

    C. 携带者检测　D. 皮纹检查

    E. 遗传咨询

7. 可能为遗传病携带者的个体是（　　）

    A. 父母之一为先天性聋哑的正常个体

    B. 红绿色盲患者的父亲

    C. 红绿色盲患者的儿子

    D. 结核患者的双亲

    E. 乙肝患者的子女

8. 一位 40 岁的妇女妊娠后，由于担心高龄怀孕可能生有遗传病的孩子而来进行遗传咨询，医生应建议她是（　　）

    A. 终止妊娠

    B. 进行选择性流产

    C. 孕早期如有自发流产先兆，必须采取保胎措施

    D. 对孕妇进行核型分析

    E. 定期进行产前检查

二、分析题

1. 讨论如何防止遗传病患儿的出生。

2. 某女性为一色盲患者，其弟弟为白化病患者，今年 20 岁，不愿看到自己将来结婚生出色盲和白化病的孩子，应该怎么办？

3. 一对正常的夫妇，非近亲结婚。因女方的弟弟患苯丙酮尿症，他们担心会生同样病的患儿，而进行遗传咨询。医生首先复查了先证者，确认女方的弟弟是由于缺乏苯丙氨酸羟化酶而导致的苯丙酮尿症（常染色体隐性遗传病）。请回答下列问题：

（1）女方有多大可能性为苯丙酮尿症基因携带者？

（2）此病在我国人群中的发病率为 1/16 500，则男方的携带者频率多大？

（3）他们婚后生苯丙酮尿症患儿的风险是多大？

（4）此病该如何预防和治疗？

（赵文丽）

# 实 验 指 导

## 实验一　显微镜的结构和使用(高倍,油镜)

【实验目的】

1. 熟悉普通光学显微镜的主要结构及功能。
2. 掌握显微镜的使用方法,包括低倍、高倍和油镜的使用。
3. 熟悉显微镜的保护方法。

【实验原理】　光学显微镜是利用光学的成像原理观察生物结构。光学显微镜的主要部件是物镜和目镜,均为凸透镜。物镜的焦距短,它的作用是得到物体放大的实像;目镜的焦距较长,它的作用是将物镜放大的实像作为物体,进一步放大成虚像,通过调焦距可使虚像落在眼睛的明视距离处,在视网膜上形成一个直立的实像。

显微镜的分辨率由物镜的分辨率决定的,分辨率是指显微镜或人眼在25cm的明视距离处,能分辨出标本上相互接近的两点间的最小距离的能力。这个可分辨率的最小间隔距离越近,分辨率越高。据测定,人眼的分辨率可达0.1mm,显微镜的分辨率能达到0.2μm。目镜与显微镜的分辨率无关,它只将物镜已分辨的影像进行第二次放大。放大率或放大倍数是光镜性能的一个重要参数。显微镜的总放大倍数等于物镜的放大倍数与目镜的放大倍数的乘积,常用显微镜的最大放大倍数一般为100×16＝1600倍。

【实验用品】

1. **器材**　普通光学显微镜、擦镜纸。
2. **试剂**　二甲苯、香柏油。
3. **材料**　A字片、血涂片。

【实验内容】

## (一)显微镜的结构及主要部分的功能(实验表1)

实验表1　显微镜的结构与功能

| 结构 | 位置 | 形状 | 功能 |
| --- | --- | --- | --- |
| 机械部分 | | | |
| 底座 | 最下部 | 马蹄形或方形 | 作为基座,使镜体稳定,不易倾倒 |
| 镜柱 | 镜座上面 | 直立的短柱 | 借倾斜关节与镜臂相连,支持镜臂 |
| 镜臂 | 镜柱上面 | 弓形 | 拿时手握部位。支持镜筒、载物台、聚光器和调焦装置 |
| 调节器 | 镜臂的上方或下方 | 螺旋两对、称粗调节器和细调节器 | 使镜筒上下移动,调节焦距。粗调节器旋转一周升降1~2cm,细调节器旋转一周升降0.1mm |

续表

| 结构 | 位置 | 形状 | 功能 |
|------|------|------|------|
| 镜筒 | 镜臂前方 | 圆柱状 | 上端装目镜,下端装旋转盘,借调节器上下移动,调节焦距,使物象清晰 |
| 转换器(放置盘) | 斜装于镜筒下端 | 凹形圆盘 | 下面有3~5个圆孔,装有不同倍数物镜。可自由转动,便于更换物镜 |
| 载物台(标本台或工作台) | 附于镜臂下端 | 平台,中央有一圆孔为通光孔 | 支持被检验物体,通过光孔使光线通过,载物台上的压片夹或标本推动器可固定和移动标本 |
| 光学部分 | | | |
| 反光镜 | 装在镜座上的插孔中 | 双面圆镜(平面和凹面) | 可向各方向移动,以反射光线,凹面镜聚光作用强,在光源较暗时使用 |
| 聚光镜 | 载物台下面 | 由2~3个凸透镜组成 | 起汇聚光线的作用。位置可升降,上升光线增强,下降光线减弱 |
| 光栏 | 聚光镜底部 | 圆环 | 可通过手柄调节光栏孔径的大小,控制聚光镜的光线强弱 |
| 接目镜 | 镜筒上端 | 相当于放大镜 | 上标放大倍数(5×,10×),起着把物镜放大的物像进一步放大的作用 |
| 接物镜 | 旋转盘下面 | 相当于放大镜 | 有低倍镜(4×,10×)、高倍镜(40×)和油镜(100×)三种,起着把观察物体进行第一次放大的作用 |

## (二)显微镜的使用方法(实验图1)

### 1. 低倍镜的使用方法

(1)取镜:右手握住镜臂,左手托镜座,保持镜体直立。

(2)安放:将显微镜放在自己身体左前方的桌上,以镜座后端距桌面边缘4~6cm的距离为宜。

(3)对光:先旋转粗调器,将镜筒升起,转动转换器,使低倍镜正对载物台上通光孔中央。将聚光镜上升,光圈开大,左眼对准目镜,右眼睁开,用手转动反光镜,使视野内明亮。

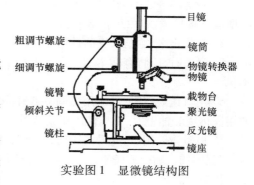

实验图1　显微镜结构图

(4)置片:将血涂片放于载物台上,用压片夹或标本推动器将血涂片固定,使要观察部分正对通光孔的中央。

(5)调焦:从侧面注视,转动粗调节器,使镜筒徐徐下降,直至物镜镜头距标本片0.5~1cm为止。然后用左眼观察目镜,转动粗调节器,使镜筒缓缓上升,直至出现物像。用细调节器轻轻上下调节,使物像清晰。

(6)标本片与光圈的调节:直接用手或标本推进器将标本片前后左右移动,将要观察部分移至视野中央,以便于观察。移动标本片时,镜下所观察物像的移动方向与之相反。光圈的调节可通过推动光栏上的手柄,调节其开孔的大小,来找出最合适的光度。

### 2. 高倍镜的使用方法

(1)在低倍镜下找到物像后,将要观察的部分移至视野中央。

（2）从侧面注视,转动转换器,将高倍镜对准通光孔。

（3）从目镜中观察,调节细调节器,微微上升或下降,直至物像清晰为止。注意使用高倍镜时。所需光度比低倍镜要强,可通过调节光圈来改变视野亮度。

**3. 油镜的使用方法**  油镜的使用必须在调好高倍镜的基础上进行。

（1）把要用油镜观察的部位,在高倍镜下移动到视野中央,旋开高倍镜,在标本片上面加香柏油少许,再转动转换器,使油镜对准标本,镜头浸入油中。将光圈完全打开,调节聚光镜。从目镜观察,转动细调节器,使镜筒微微上升或下降,直至物镜清晰为止。

（2）观察完毕,用粗调节器将镜筒升起,用擦镜纸蘸二甲苯少许,将镜头和标本片上的香柏油擦净。观察临时制片时,因水分较多,应在玻片上加盖玻片,不能用油镜直接观察。

### （三）操作练习

**1. 低倍镜使用练习**  取印有 A 字的子片一张,先用眼直接观察 A 字方位和大小,然后按照低倍镜的使用方法对光、调焦。注意观察物像是反是正？标本移动的方向与视野中物像移动方向是否相同？

**2. 高倍镜、油镜的使用练习**  取人血涂片,先用低倍镜、高倍镜观察,再用油镜观察。比较三种放大倍数的物像的分辨率并练习擦拭油镜头和标本片。

【注意事项】  显微镜是精密贵重仪器,应严格遵守操作规程使用,要注意以下几点：

1. 取用显微镜时,要用双手轻拿轻放,较长距离移动显微镜时,应一手紧握镜臂,一手托住镜座,切勿斜提和前后摆动。

2. 为了观察方便,显微镜可略作倾斜(有倾斜关节者),但倾斜角度不可超过 45°,以防重心后移而倾倒；离开座位时,需将显微镜扶正。

3. 光学部分如不洁,可用擦镜纸擦拭,切不可用手帕及其他纸等擦拭,以免损坏镜面、不要随便取下接目镜,以免灰尘落入镜内。

4. 应防止水、酒精及腐蚀性药品等玷污显微镜。

5. 置片时,应将有标本的一面向上(盖玻片在上面),否则,使用高倍镜和油镜时将找不到物像。

6. 用目镜观察时,只能用粗调节器升高镜筒,不要降低镜筒,以免压坏标本片和损坏物镜。使用高倍镜和油镜时,不准使用粗调节器。

7. 显微镜使用后,先升高镜筒,取下标本片,放回标本盒内。转动转换器,使物镜错开通光孔,降低镜筒。将反光镜立起,然后将显微镜放入镜箱。

【实验报告】

1. 指出显微镜的各部分名称并绘图示之。

2. 写出显微镜使用的注意事项。

# 实验二　细胞有丝分裂标本制备及观察

【实验目的】

1. 熟悉有丝分裂制片技术。

2. 掌握动物、植物细胞有丝分裂过程各期的特点及主要区别。

【实验原理】  细胞有丝分裂(mitosis)的现象是分别由弗勒明(Flemming,1882 年)在动物细胞和施特拉斯布格(Strasburger,1880 年)在植物细胞中发现。有丝分裂过程包括一系列复杂的核变化,染色体和纺锤体的出现,以及它们平均分配到每个子细胞的过程。

【实验用品】

**1. 器具** 显微镜、载玻片、刀片、解剖针、盖玻片、吸水纸、铅笔、眼科镊子。

**2. 试剂** Carnoy 固定液、70% 乙醇溶液、1mol/L HCl 溶液、苯酚品红染液。

**3. 材料** 洋葱、马蛔虫子宫切片。

【实验内容】

**1. 植物细胞有丝分裂过程**

（1）洋葱根尖细胞切片的制备

1）方法一：取经过培养的洋葱根尖放在载玻片上，用刀片切取根尖（0.3cm），纵切根尖，加一滴水，用解剖针将根尖纵向分成若干小条，保留 1～2 小条，加盖玻片，用铅笔端轻轻敲击盖玻片，使细胞分离、压平呈云雾状。

2）方法二：

取材：取根尖，将其侵入 Carnoy 固定液 2h 以上，然后保存在 70% 乙醇溶液中（可长期保存）。

软化：观察前取出根尖，浸在 1mol/L HCl 溶液中软化 5～10min，水洗 3 次。

染色：将以上处理的根尖放在滴有一滴苯酚品红染液的载片上，用眼科镊子轻轻捣碎根尖，稍停片刻后，盖上盖玻片。

压片：轻压盖玻片，把材料压成均匀的薄层。用吸水纸吸干盖片周围的染液。

（2）观察：将洋葱根尖切片标本先在低倍镜下观察，寻找生长区。这部分的细胞分裂旺盛，大多处于分裂状态，细胞形状呈方形。换高倍镜，根据特点寻找各期细胞，其特点如下：

间期（interphase） 细胞质内有圆形的细胞核，核内染色质分布比较均匀，核膜、核仁清楚，细胞核附近可见中心粒存在。

分裂期（mitosis） ①前期（prophase），染色质逐渐浓缩变粗、核仁消失，最后核膜破裂、染色体相互混合，两个中心粒分别向细胞两极移动，纺锤体开始形成。②中期（metaphase），染色体聚集排列在细胞的中央形成赤道板，由于细胞切面不同，此期有侧面观和极面观的两种不同现象，侧面观染色体排列在细胞中央，两极各有一个中心体，中心体之间的纺锤丝与染色体着丝粒相连；极面观由于染色体平行于赤道面上，16 条染色体清晰可数，此时的染色体已纵裂为二，但尚未分离。③后期（anaphase），纺锤丝变短，纵裂后的染色体被分离为两组，分别移向细胞两极，细胞膜开始凹陷。④末期（telophase），移向两极的染色体恢复染色质状态，核膜、核仁重新出现，最后细胞膜出现缢横，两个子细胞形成。

**2. 马蛔虫子宫切片的观察**

（1）先用低倍镜观察，找到马蛔虫子宫腔切片中处于有丝分裂不同时期的受精卵细胞，再换高倍镜观察。

（2）马蛔虫的每个受精卵细胞都有厚膜包围，受精卵细胞在厚膜内进行分裂；观察时注意不要将包围着的膜误认为是细胞膜。

（3）马蛔虫受精卵有丝分裂各期特点与洋葱根尖细胞基本相同，不同点主要有：①在分裂前期，马蛔虫受精卵细胞中有两组中心粒向两极移动，并发出星射线，中心粒之间形成纺锤丝。而洋葱根尖细胞中没有中心粒。②在分裂

间期　　　　　前期a　　　　　前期b　　　　　中期

后期　　　　　末期　　　　　2个子细胞

实验图 2 马蛔虫受精卵有丝分裂

末期，马蛔虫受精卵细胞的细胞膜从细胞中部向内凹陷，最后缢裂，使原来的细胞分开成为 2 个

子细胞。而洋葱根尖细胞则是赤道面的位置形成细胞壁,将原来细胞分隔开成为 2 个子细胞(实验图 2)。

**【注意事项】** 操作过程中,用镊子镊取根尖的生长区部位,切勿夹取根冠部位。压片过程中尽量使根尖分生组织细胞保持原来的分布状态。

**【实验报告】**

1. 绘出洋葱根尖细胞有丝分裂的前期、中期、后期和末期四个时期的形态简图,并注明各个分裂时期及图中主要部分的名称

2. 绘制标本马蛔虫有丝分裂图,并注明结构名称。

# 实验三  小鼠骨髓细胞染色体制备及观察

**【实验目的】**

1. 掌握动物骨髓细胞染色体和性细胞减数分裂标本的制备方法。

2. 观察染色体的形态特征,统计小白鼠染色体数目。

**【实验原理】** 在正常的骨髓中,存在能够进行有丝分裂的骨髓细胞,因此,不需要体外培养就可以直接得到中期细胞。通过骨髓得到染色体比较简便,一般不需要无菌操作。用适量的秋水仙素溶液注入小白鼠腹腔内,可以抑制有丝分裂细胞中纺锤丝的形成,从而积累大量的分裂中期的骨髓细胞,通过常规的染色体制作方法,观察小白鼠骨髓细胞的染色体。

**【实验用品】**

**1. 器材** 显微镜 离心机、蜡盘、镊子、解剖剪、吸管、离心管、注射器、量筒。架盘天平、预冷载玻片、酒精灯、擦镜纸、纱布等。

**2. 试剂** 0.04% 秋水仙碱、0.075mol/L KCl 低渗液、甲醇、冰醋酸、Giemsa 染液、香柏油、二甲苯等。

**3. 材料** 健康小白鼠。

**【实验步骤】**

**1. 预处理** 选择体重在 18～20g 范围内的健康小白鼠,在实验前 3～4h,在小鼠腹腔内注射 0.04% 秋水仙素,注射量按 0.1ml/10g 体重计算。

**2. 取材** 用颈椎脱臼法处死小鼠,将其腹面朝上放在蜡盘中,剪开后肢和肌肉,取出完整的股骨,用纱布清除其上黏附的肌肉、肌腱,用 0.9% 氯化钠溶液洗净。用剪刀剪去股骨两端少许骨骺及骨皮质,暴露出骨髓质。

**3. 低渗处理** 用注射器吸取 0.075mol/L KCl 低渗液 5ml,插入骨髓腔中,反复冲洗骨髓细胞,至骨髓腔变白为止,将冲洗后的液体放到 5ml 离心管中。用吸管吹打含有骨髓细胞的冲洗液,使其分散均匀,再将离心管置于 37℃恒温箱,低渗处理 20min。

**4. 预固定** 取出低渗后的离心管,加入 1ml 新配置的甲醇、冰醋酸固定液(甲醇:冰醋酸 = 3:1)进行预固定,要立即吹打均匀,平衡后以 2500r/min 离心 5min,吸去上清液留底物。

**5. 固定** 向离心管中加入固定液 5ml,吹打均匀后,室温下放置 10min 后 2500r/min 离心 5min,吸去上清液留底物。重复固定一次。

**6. 制备细胞悬液** 在留下的底物中加入新鲜固定液 0.2～0.5ml,混匀,制成细胞悬液。

**7. 滴片** 用吸管吸取少许的细胞悬液,用手提高到头顶,滴在清洁预冷的载玻片上,每片滴 2～3 滴(不要重叠),用酒精灯稍微烘烤一下。

**8. 染色和观察** 在玻片标本上滴加 Giemsa 工作液,铺匀,染色 15min,用自来水缓慢冲去染液,晾干。待制片干燥后置显微镜下观察。

　　小白鼠染色体全部为端着丝粒染色体,2n=40（实验图3）。

【实验报告】
　　1. 绘出小鼠骨髓中期染色体简图。
　　2. 每人交两张小鼠骨髓细胞中期染色体标本制片。

# 实验四　人类非显带染色体核型分析

【实验目的】
　　1. 掌握正常人体细胞非显带染色体核型分析方法。

实验图3　小鼠骨髓细胞分裂中期染色体

　　2. 熟悉人类染色体分组特征。

【实验原理】
　　人类非显带染色体核型分析是染色体研究的一项基本内容。它的一般程序是先利用显微照相装置拍摄人类非显带染色体的图像,并且将其放大成染色体照片;然后根据国际上统一的标准,按染色体的长短、着丝粒的位置、随体的有无等指标,将人类的46条染色体分成7个组并编上号;最后再将染色体剪贴到专门的实验报告单上,从而制成染色体核型图,并检查正常与否。这个过程就称为核型分析。利用核型分析可以检查人体的染色体数目是否正常,并可发现较大的染色体畸变以及判定性别等。

【实验用品】
　　**1. 器材**　剪刀、镊子、糨糊。
　　**2. 材料**　正常人外周血淋巴细胞分裂中期非显带染色体中期分裂象照片。

【实验步骤】
　　**1. 计数**　每人一张正常人体细胞非显带染色体照片见实验图4（人类非显带染色体核型分析报告单、分裂中期人体非显带染色体放大图见附图1）。先划分若干区,分别计数,然后相加,计数结果,确定有无数目异常。

　　**2. 分组编号**　根据人类染色体各组特征及识别要点,在染色体照片上,用铅笔将染色体标记分组。分组时,先找性染色体,然后按 A、B、C、D、E、F、G 七组顺序进行识别标记。

　　**3. 剪贴配对**　将照片中染色体按照标记成对剪下,并摆放在一张白纸上,按照非显带染色体的识别要点,将剪下的染色体排序分组。

　　**4. 粘贴**　用牙签蘸取少许胶水,将各对染色体按组号和序号贴在核型分析报告（见附图2）对应位置上。粘贴时短臂朝上,长臂朝下,所有染色体长臂末端均在一条直线上。

【实验报告】　每人交1份剪贴好的正常人染色体核型分析报告。

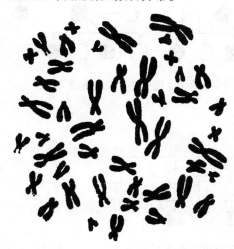

实验图4　分裂中期人体非显带染色体

# 实验五　人类遗传病与系谱分析

【实验目的】

1. 观看人类遗传病录像,强化对遗传病的基本概念,特征和分类的认识。

2. 通过对单基因遗传病的系谱分析,熟悉单基因遗传病不同遗传方式的特点。

【实验用品】

1. 音像播放设备:电视机、VCD。

2. 人类遗传病的音像教材(录像带或光盘)。

【实验原理】　人类遗传病中单基因遗传病、多基因遗传病、染色体病是比较常见的遗传病,其遗传规律和表型是学习的重点。系谱分析法是了解遗传病的一个常用方法。其基本程序是先对某一家族各成员出现的某种遗传病的情况进行详细的调查,再以特定的符号和格式绘制成反映家族各成员相互关系和发病情况的图解,然后根据孟德尔定律对各成员的表型和基因型进行分析。通过分析,可以判断某种性状或遗传病是属于哪一种遗传方式,这对遗传病的诊断和治疗有一定的帮助。

【实验内容】

**1. 观看遗传病录像**

(1)观看前,教师介绍本教学片的主要内容。

(2)教师引导学生复习单基因病、多基因病、染色体病的主要分类,及各类遗传病的主要特点。

(3)集体观看人类遗传病的教学片。

(4)教师组织学生分析、讨论、总结教学片的相关内容。

(5)教师对本次课进行总结。

**2. 系谱分析**　判断下列系谱(实验图5~9)的遗传方式,说明判断依据,并写出先证者及其父母可能出现的基因型。

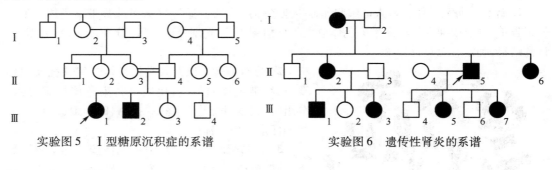

实验图5　Ⅰ型糖原沉积症的系谱　　　　　实验图6　遗传性肾炎的系谱

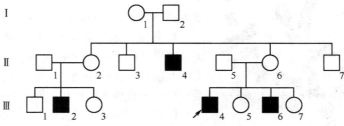

实验图7　假肥大型肌营养不良症的系谱

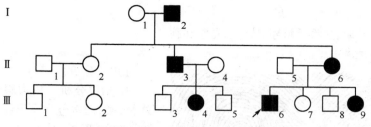

实验图8 遗传性痉挛性共济失调的系谱

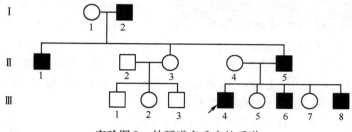

实验图9 外耳道多毛症的系谱

【实验报告】

1. 以某一遗传病为例说明其主要临床表现及发病机制。

2. 根据题意,将系谱分析部分各题分析结果写在实验报告上。

# 实验六 人类皮纹分析

【实验目的】

1. 掌握皮肤纹理的印取方法。

2. 初步学会皮肤纹理的分析方法。

【实验用品】

**1. 器材** 玻璃板、红色印油、磁盘、海绵垫、放大镜、直尺、量角器、铅笔。

**2. 材料** 皮肤遗传调查记录表(用8K道林纸制),皮纹遗传分析表。

【实验原理】 皮肤纹理简称皮纹,是指人体皮肤上某些特定部位出现的纹理图形。这些图形在胚胎发育的第19周时,便在手指(脚趾)和手(脚)掌处形成且终生不变,对诊断某些先天性疾病,特别是染色体病也有一定的筛选价值。

【实验内容】

**1. 印取指纹**

(1)将印油适量倒入瓷盘的海绵垫上,涂抹均匀。

(2)洗净双手,晾干。

(3)将要取印的手指均匀地涂上印油。

(4)将白纸放在桌子边缘处,要取印指伸直,由外向内滚动印取,逐个进行。

(5)在取印的同时把每个指头进行标号,左右手分别从拇指开始依次为1、2、3、4、5。

**2. 印取掌纹**

(1)把全掌按在海绵垫上,使掌面获得均匀的印油。

(2)先将掌腕线放在白纸上,手指自然分开,由后向前依掌、指顺序逐步放下,以适当的压力将全掌均匀地印在纸的中央。

（3）起手掌时，先将手指翘起，而后是掌和腕。

（4）将手洗净擦干。

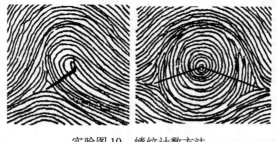

实验图 10　嵴纹计数方法

【皮纹分析】

**1. 指纹分析**　用肉眼或放大镜观察指纹并分类，通常分为弓形纹（A）、箕形纹（L）和斗形纹（W）三种类型。然后计算每指的嵴纹（实验图 10），计算方法是：从纹理中心到三叉点用线相连，计算线段穿过嵴纹的数目（连线两点不计）。弓形纹没有或只有中央三点，故指嵴纹数为 0，所以不予计数；斗形纹一般由两个三叉点，分别计算嵴纹数，但计算嵴纹总数时只把较大的得数加入，较小的数不加入。十个指头嵴纹之和即称嵴纹总数。

**2. 掌纹分析**　手掌分为三个区域，即大鱼际区、小鱼际区和指间区。其中第二指至第五指基部手掌上各有一个三叉点，分别称为 a、b、c、d 指三叉点。近腕横纹的掌面上有一三叉点，以 t 表示，称 t 三叉点。连接 ta、td，两线间的夹角，即得 atd 的角度（实验图 11），我国正常人的 atd 角平均值为 41°，而先天愚型的 atd 角平均值约为 70°。

**3. 掌褶纹分析**　手掌中一般有三条大屈褶纹，即远侧横褶纹、近侧横褶纹和大鱼际纵褶纹。根据三条屈褶纹的走向一般把手掌分为普通型、通贯掌、悉尼掌、变异 I 型和变异 II 型五种类型（实验图 12）。我国正常人通贯手的发生率为 3.5% ~ 4.87%，而染色体病患者中通贯手的发生率为 10 ~ 30 倍，说明通贯手体征是重要的染色体病辅助诊断指标。

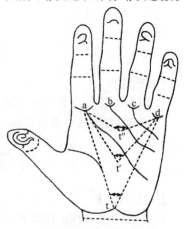

实验图 11　手掌纹及 atd 角

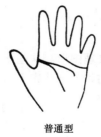 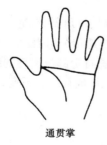 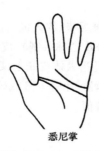 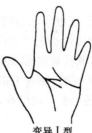 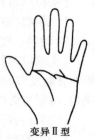

普通型　　　　通贯掌　　　　悉尼掌　　　　变异 I 型　　　　变异 II 型

实验图 12　正常及异常掌纹

【注意事项】

1. 无论是印掌纹还是印指纹，印油涂抹要均匀，不能来回涂抹且不宜涂得过多。

2. 印取时不可拖压过大，不可移动手指、手掌或纸张，以免皮纹模糊不清或重叠。

3. 印掌纹时，要有掌腕线。

4. 印指纹是，要有三面指纹，滚动时用力要轻而均匀，一个好的指纹应该是方形的。

【实验报告】　填写皮纹遗传分析表（实验表 2）。

**实验表 2　皮纹遗传分析表**

| 姓名 | | | 性别 | | 民族 | | 年龄 | | 年　月　日 | | | |
|---|---|---|---|---|---|---|---|---|---|---|---|---|
| 籍贯 | | | | | | | | | | | | |

| 项目 | | | 左手 | | | | | 右手 | | | | | 备注 |
|---|---|---|---|---|---|---|---|---|---|---|---|---|---|
| | | | 1 | 2 | 3 | 4 | 5 | 1 | 2 | 3 | 4 | 5 | |
| 手指 | 弓形纹 | | | | | | | | | | | | |
| | 尺箕 | | | | | | | | | | | | |
| | 桡箕 | | | | | | | | | | | | |
| | 斗形纹 | | | | | | | | | | | | |
| | 指嵴纹数 | | | | | | | | | | | | |
| | 总指嵴纹数 | | | | | | | | | | | | |
| 手掌 | ∠atd | | | | | | | | | | | | |
| | 掌褶纹类型 | | | | | | | | | | | | |

（杨艳芳）

# 参 考 文 献

陈浩明,薛京伦.2005.医学分子遗传学.第3版.北京:科学出版社
陈竺.2009.医学遗传学(英文版).北京:人民卫生出版社
付四清.2007.医学遗传学.武汉:华中科技大学出版社
傅松滨.2009.医学遗传学.第2版.北京:北京大学医学出版社
高江源,贾亚琍.2012.医学遗传与优生.北京:人民军医出版社
姜炳正,鼓凤兰.2008.医学遗传学.上海:上海科学技术出版社
李光.2008.医学遗传学.北京:人民军医出版社
李璞.2003.医学遗传学.北京:北京大学医学出版社
陆国辉,徐湘民.2007.临床遗传咨询.北京:北京大学医学出版社
王培林,傅松滨.2007.医学遗传学.第2版.北京:科学出版社
王小荣.2008.医学遗传学基础.北京:化学工业出版社
王学民.2009.医学遗传学基础.北京:高等教育出版社
夏家辉.2004.医学遗传学.北京:人民卫生出版社
薛京伦.2006.表观遗传学——原理、技术与实践.上海:上海科学技术出版社
杨保胜,郭化山.2011.医学遗传与优生.北京:人民军医出版社
药立波.2008.医学分子生物学.北京:人民卫生出版社
张丽华.2008.医学遗传学基础.北京:科学出版社
张忠寿.2005.细胞生物学与医学遗传学.北京:人民卫生出版社
左伋.2008.医学遗传学.北京:人民卫生出版社
Horwitz M,Dinulos MB.2002.Basic concepts in medical genetics：a student′s survival guide.北京：北京大学医学出版社
Nussbaum RL,McInnes RR,Willard HF,et al.2007.Thompson & Thompson Genetics in Medicine,6th ed.医学遗传学.(英文影印版)北京:北京大学医学出版社
Stranchan T,Read AP(著).孙开来(主译).2007.人类分子遗传学.第3版.北京:科学出版社

# 选择题参考答案

第一章　1.D　2.B　3.D
第二章　1.C　2.C　3.C　4.C　5.D　6.D
第三章　1.A　2.C　3.A　4.D　5.B　6.D　7.A　8.C　9.E　10.C　11.B　12.C　13.D
　　　　14.E　15.C　16.B　17.E　18.B　19.B　20.D　21.B　22.A　23.E　24.A　25.B
　　　　26.E
第四章　1.C　2.C　3.C
第五章　1.C　2.D　3.A　4.B　5.B　6.B
第六章　1.D　2.B　3.C　4.C　5.D　6.A
第八章　1.A　2.D　3.C　4.D　5.D　6.A　7.C　8.B　9.D　10.B　11.C　12.C　13.B
　　　　14.A　15.C　16.A　17.D　18.C　19.D　20.B　21.C　22.A
第九章　1.B　2.D　3.E　4.C　5.D　6.E　7.C
第十章　1.C　2.B　3.C　4.D　5.D　6.E　7.A
第十一章　1.D　2.A　3.D　4.E　5.A
第十二章　1.A　2.E　3.A　4.D　5.E　6.C　7.E　8.B　9.C　10.A
第十三章　1.C　2.A　3.D
第十四章　1.D　2.C　3.B　4.A　5.D　6.B　7.C　8.A　9.E　10.D
第十五章　1.C　2.E　3.D　4.C　5.D　6.D　7.A　8.D

# 附　　图

附图1　分裂中期人体非显带染色体图

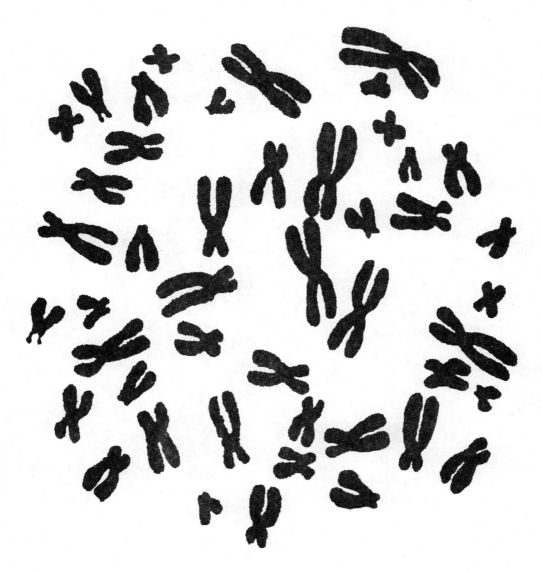

# 附图2 人类非显带染色体核型分析报告单

姓名_____  班级_____  学号_____

1　　2　　3
A

4　　5
B

6　　7　　8　　9　　10　　11　　12
C

13　　14　　15
D

16　　17　　18
E

19　　20
F

21　　22
G

性染色体

实验结果_____  核型描述_____